人工智能前沿技术系列丛书

人工智能与病理诊断

郏东耀　著

北京交通大学出版社
·北京·

内 容 简 介

本书系统介绍了人工智能在病理诊断领域应用的基本问题及其相关处理技术，主要内容涉及人工智能与病理诊断的理论、算法和典型应用实例。本书共 10 章，包括人工智能概述、深度学习、病理诊断分析、细胞病理诊断、基于强特征 CNN-SVM 的宫颈癌细胞检测、基于改进 SSD 网络的宫颈细胞分类检测系统、基于改进 ResNet 的宫颈癌细胞识别、基于 YOLO 网络的宫颈异常细胞检测与识别方法研究、宫颈细胞定量分析系统关键技术研究和基于改进 DSOD 网络的乳腺钼靶图像肿块分类方法研究等内容。

本书由浅入深，通过人工智能相关技术的应用实例对该技术在病理诊断领域的应用进行了具体生动的介绍，可作为从事相关领域的病理医生、教师和学生等研究人员的参考用书。

图书在版编目（CIP）数据

人工智能与病理诊断 / 郏东耀著. —北京：北京交通大学出版社，2023.8
ISBN 978-7-5121-4885-7

Ⅰ．① 人… Ⅱ．① 郏… Ⅲ．① 人工智能–应用–病理学–诊断学 Ⅳ．① R36

中国国家版本馆 CIP 数据核字（2023）第 026130 号

人工智能与病理诊断
RENGONG ZHINENG YU BINGLI ZHENDUAN

责任编辑：严慧明　　特约编辑：师红云
出版发行：北京交通大学出版社　　　　　　电话：010–51686414
地　　址：北京市海淀区高梁桥斜街 44 号　　邮编：100044
印 刷 者：北京虎彩文化传播有限公司
经　　销：全国新华书店
开　　本：185 mm×260 mm　　印张：19.5　　字数：500 千字
版 印 次：2023 年 8 月第 1 版　　2023 年 8 月第 1 次印刷
定　　价：88.00 元

本书如有质量问题，请向北京交通大学出版社质监组反映。对您的意见和批评，我们表示欢迎和感谢。
投诉电话：010-51686043，51686008；传真：010-62225406；E-mail：press@bjtu.edu.cn。

前　　言

　　人工智能与病理诊断是目前计算机视觉领域的一个热门交叉研究方向。随着神经网络和深度学习的飞速发展，病理诊断方法正朝着智能化、自动化的方向不断发展。计算机视觉研究者和病理诊断医生共同提出了一种全新的基于深度学习和神经网络的病理诊断方法，利用深度学习和模式识别的方法，对原有的医学图像进行分析和处理，从而实现对宫颈癌、乳腺癌等疾病的检测。

　　本书叙述了人工智能、深度学习、病理诊断的基本理论和相关的技术应用，主要包括基于模式识别、深度学习的宫颈癌检测及其应用、基于深度学习的乳腺肿块检测及其应用等。本书通过引入人工智能与深度学习的方法，介绍病理诊断的医学基础知识，并对常规的概念进行有效的总结。同时，通过实例分析，将基本理论与实际应用相结合，推动人工智能技术在病理诊断领域的发展。

　　本书是作者所在的课题组多年来在人工智能应用于病理诊断领域所做研究工作的总结。内容及材料主要来源于所主持项目在研究过程中采集的实验数据、提出的新方法、已公开发表的文献等。本书内容不仅涉及人工智能的关键技术和最新动向，而且还引入大量的应用实例，既具有前沿性与先进性，又具有很好的实用性，对本领域研究人员和科技工作人员均有很大的参考价值。

郏东耀

2022 年 10 月

目　　录

1　人工智能概述

1.1　人工智能的定义

人工智能（artificial intelligence，AI）也被称为智械、机器智能，指由人制造出来的机器所表现出来的智能。通常人工智能是指通过普通计算机程序来呈现人类智能的技术。该词也指出研究这样的智能系统是否能够实现，以及如何实现。同时，通过医学、神经科学、机器人学及统计学等的进步，常态预测则认为人类的无数职业也将逐渐被其取代。

人工智能于一般教材中的定义领域是"智能主体（intelligent agent）的研究与设计"，智能主体指一个可以观察周遭环境并做出行动以达至目标的系统。约翰·麦卡锡于 1955 年给出的定义是"制造智能机器的科学与工程"。安德烈亚斯·卡普兰和迈克尔·海恩莱因将人工智能定义为"系统正确解释外部数据，从这些数据中学习，并利用这些知识通过灵活适应实现特定目标和任务的能力"[1]。

人工智能的研究是高度技术性和专业性的，各分支领域都是深入且各不相通的，因而涉及范围极广。人工智能的研究可以分为几个技术问题，主要集中在解决具体问题，其中之一是如何使用各种不同的工具完成特定的应用程序。

AI 的核心问题包括建构能够跟人类相似甚至超越人类的推理、认知、规划、学习、交流、感知、移物、使用工具和操控机械的能力等。当前强人工智能已经有了初步成果，甚至在诸如影像识别、语言分析、棋类游戏等单方面的能力达到了超越人类的水平，而且人工智能的通用性意味着，能解决上述问题的是相同的 AI 程序，即无须重新开发算法就可以直接使用现有的 AI 完成任务。但要实现与人类的处理能力相同，达到具备思考能力的统合强人工智能还需要很长的时间研究，目前比较流行的解决方法包括统计方法、计算智能和传统意义的 AI。当前有大量的工具应用了人工智能，其中包括搜索和数学优化、逻辑推演。而基于仿生学、认知心理学，以及基于概率论和经济学的算法等也在逐步探索当中。

人工智能的定义可以分为两部分，即"人工"和"智能"。"人工"即由人设计，为人创造、制造。关于什么是"智能"，较有争议性。这涉及其他诸如意识、自我、心灵，包括无意识的精神等问题。人唯一了解的智能是人本身的智能，这是普遍认同的观点。但是我们对人类自身智能的理解都非常有限，对构成人类智能必要元素的了解也很有限，所以就很难定义什么是"人工"制造的"智能"了。因此人工智能的研究往往涉及对人类智能本身的研究，此外，关于动物或其他人造系统的智能也普遍被认为是人工智能相关的研究课题。当前人工智能在计算机领域内得到了愈加广泛的发挥，并在机器人、经济政治决策、控制系统、仿真系统中得到应用[2]。

人工智能的一个比较流行的定义，也是该领域较早的定义，是由当时麻省理工学院的约翰·麦卡锡在1956年的达特矛斯会议上提出的：人工智能就是要让机器的行为看起来就像是人所表现出的智能行为一样。但是这个定义似乎忽略了强人工智能的可能性。

总体来讲，当前对人工智能的定义大多可划分为4类，即机器"像人一样思考""像人一样行动""理性地思考""理性地行动"。这里"行动"应广义地理解为采取行动，或制定行动的决策，而不是特指肢体动作。

1.2　强人工智能、弱人工智能和超人工智能

1. 强人工智能

强人工智能（artificial general intelligence，AGI）观点认为"有可能"制造出"真正"能推理和解决问题的智能机器，并且这样的机器将被认为是具有知觉、有自我意识的。强人工智能可以有两类：人类的人工智能，即机器的思考和推理就像人的思维一样；非人类的人工智能，即机器产生了和人完全不一样的知觉和意识，使用和人完全不一样的推理方式[3]。

"强人工智能"一词最初是约翰·罗杰斯·希尔勒针对计算机和其他信息处理机器创造的，强人工智能观点认为计算机不仅是用来研究人类思维的一种工具；相反，只要运行适当的程序，计算机本身就是有思维的。

强人工智能属于人类级别的人工智能，在各方面都能和人类比肩，人类能干的脑力工作它都能胜任。它能够进行思考、计划、解决问题、抽象思维、理解复杂理念、快速学习和从经验中学习等操作，并且和人类一样得心应手。

强人工智能系统包括了学习、语言、认知、推理、创造和计划，目标是使人工智能在非监督学习的情况下处理前所未见的细节，并同时与人类开展交互式学习。在强人工智能阶段，由于已经可以比肩人类，同时也具备了具有"人格"的基本条件，机器可以像人类一样独立思考和决策。

2. 弱人工智能

弱人工智能（artificial narrow intelligence，ANI）观点认为"不可能"制造出能"真正"地推理和解决问题的智能机器，这些机器只不过"看起来"像是智能的，但是并不真正拥有智能，也不会有自主意识。

弱人工智能只专注于完成某个特定的任务，例如，语音识别、图像识别和翻译，是擅长于单个方面的人工智能。它们只是用于解决特定的具体类的任务问题而存在，大多是统计数据，以此从中归纳出模型。由于弱人工智能只能处理较为单一的问题，且发展程度并没有达到模拟人脑思维的程度，所以弱人工智能仍然属于"工具"的范畴，与传统的"产品"在本质上并无区别[5]。包括近年来出现的IBM的Watson和谷歌的AlphaGo，它们都是优秀的信息处理者，但都属于受到技术限制的"弱人工智能"。例如，能战胜象棋世界冠军的人工智能AlphaGo只会下象棋，如果问它怎样更好地在硬盘上储存数据，它就无法回答。

弱人工智能是对比强人工智能才出现的，人工智能的研究一度处于停滞不前的状态，直到类神经网络有了强大的运算能力加以模拟后，才开始改变并大幅超前。但人工智能研究者不一定同意弱人工智能，也不一定在乎或者了解强人工智能和弱人工智能的内容与差别[4]，对定义争论不休。

就当下的人工智能研究领域来看，研究者已大量制造出"看起来"像是智能的机器，获取了相当丰硕的理论上和实质上的成果，如2009年康奈尔大学教授Hod Lipson和其博士研究生Michael Schmidt研发出的Eureqa计算机程序，只要给予一些数据，该程序只需几十个小时就

能推论出牛顿花费多年研究才发现的牛顿力学公式，等于只用几十个小时就可以自行发现牛顿力学公式，另外，该程序还能用来研究很多其他领域的科学问题。这些所谓的弱人工智能在神经网络发展下已经有了巨大进步，而对于要如何集成为强人工智能，现在还没有明确定论。

创造强人工智能比创造弱人工智能难得多，我们现在还做不到。但在一些科幻影片中可以窥见一斑，例如，电影《人工智能》中的小男孩大卫及《机械姬》里面的艾娃。

关于强人工智能和弱人工智能的争论，不同于更广义的一元论和二元论的争论。其争论要点是：如果一台机器的唯一工作原理就是转换编码数据，那么这台机器是不是有思维的？希尔勒认为这是不可能的。他举了个中文房间的例子来说明，如果机器仅仅是转换数据，而数据本身是对某些事情的一种编码表现，那么在不理解这一编码和这实际事情之间的对应关系的前提下，机器不可能对其处理的数据有任何理解。基于这一论点，希尔勒认为即使有机器通过了图灵测试，也不一定说明机器就真的像人一样有自我思维和自由意识[6]。

也有哲学家持不同的观点。丹尼尔·丹尼特在其著作《意识的解释》里认为，人也只不过是一台有灵魂的机器而已，为什么我们认为人可以有智能，而普通机器就不能有呢？他认为像上述的数据转换机器是有可能有思维和意识的。

有的哲学家认为如果弱人工智能是可实现的，那么强人工智能也是可实现的。西蒙·布莱克本在其哲学入门教材《思想》里认为，一个人的看起来是"智能"的行动并不能真正说明这个人就真的是智能的。"我永远不可能知道另一个人是否真的像我一样是智能的，还是说她/他仅仅'看起来'是智能的。"基于这个论点，既然弱人工智能认为可以令机器"看起来"像是智能的，那就不能完全否定这机器是真的有智能的。布莱克本认为这是一个主观认定的问题。

需要指出的是，弱人工智能并非和强人工智能完全对立，也就是说，即使强人工智能是可能的，弱人工智能仍然是有意义的。例如，目前计算机能做的事（如算术运算）在一百多年前被认为是需要智能的。另外，即使强人工智能被证明为可能的，也不代表强人工智能必定能被研制出来。

3. 超人工智能

牛津哲学家、知名人工智能思想家 Nick Bostrom 把超人工智能（artificial super-intelligence，ASI）定义为"在几乎所有领域都比最聪明的人类大脑都聪明很多，包括科学创新、通识和社交技能"。

在超人工智能阶段，人工智能已经跨过"奇点"，其计算和思维能力已经远超人脑。此时的人工智能已经不是人类可以理解和想象的了。人工智能将打破人脑受到的维度限制，其所观察和思考的内容，人脑已经无法理解，人工智能将形成一个新的社会。在电影《复仇者联盟》中的奥创、《神盾特工局》中黑化后的艾达，或许可以理解为超人工智能。

1.3　人工智能的研究方法

目前尚没有统一的原理或范式指导人工智能的研究。研究人员在许多问题上都存在争论，其中长久以来仍没有结论的几个问题是：是否应从心理或神经方面模拟人工智能？是否像鸟类生物学对于航空工程一样，人类生物学对于人工智能的研究也是没有关系的？智能行为能否用简单的原则（如逻辑或优化）来描述，还是必须解决大量完全无关的问题？智能是否可以使用高级符号（如词和想法）表达，还是需要"子符号"的处理？

约翰·豪格兰德提出了 GOFAI（出色的老式人工智能）的概念，也提议人工智能应归类为 synthetic intelligence，这个概念后来被某些非 GOFAI 研究者采纳。

1. 控制论与大脑模拟

20 世纪 40—50 年代，许多研究者探索神经学、信息理论及控制论之间的联系。其中还制造出一些使用电子网络构造的初步智能，如格雷·华特的乌龟和约翰·霍普金斯野兽。这些研究者还经常在普林斯顿大学和英国的 Ratio Club 举行技术协会会议。直到 1960 年，大部分人已经放弃这个方法。在 20 世纪 80 年代这些原理被再次提出。图 1-1 为模拟大脑与人工智能之间的关系。

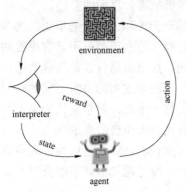

图 1-1　模拟大脑与人工智能之间的关系

2. 符号处理

20 世纪 50 年代，数字计算机研制成功，研究者开始探索人类智能是否能简化成符号处理。该研究主要集中在卡内基梅隆大学、斯坦福大学和麻省理工学院，并且各自有独立的研究风格。约翰·豪格兰德称这些方法为 GOFAI。20 世纪 60 年代，符号方法在小型证明程序模拟高级思考上有很大的成就，基于控制论或神经网络的方法则置于次要。20 世纪六七十年代的研究者确信符号方法最终可以成功创造强人工智能的机器，同时这也是他们的目标。

认知模拟经济学家赫伯特·西蒙和艾伦·纽厄尔研究人类解决问题的能力并尝试将其形式化，他们为人工智能的基本原理（如认知科学、运筹学和经营科学）打下了基础。他们的研究团队使用心理学实验的结果开发模拟人类解决问题方法的程序。该方法在卡内基梅隆大学沿袭下来，并在 20 世纪 80 年代发展到高峰。

从逻辑方面来看，约翰·麦卡锡认为不管人们是否使用同样的算法，机器不需要模拟人类的思想，而应尝试找到抽象推理和解决问题的本质。他在斯坦福大学的实验室致力于使用形式化逻辑解决多种问题，包括知识表示、智能规划和机器学习。致力于逻辑方法研究的还有爱丁堡大学，从而促成欧洲的其他地方开发了编程语言 PROLOG 和逻辑编程科学。麻省理工学院的研究者（马文·闵斯基和西摩尔·派普特）发现，要解决计算机视觉和自然语言处理的难题，需要专门的方案——他们主张不存在简单和通用的原理（如逻辑）能够实现所有的智能行为。罗杰·沙克描述他们的"反逻辑"方法为"scruffy"。常识知识库就是"scruffy" AI 的例子，因为他们必须人工一次编写一个复杂的概念。大约在 1970 年出现大容量内存计算机，研究者分别采用以上 3 个方法开始把知识构造成应用软件。这场"知识革命"促成专家系统的开发与计划，这是第一个成功的人工智能软件形式。"知识革命"同时让人们意识到许多简单的人工智能软件可能需要大量的知识储备。

符号人工智能是人工智能研究中的一个集合术语，泛指所有"基于问题、逻辑和搜索的高级'符号'（人类可读）表征"的方法。从 20 世纪 50 年代中期到 80 年代后期，符号 AI 一直是 AI 研究的主要范式。

该方法基于这样的假设："智能的许多特征可以通过符号处理来实现。"在 20 世纪 60 年代中期，艾伦·纽厄尔和赫伯特·西蒙将该假设定义为"物理符号系统假设"。

在符号人工智能中，有一种常用的形式是专家系统，该系统使用产出规则网络。产出规则是以类似"If-Then 语句的关系"来连接符号。专家系统会使用人类可读的符号来处理规则，借此进行推论，并确定还需要哪些其他信息，也就是还要问什么问题。

符号方法的反对者包括罗德尼·布鲁克斯等机器人学专家，他们打算生产无符号表征（或仅具最低限度的表征）的自律机器人，其他反对者还包括计算智能研究人员，他们应用诸如神经网络和最佳化之类的技术来解决机器学习和控制工程中的问题。

符号人工智能的目的是在机器中产生通用的、类人的智能，而大多数现代研究是针对特定的子问题。目前对通用智能的研究集中在通用人工智能的子领域中。

最初，机器被设计成"根据符号表示的输入"来制定输出。当输入是明确的且属于确定性时，输出就会使用符号。但是，当存在不确定性时，表征会使用"模糊逻辑"完成（如在制定预测的时候）。这在人工神经网络中可以看到。

3. 子符号方法

20 世纪 80 年代符号人工智能停滞不前，很多人认为符号系统永远不可能模仿人类所有的认知过程，特别是感知、机器人、机器学习和模式识别。很多研究者开始关注采用子符号方法解决特定的人工智能问题。

机器人领域相关的研究者，如罗德尼·布鲁克斯，否定符号人工智能而专注于机器人移动和求生等基本的工程问题。他们的工作再次关注早期控制论研究者的观点，同时提出了在人工智能中使用控制理论。这与认知科学领域中的表征感知论点是一致的，即更高的智能需要个体的表征（如移动、感知和形象）。

20 世纪 80 年代中期大卫·鲁姆哈特等再次提出神经网络和联结主义。这和其他的子符号方法（如模糊控制和进化计算）都属于计算智能学科的研究范畴。

联结主义的中心原则是使用简单且经常一致的单元互联网络来描述心理现象。不同模型的联结及单元形式可以有所不同。例如，网络的单元及联结可以分别表示神经元及突触（如同人脑那样）。

在大多数联结主义模型中，网络会随着时间而变化。联结主义模型的一个密切且普遍的特征是激活。任何时候，网络中的单元都会有个激活，而该激活是表示该单元在某方面的数值。例如，如果模型中的单位是神经元，则激活可以表示神经元产生动作电位峰值的概率。激活通常会传递到与其联结的所有其他单元。扩散激活一直是神经网络模型的特征，而该特征在认知心理学家使用的联结主义模型中也很常见。

随着联结主义在 20 世纪 80 年代后期变得越来越流行，一些研究人员（包括杰瑞·福多和史迪芬·平克）对此表示反对。他们认为，随着当时的发展，联结主义威胁到经典的计算主义方法，并将抹去认知科学和心理学领域正在取得的进步。计算主义是认知主义的一种特殊形式，认为心理活动是计算性的，也就是说，大脑通过对图灵机之类的符号，执行纯粹的形式运算来进行操作。一些研究人员认为，联结主义的趋势代表联想主义的回归及对思想语言概念的放弃。相比之下，对其他研究人员而言，联结主义的发展趋势使其变得更具吸引力。

联结主义和计算主义不是必然矛盾的，但是在 20 世纪 80 年代末和 90 年代初的争论，造成了两种方法之间的对立。一些研究人员认为，尽管两者尚未完全达成共识，但是联结主义和计算主义可完全兼容。两种方法的差异包括：计算主义者假定符号模型在结构上类似于大脑的底层结构，而联结主义者则进行"低层次"建模，以确保其模型类似于神经结构；一般来说，计算主义者专于关注外在符号的结构（心智模型）和内部操作的句法规则，而联结论者则关注从环境刺激中学习，并以神经元之间的联结形式存储此信息；计算主义者认为，内在的心理活动是由显式符号的操作组成的，而联结主义者认为，对于心理活动，显式符号的操作会给出拙劣模型；计算主义者通常会假设存在领域特定的符号子系统，辅助特定认知领域的学习（如语言、意图、数字），而联结主义者则提出一个或一小部分的通用学习机制。

尽管存在这些差异，一些理论家提出，联结主义架构只是有机大脑碰巧实现符号操作系统的一种方式。这在逻辑上是可能的，因为众所周知的事实，联结主义模型可以实现计算主义模型中的符号操作系统，如果这个模型要解释人类执行"符号操作任务"的能力，则确实必须做到这一点。但争论的焦点在于这种符号操作是否构成了一般认知的基础，所以这并不是对计算主义的潜在辩护。然而，举例来说，计算性描述可能有助于对逻辑认知的高级描述。

争论主要集中在逻辑论点上，即联结主义网络是否能产生"这种在推理中观察到的句法结构"。尽管联结主义的处理过程在大脑中不太可能实现，但后来仍实现了这样的句法结构，因此争论仍在持续。截至 2016 年，来自神经生理学的进展和对一般神经网络的理解中的进步，导致了很多此类的早期问题得以成功地建模，因此，关于基本认知的争论在很大程度上取决于赞成联结主义的神经科学家。然而，这些近期的发展尚未在心理学或心灵哲学等其他领域中达成共识。

近年来，动态系统流行于心灵哲学领域，为这一争论提供了新的视角。一些作者现在认为，联结主义和计算主义之间的任何分歧，更确切地说应是计算主义和动态系统之间的分歧。

2014 年，DeepMind 的 Alex Graves 等人发表了一系列论文，描述了一种新型的深度神经网络结构，称为神经图灵机。该结构能够读取磁带上的符号，并将符号存储在内存中。关系网络是 DeepMind 发行的另一个深度网络模块，能够创建类似客体的表征形式，并操纵它们来回答复杂的问题。关系网络和神经图灵机进一步证明了联结主义和计算主义不是必然矛盾的。

4. 统计学研究方法

20 世纪 90 年代，人工智能研究发展出复杂的数学工具来解决特定的分支问题。这些工具是真正的科学方法，即这些方法的结果是可测量的和可验证的，同时也是近期人工智能成功的原因。共享的数学语言也允许已有学科（如数学、经济或运筹学）与之进行合作。罗素和诺维格指出这些进步不亚于"革命"和"简约派（the neats）的成功"。有人批评这些技术太专注于特定的问题，而没有考虑长远的强人工智能目标。

多年来，人工智能不断吸收和借鉴数学、计算机科学、脑科学、认知心理学、物理学、信息科学等不同学科的理论、方法和技术，形成了体系庞大、分支丰富、学派纷呈的新一代人工智能发展态势，推动了科技进步和产业转型。研究和开发具有人类智能特点的智能机器，使其能够像人一样处理信息、提炼规律和调度知识，是科技发展的必然趋势。

中国人工智能产业发展联盟副理事长、京东集团副总裁、AI 平台与研究部负责人周伯文认为，人工智能的发展不仅依赖于算法和算力，数据的积累也很重要。以目前深度学习大热的研究领域计算机视觉为例，一个好的识别需要庞大的数据库，这样才能不断降低误识率[8]。人工智能绝不仅仅只是一种统计学。虽然在分类、预测、随机分布等常见问题上，它深度融合和借鉴了统计学的一些经典理论，让人工智能建立在严格的数学基础之上。除此之外，人工智能的重要理论基石还包括认知科学、计算机科学、优化和博弈论、图灵机理论、信息论等，这都远远超出统计学的范畴。

未来，在进一步利用和发展已有的数学、统计学、计算机科学等基础理论的前提下，人工智能的研究和进一步突破，还需我们全面理解智能和认知的产生与表达机制，从而真正掌握认知的科学规律，达成从狭义人工智能到广义人工智能，再到通用人工智能的飞跃。

5. 集成方法

智能体是一个会感知环境并做出行动以达至目标的系统。最简单的智能体是那些可以解决特定问题的程序，而较为复杂的智能体包括人类和人类组织（如公司）。这些范式可以让研究者独立地解决问题并找出有用且可验证的方案。一个解决特定问题的智能体可以使用任何可行的方法，一些智能体用符号方法和逻辑方法，一些则使用子符号神经网络或其他新的方法。范式同时也给研究者提供一个与其他领域沟通的共同语言，如决策论和经济学都会使用的抽象智能体的概念。20 世纪 90 年代智能体范式被广泛接受。

智能体体系结构和认知体系结构研究者设计出一些系统来处理多智能体系统中智能体之间的相互作用。一个系统中包含符号和子符号部分的系统称为混合智能系统，而对这种系统的研究则是人工智能系统集成。分级控制系统则给反应级别的子符号 AI 和最高级别的传统符号 AI 提供桥梁，同时放宽了规划和世界建模的时间。

在人工智能的有监督学习算法中，人们的目标是学习出一个稳定的且在各个方面表现都较好的模型，但实际情况往往不这么理想，有时只能得到多个有偏好的模型（在某些方面表现得比较好的弱监督模型）。集成学习就是组合多个弱监督模型以期得到一个更好、更全面的强监督模型，其潜在的思想是即便某一个弱分类器得到了错误的预测，其他的弱分类器也可以将错误纠正回来[9]。

集成方法是将几种机器学习技术组合成一个预测模型的元算法，以达到减小方差（bagging）、偏差（boosting）或改进预测（stacking）的效果。集合方法可分为以下两类。

（1）序列集成方法，其中参与训练的基础学习器按照顺序生成（如 adaptive boost）。序列方法的原理是利用基础学习器之间的依赖关系，通过对之前训练中错误标记的样本赋值较高的权重，提高整体的预测效果。

（2）并行集成方法，其中参与训练的基础学习器并行生成（如 random forest）。并行方法的原理是利用基础学习器之间的独立性，通过平均显著降低错误。

综上所述，集成学习方法的特点是将多个分类方法聚集在一起，以提高分类的准确率。这些方法可以是不同的算法，也可以是相同的算法。集成学习方法由训练数据构建一组基分类器，然后通过对每个基分类器的预测进行投票来进行分类。

严格来说，集成学习方法并不算是一种分类器，而是一种分类器结合的方法。通常一个集成分类器的分类性能会好于单个分类器。如果把单个分类器比作一个决策者的话，集成学习方法就相当于多个决策者共同进行一项决策。图 1-2 为集成学习方法的基本应用示例[10]。

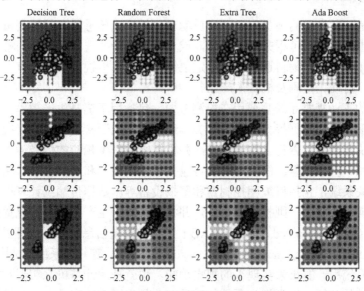

图 1-2　集成学习方法的基本应用

1.4　人工智能的基本应用

人工智能技术最基本的应用可分为以下 4 大部分。

（1）感知能力（perception），指的是人类通过感官受到环境的刺激，察觉消息的能力，简单地说就是人类五官的看、听、说、读、写等能力。学习人类的感知能力是 AI 当前主要的焦点之一，主要包括以下几个内容。"看"：计算机视觉（computer vision）、图像识别（image recognition）、人脸识别（face recognition）、对象侦测（object detection）。"听"：语音识别（sound recognition）。"读"：自然语言处理（natural language processing，NLP）、语音转换文本（speech-to-text）。"写"：机器翻译（machine translation）。"说"：语音生成（sound generation）、文本转换语音（text-to-speech）。

（2）认知能力（cognition），指的是人类通过学习、判断、分析等心理活动来了解消息、获取知识的过程与能力。对人类认知的模仿与学习是当前 AI 第二个焦点领域，主要包括：分析识别能力，如医学图像分析、产品推荐、垃圾邮件识别、法律案件分析、犯罪侦测、信用风险分析、消费行为分析等；预测能力，如 AI 运行的预防性维修（predictive maintenance）、智能天然灾害预测与防治；判断能力，如 AI 下围棋、自动驾驶车、健保诈欺判断、癌症判断等；学习能力，如机器学习、深度学习、增强式学习等各种学习方法。

（3）创造力（creativity），指的是人类产生新思想、新发现、新方法、新理论、新设计，创造新事物的能力，它是结合知识、智力、能力、个性及潜意识等各种因素优化而成的。这个领域当前人类仍遥遥领先 AI，但 AI 也试着奋起直追，主要内容包括：AI 作曲、AI 作诗、AI 小说、AI 绘画、AI 设计等。

（4）智能（wisdom），指的是人类深刻了解人、事、物的真相，能探求真理、明辨是非，指导人类过有意义生活的一种能力。这个领域牵涉人类自我意识、自我认知与价值观，是当前 AI 尚未触及的一部分，也是人类最难以模仿的一个领域。

目前人工智能主要应用在以下几个领域。

1. 机器视觉

机器视觉是配备有感测视觉仪器（如自动对焦相机或传感器）的检测机器，其中光学检测仪器占有比重非常高，可用来测量尺寸，或者用于判断并选择出物体，检测出各种产品的缺陷，在自动化生产线对物料进行校准与定位等。是计算机视觉中最具有产业化的部分，可大量应用于工厂自动化检测及机器人产业。

将近 80% 的工业视觉系统主要用在检测方面，包括用于提高生产效率、控制生产过程中的产品质量、采集产品数据等。产品的分类和选择也集成于检测功能中。视觉系统检测生产线上的产品，决定产品是否符合质量要求，并根据结果产生相应的信号输入上位机。图像获取设备包括光源、摄像机等；图像处理设备包括相应的软件和硬件系统；输出设备是与制造过程相连的有关系统，包括可编程控制器和警报设备等。数据传输到计算机，进行分析和产品控制，若发现不合格品，则报警器报警，并将其排除出生产线。机器视觉的结果是计算机辅助质量管理（computer aided quality，CAQ）系统的质量信息来源，也可以和计算机集成制造系统（computer integrated manufacturing system，CIMS）等其他系统集成[11]。

机器视觉系统用计算机来实现人的视觉功能，也就是用计算机来实现对客观的三维世界的识别。按目前的理解，人类视觉系统的感受部分是视网膜，它是一个三维采样系统。三维物体的可见部分投影到视网膜上，人们按照投影到视网膜上的二维图像来对该物体进行三维理解。所谓三维理解是指对被观察对象的形状、尺寸、离开观察点的距离、质地和运动特征（方向和速度）等的理解。

一个计算机视觉、图像处理和机器视觉所共有的经典问题便是判定一组图像数据中是否包含某个特定图像特征或运动状态的物体。这一问题通常可以通过机器自动解决，但是至今为止，还没有某个单一的方法能够广泛地对各种情况（在任意环境中识别任意物体）进行判定。现有技术只能够很好地解决特定目标的识别，例如，简单几何图形识别、人脸识别、印刷或手写文件识别及车辆识别。而且这些识别需要在特定的环境中，具有指定的光照、背景和目标姿态要求。广义的识别在不同的场合又演化成了以下几个略有差异的概念。

（1）识别（狭义的），即对一个或多个经过预先定义或学习的物体或物类进行辨识，通常在辨识过程中还要提供它们的二维位置或三维姿态。

（2）鉴别，即识别辨认单一物体本身。如某一人脸的识别，某一指纹的识别。

（3）监测，即从图像中发现特定的情况内容。如医学中对细胞或组织不正常技能的发现，交通监视仪器对过往车辆的发现。监测往往是通过简单的图像处理发现图像中的特殊区域，为后继更复杂的操作提供起点。

识别有以下几个具体应用方向。

（1）基于内容的图像提取，即在巨大的图像集合中寻找包含指定内容的所有图片。被指定的内容可以是多种形式，例如，一个红色的大致是圆形的图案，或者一辆自行车。在这里对后一种内容的寻找显然要比前一种更复杂，因为前者描述的是一个低级直观的视觉特征，而后者则涉及一个抽象概念（也可以说是高级的视觉特征），即"自行车"，显然自行车的外观并不是固定的。

（2）姿态评估，即对某一物体相对于摄像机的位置或者方向的评估。如对机器臂姿态和位置的评估。

（3）光学字符识别，即对图像中的印刷或手写文字进行识别鉴别，通常的输出是将之转化成易于编辑的文档形式。

图1-3为机器视觉、计算机视觉及图像处理与其他领域的关系。

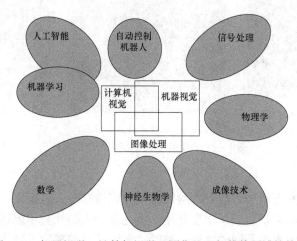

图1-3　机器视觉、计算机视觉及图像处理与其他领域的关系

2. 指纹识别

指纹识别是一种生物识别技术，指纹识别系统是一套包括指纹图像获取、处理、特征提取和比对等模块的模式识别系统。常用于需要人员身份确认的场所，如门禁系统、考勤系统、笔记本计算机、银行内部处理、银行支付等。

指纹识别系统通常包括以下几部分内容。

（1）图像获取：通过专门的指纹采集或扫描仪、数字相机、智能手机等获取指纹图像。根据采集指纹面积大体可以分为滚动捺印指纹和平面捺印指纹，公安行业普遍采用滚动捺印指纹。

（2）图像压缩：将指纹数据库的图像经过压缩后存储，主要方法为转换为 JPEG、WSQ、EZW 等文件，目的是减少存储空间。其中，EZW 被列入中国公安部刑侦领域指纹图像压缩的国家标准。

（3）图像处理：包括指纹区域检测、图像质量判断、方向图和频率估计、图像增强、指纹图像二值化和细化等。

（4）指纹形态和细节特征提取：获取指纹特征并提取交下一步分析。指纹形态特征包括中心（上、下）和三角点（左、右）等，细节特征点主要包括纹线的起点、终点、结合点和分叉点。

（5）指纹比对：对比两个以上指纹以分析是否为同一指纹来源。

指纹识别多用于以下领域：疑犯指纹对比、计算机用户身份确认、儿童指纹数据库、识别器的技术、光学识别。

光学识别是较早的指纹识别技术。基于光学发射设备发射的光线，射到手指上再反射回机器以获取数据，并对比资料库查看是否一致。光学识别只能到达皮肤的表皮层，而不能到达真皮层，而且受手指表面是否干净影响较大。

人工智能在指纹识别中也得到了十分广泛的应用，用于对比不同数据及检测指纹纹路。图 1-4 为人工智能在指纹识别中的应用。

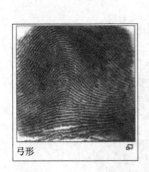 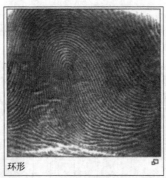 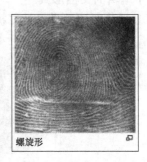

图 1-4　人工智能在指纹识别中的应用

3. 人脸识别

人脸识别指识别并理解一张脸。人脸的比例和表情对于人脸识别、了解情绪倾向、健康情况及辨别其他信息非常重要。从出生开始，面孔在个人的社交中就很重要。人脸识别非常复杂，因为涉及大脑中很多不同的区域。有时，大脑受损的部位可能会导致脸盲症，患者看不清别人的脸或对别人的脸型失去辨认能力。

广义的人脸识别实际包括构建人脸识别系统的一系列相关技术，包括人脸图像采集、人脸定位、人脸识别预处理、身份确认及身份查找等；而狭义的人脸识别特指通过人脸进行身份确认或者身份查找的技术或系统[12]。

人脸识别是一项热门的计算机技术研究领域，它属于生物特征识别技术，是根据生物体（一般特指人）本身的生物特征来区分生物体个体。生物特征识别技术所研究的生物特征包括脸、指纹、手掌纹、虹膜、视网膜、声音（语音）、体形、个人习惯（如敲击键盘的力度和频率、签字）等，相应的识别技术有人脸识别、指纹识别、掌纹识别、虹膜识别、视网膜识别、语音识别（用语音识别可以进行身份识别，也可以进行语音内容的识别，只有前者属于生物特征识别技术）、体形识别、键盘敲击识别、签字识别等。许多研究者正在研发针对人脸识别的反制技术，譬如针对人脸识别算法的特殊化妆。

4. 专家系统

专家系统适合于完成那些没有公认的理论和方法、数据不精确或信息不完整、人类专家短缺或专门知识十分昂贵的诊断、解释、监控、预测、规划和设计等任务。一般专家系统执行的求解任务是知识密集型的。

专家系统能为它的用户带来明显的经济效益。用比较经济的方法执行任务而不需要有经验的专家，可以极大地减少劳务开支和培养费用。由于软件易于复制，所以专家系统能够广泛传播专家知识和经验，推广应用数量有限的和昂贵的专业人员及其知识。

专家系统在给用户带来经济利益的同时，也造成了失业现象。专家系统的应用不仅代替了人的一些体力劳动，也代替了人的某些脑力劳动，有时甚至行使本应由人担任的职能，因此免不了引起法律纠纷。如医疗诊断专家系统万一出现失误而导致医疗事故，怎么样来处理。开发专家系统者是否要负责任，使用专家系统者应负什么责任，等等。

专家系统的有效性是指将该专家系统和一个理想系统或专家的性能进行比较，根据结果对知识库和推理过程进行改进。

性能评价的定性方法包括：图灵测试法，测试一台机器是否具有智慧的方法；敏感度分析法，对系数的变化做出反应。性能评价的定量方法包括：Paired T 测试；T2 测试。具有多个专家的性能评价的定量方法：讨论多个专家的一致性问题，一般用关联系数来评测专家系统能否为它的用户带来明显的经济效益。

2 深度学习

深度学习（deep learning）是机器学习的一个分支，是一种以人工神经网络为架构，对数据进行表征学习的算法。观测值（如一幅图像）可以使用多种方式来表示，如每个像素强度值的向量，或者更抽象地表示成一系列边、特定形状的区域等。而使用某些特定的表示方法（如人脸识别或面部表情识别）更容易从实例中学习任务。深度学习的好处是用非监督式或半监督式的特征学习和分层特征提取高效算法来替代手工获取特征。

表征学习的目标是寻求更好的表示方法并创建更好的模型来从大规模未标记数据中学习这些表示方法。表示方法来自神经科学，并松散地创建在类似神经系统中的信息处理和对通信模式的理解上，如神经编码，试图定义拉动神经元的反应之间的关系及大脑中的神经元的电活动之间的关系。

至今已有数种深度学习框架，如深度神经网络、卷积神经网络、深度置信网络和循环神经网络，已被应用在计算机视觉、语音识别、自然语言处理、音频识别与生物信息学等领域并取得了极好的效果。

2.1　深度学习简介

深度学习框架，尤其是基于人工神经网络的框架可以追溯到 1980 年福岛邦彦提出的新认知机[11]，而人工神经网络的历史更为久远。1989 年，扬·勒丘恩等人开始将 1974 年提出的标准反向传播算法应用于深度神经网络，这一网络被用于手写邮政编码识别。尽管算法可以被成功执行，但计算代价非常巨大，神经网络的训练时间达到了 3 天，因而无法投入实际使用。许多因素导致了这一缓慢的训练过程，其中一种是由于尔根·施密德胡伯的学生赛普·霍克赖特于 1991 年提出的梯度消失问题。

最早进行一般自然杂乱图像中自然物体识别的深度学习网络是翁巨扬等在 1991 年和 1992 年发表的生长网（cresceptron），并提出了后来很多实验广泛采用的方法，即最大值池化（max-pooling）法用于处理大物体的变形等问题。生长网不仅直接从杂乱自然场景中学习老师指定的一般物体，还用网络反向分析的方法把图像内已被识别的物体从背景图像中分割出来[13]。

2007 年前后，杰弗里·辛顿和鲁斯兰·萨拉赫丁诺夫提出了一种在前馈神经网络中进行有效训练的算法。这一算法将网络中的每一层视为无监督的受限玻尔兹曼机，再使用有监督的反向传播算法进行调优。在此之前的 1992 年，在更为普遍的情形下，施密德胡伯也曾在循环神经网络上提出一种类似的训练方法，并在实验中证明了这一训练方法能够有效提高有监督学习的执行速度。

自深度学习出现以来，它已成为很多领域，尤其是在计算机视觉和语音识别中，各种领先系统的一部分。在通用的用于检验的数据集（如语音识别中的 TIMIT 和图像识别中的 ImageNet、Cifar10）上的实验证明，深度学习能够提高识别的精度。与此同时，神经网络也受到了其他更加简单归类模型的挑战，支持向量机等模型在 20 世纪 90 年代到 21 世纪初成为流行的机器学习算法。

硬件的进步也是深度学习重新获得关注的重要因素。高性能图形处理器的出现极大地提高了数值和矩阵运算的速度，使得机器学习算法的运行时间得到了显著的缩短。由于脑科学方面的大量研究已表明人脑网络不是一个级联的结构，深度学习网络在 2001 年后正逐渐被更有潜力的基于脑模型的网络所替代。

深度学习的基础是机器学习中的分散表示（distributed representation）。分散表示假定观测值是由不同因子相互作用生成的。在此基础上，深度学习进一步假定这一相互作用的过程可分为多个层次，代表对观测值的多层抽象。不同的层数和层的规模可用于不同程度的抽象。

深度学习运用了这一分层次抽象的思想，更高层次的概念从低层次的概念学习得到。这一分层结构常常使用贪心算法逐层构建而成，并从中选取有助于机器学习的更有效的特征。

不少深度学习算法都以无监督学习的形式出现，因而这些算法能被应用于其他算法无法企及的无标签数据，这一类数据比有标签数据更丰富，也更容易获得。这一点也为深度学习赢得了重要的优势[14]。

2.2 人工神经网络下的深度学习

一部分最成功的深度学习方法涉及对人工神经网络的运用。1959 年，由诺贝尔奖得主大卫·休伯尔和托斯坦·威泽尔提出的视觉神经细胞理论促进了人工神经网络的发展。休伯尔和威泽尔发现，在大脑的初级视觉皮层中存在两种细胞：简单细胞和复杂细胞，这两种细胞承担不同层次的视觉感知功能。受此启发，许多神经网络模型也被设计为不同节点之间的分层模型[15]。

福岛邦彦提出的新认知机引入了使用无监督学习训练的卷积神经网络。扬·勒丘恩将有监督的反向传播算法应用于这一架构。事实上，从反向传播算法自 20 世纪 70 年代被提出以来，不少研究者都曾试图将其应用于训练有监督的深度神经网络，但最初的尝试大多失败。赛普·霍克赖特在其博士论文中将失败的原因归结为梯度消失，这一现象同时在深度前馈神经网络和循环神经网络中出现，后者的训练过程类似于深度网络。在分层训练的过程中，本应用于修正模型参数的误差随着层数的增加指数递减，这导致了模型训练的效率低下。

为了解决这一问题，研究者们提出了一些不同的方法。于尔根·施密德胡伯于 1992 年提出多层级网络，利用无监督学习训练深度神经网络的每一层，再使用反向传播算法进行调优。在这一模型中，神经网络中的每一层都代表观测变量的一种压缩表示，这一表示也被传递到下一层网络。

另一种方法是赛普·霍克赖特和于尔根·施密德胡伯提出的长短期记忆神经网络（long short-term memory，LSTM）。在 ICDAR 2009 举办的连笔手写识别竞赛中，在没有任何先验知识的情况下，深度多维长短期记忆神经网络获取了其中三场比赛的胜利。

斯文·贝克提出了在训练时只依赖梯度符号的神经抽象金字塔模型，用来解决图像重建和人脸定位的问题。其他方法同样采用了无监督预训练来构建神经网络，用来发现有效的特征，此后再采用有监督的反向传播以区分有标签数据。杰弗里·辛顿等人于 2006 年提出的深度模型使用多层隐变量学习高层表示的方法，该方法采用斯摩棱斯基于 1986 年提出的受限玻尔兹曼机对每一个包含高层特征的层进行建模。模型保证了数据的对数似然下界随着层数的提升而递增。当足够多的层数被学习完毕，这一深层结构成为一个生成模型，可以通过自上而下的采样重构整个数据集。辛顿声称这一模型在高维结构化数据上能够有效地提取特征。吴恩达和杰夫·迪恩领导的谷歌大脑团队创建了一个仅通过 YouTube 视频学习高层概念（如猫）的神经网络。

其他方法依赖了现代电子计算机（尤其是 GPU）的强大计算能力。2010 年，在于尔根·施密德胡伯位于瑞士人工智能实验室 IDSIA 的研究组中，丹·奇雷尚和他的同事展示了如何利用 GPU 直接执行反向传播算法而忽视梯度消失问题的存在。这一方法在扬·勒丘恩等人给出的手写识别 MNIST 数据集上战胜了已有的其他方法[16]。

截至 2011 年，前馈神经网络深度学习中最新的方法是交替使用卷积层和最大值池化层并加入单纯的分类层作为顶端。训练过程也无须引入无监督的预训练。从 2011 年起，这一方法的 GPU 实现多次赢得了各类模式识别竞赛的胜利，包括 IJCNN 2011 交通标志识别竞赛和其他比赛。这些深度学习算法也是最先在某些识别任务上达到和人类表现同等竞争力的算法。

2.3　典型的深度学习网络架构

2.3.1　LeNet

LeNet 5 出自论文"Gradient-Based Learning Applied to Document Recognition"，是一种用于手写体字符识别的非常高效的卷积神经网络。

LeNet 5 这个网络虽然很小，但是它包含了深度学习的基本模块：卷积层、池化层、全连接层，是其他深度学习模型的基础。这里我们对 LeNet 5 进行深入分析。同时，通过实例分析，加深对卷积层和池化层的理解。LeNet 5 的网络架构如图 2-1 所示。

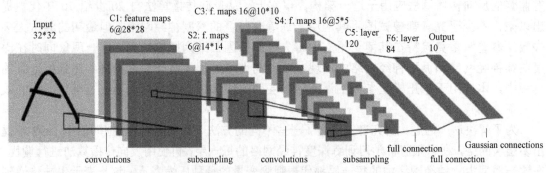

图 2-1　LeNet 5 的网络架构

LeNet 5 共有 7 层，不包含输入，每层都包含可训练参数。每层有多个 feature map，每个 feature map 通过一种卷积滤波器提取输入的一种特征，然后每个 feature map 有多个神经元。

1. Input 层——输入层

首先是数据 Input 层，输入图像的尺寸统一归一化为 32 像素×32 像素（简记为 32*32，下同）。

注意，该层不算 LeNet 5 的网络结构。传统上，不将输入层视为网络层次结构之一。

2. C1 层——卷积层

输入图片：32*32；

卷积核大小：5*5；

卷积核种类：6；

输出 feature map 大小：28*28（32−5+1=28）；

神经元数量：28×28×6；

可训练参数：（5×5+1）×6（每个滤波器有 5×5 即 25 个 unit 参数和 1 个 bias 参数，一共 6 个滤波器）；

连接数：（5×5+1）×6×28×28=122 304。

详细说明如下。对输入图像进行第一次卷积运算（使用 6 个大小为 5*5 的卷积核），得到 6 个 C1 特征图（6 个大小为 28*28 的特征图，32−5+1=28）。下面计算需要多少个参数，卷积核的大小为 5*5，总共就有 6×（5×5+1）即 156 个参数，其中+1 是表示 1 个核有 1 个 bias。对于卷积层 C1，C1 内的每个像素都与输入图像中的 5*5 个像素和 1 个 bias 有连接，所以总共有 156×28×28 即 122 304 个连接（connection），但是我们只需要学习 156 个参数，主要是通过权值共享实现的。

3. S2 层——池化层（下采样层）

输入：28*28；

采样区域：2*2；

采样方式：4 个输入相加，乘以一个可训练参数，再加上一个可训练偏置，结果通过 sigmoid 函数输出；

采样种类：6；

输出 feature map 大小：14*14（28/2）；

神经元数量：14×14×6；

可训练参数：2×6（和的权+偏置）；

连接数：（2×2+1）×6×14×14。

S2 中每个特征图的大小是 C1 中特征图大小的 1/4。

详细说明如下。第一次卷积之后紧接着就是池化运算，使用 2*2 核进行池化，于是得到了 S2，即 6 个 14*14 的特征图（28/2=14）。S2 这个池化层是对 C1 中的 2*2 区域内的像素求和乘一个权值系数再加上一个偏置，然后将这个结果再做一次映射。于是每个池化核有两个训练参数，所以共有 2×6=12 个训练参数，但是有 5×14×14×6=5 880 个连接。

4. C3 层——卷积层

输入：S2 中所有 6 个或者几个特征图组合；

卷积核大小：5*5；

卷积核种类：16；

输出 feature map 大小：10*10（14−5+1=10）；

C3 中的每个特征图是连接到 S2 中的所有或者几个特征图的，表示该层的特征图是上一层提取到的特征图的不同组合。存在的一个方式是：C3 的前 6 个特征图以 S2 中 3 个相邻的特征图子集为输入。接下来 6 个特征图以 S2 中 4 个相邻特征图子集为输入。然后的 3 个特征图以不相邻的 4 个特征图子集为输入。最后一个特征图以 S2 中所有特征图为输入。

可训练参数：6×（3×5×5+1）+6×（4×5×5+1）+3×（4×5×5+1）+1×（6×5×5+1）=1 516；

连接数：10×10×1 516=151 600。

详细说明如下。第一次池化之后是第二次卷积，第二次卷积的输出是 C3，即 16 个 10*10 的特征图，卷积核大小是 5*5。已知 S2 有 6 个 14*14 的特征图，通过对 S2 的特征图进行特殊组合计算得到 16 个特征图。如图 2-2 所示，C3 的前 6 个特征图（对应图中第一个方框的 6 列）与 S2 层相连的 3 个特征图相连接（图中第一个方框），后面 6 个特征图与 S2 层相连的 4 个特征图相连接（图中第二个方框），后面 3 个特征图与 S2 层部分不相连的 4 个特征图相连接，最后一个特征图与 S2 层的所有特征图相连接。

	0	1	2	3	4	5	6	7	8	9	10	11	12	13	14	15
0	X				X	X	X			X	X	X	X	X		X
1	X	X				X	X	X			X	X	X	X		X
2	X	X	X				X	X	X			X		X	X	X
3		X	X	X			X	X	X	X			X		X	X
4			X	X	X			X	X	X	X		X	X		X
5				X	X	X			X	X	X	X		X	X	X

图 2-2　LeNet 5 特征图计算方法

5. S4 层——池化层（下采样层）

输入：10*10；

采样区域：2*2；

采样方式：4 个输入相加，乘一个可训练参数，再加上一个可训练偏置，结果通过 sigmoid 函数输出；

采样种类：16；

输出 feature map 大小：5*5（10/2）；

神经元数量：5×5×16=400；

可训练参数：2×16=32（和的权+偏置）；

连接数：16×（2×2+1）×5×5=2 000。

S4 中每个特征图的大小是 C3 中特征图大小的 1/4。

详细说明如下。S4 是池化层，窗口大小仍然是 2*2，共计 16 个特征图，C3 层的 16 个 10*10 的特征图分别进行以 2*2 为单位的池化得到 16 个 5*5 的特征图。这一层有 2×16 共 32 个训练参数，5×5×5×16=2 000 个连接。连接的方式与 S2 层类似。

6. C5 层——卷积层

输入：S4 层的全部 16 个单元特征图（与 S4 全相连）；

卷积核大小：5*5；

卷积核种类：120；

输出 feature map 大小：1*1（5-5+1）；

可训练参数/连接：120×（16×5×5+1）=48 120。

详细说明如下。C5 层是一个卷积层。由于 S4 层的 16 个特征图的大小为 5*5，与卷积核的大小相同，所以卷积后形成的特征图的大小为 1*1。这里形成 120 个卷积结果。每个都与上一层的 16 个特征图相连。所以共有（5×5×16+1）×120=48 120 个参数，同样有 48 120

个连接。C5 层的网络结构如图 2-3 所示。

7. F6 层——全连接层

输入：C5 120 维向量；

计算方式：计算输入向量和权重向量之间的点积，再加上一个偏置，结果通过 sigmoid 函数输出；

可训练参数：$84 \times (120+1) = 10\,164$。

详细说明如下。6 层是全连接层。F6 层有 84 个节点，对应于一个 7*12 的比特图，-1 表示白色，1 表示黑色，这样每个符号的比特图的黑白色就对应于一个编码。该层的训练参数和连接数是 $(120+1) \times 84 = 10\,164$。

8. Output 层——全连接层

Output 层也是全连接层，共有 10 个节点，分别代表数字 0～9，且如果节点 i 的值为 0，

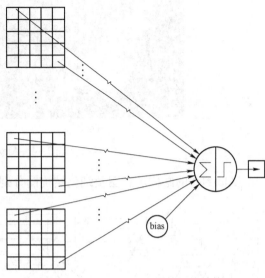

图 2-3　LeNet 5 C5 层的网络结构

则网络识别的结果是数字 i。采用的是径向基函数（RBF）的网络连接方式。假设 x 是上一层的输入，y 是 RBF 的输出，则 RBF 输出的计算公式为

$$y_i = \sum_j \left(x_j - w_{ij} \right)^2$$

上式 w_{ij} 的值由 i 的比特图编码确定，i 从 0 到 9，j 取值从 0 到 $7 \times 12 - 1$。RBF 输出的值越接近于 0，则输出 x_j 越接近 w_{ij} 的值，即越接近 i 的比特图编码。表示当前网络输入的识别结果是字符 i。该层有 $84 \times 10 = 840$ 个参数和连接。

LeNet 5 是一种用于手写体字符识别的非常高效的卷积神经网络。卷积神经网络能够很好地利用图像的结构信息。卷积层的参数较少，这也是由卷积层的主要特性即局部连接和共享权重所决定的。

2.3.2　AlexNet

在 ILSVRC2010 的比赛中，Alex 团队采用 AlexNet 在给包含有 1 000 种类别的共 120 万张高分辨率图片的分类任务中，在测试集上的 top-1 和 top-5 错误率分别达到了 37.5% 和 17.0%（top-5 即对一张图像预测 5 个类别，只要有一个和人工标注类别相同就算对，否则算错。同理 top-1 对一张图像只预测 1 个类别），而在 ILSVRC2012 的比赛中，AlexNet 则取得了 top-5 错误率为 15.3% 的成绩。AlexNet 有 6 000 万个参数和 650 000 个神经元，包含 5 个卷积层，有些层后面跟了最大值池化层，3 个全连接层，为了减少过拟合，在全连接层使用了 dropout。

Alex 团队采用的图片数据来源于 ImageNet，训练集包含 120 万张图片，验证集包含 5 万张图片，测试集包含 15 万张图片，这些图片分为了 1 000 个类别，并且有多种不同的分辨率，但是 AlexNet 的输入要求是固定的分辨率，为了解决这个问题，Alex 的团队采用低采样率把每张图片的分辨率降为 256*256，具体方法就是给定一张矩形图像，首先重新缩放图像，使得较短边的长度为 256，然后从结果图像的中心裁剪出 256*256 大小的图片，如图 2-4 所示。

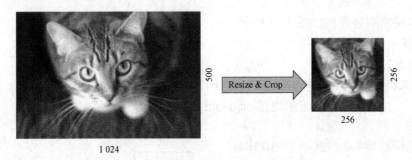

图 2-4 AlexNet 裁剪示意图

AlexNet 的结构示意图及细化结构图分别如图 2-5 与图 2-6 所示。

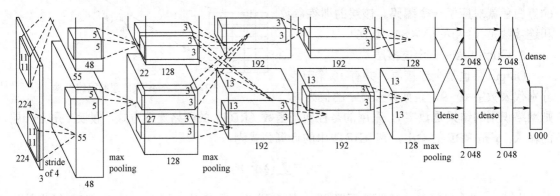

图 2-5 AlexNet 的结构示意图

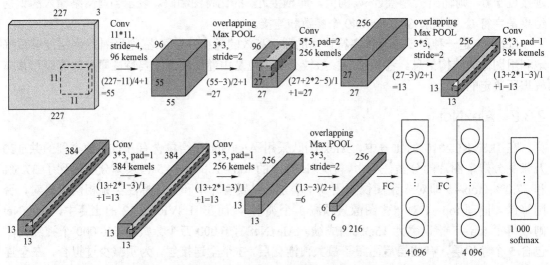

图 2-6 AlexNet 的细化结构图

1. 非线性 ReLU 函数

在当时，标准的神经元激活函数是 tanh() 函数，这种饱和的非线性函数在梯度下降的时候要比非饱和的非线性函数慢得多，因此，在 AlexNet 中使用 ReLU 函数作为激活函数。

图 2-7 展示了在一个 4 层的卷积网络中，在 CIFAR-10 数据集上如要达到 25%的训练错误率，使用 ReLU 函数要比在相同网络条件下使用 tanh()函数快 6 倍。

2. 重叠池化

重叠池化是指相邻池化窗口之间有重叠部分，更确切地说，池化层可以看作是由间隔为 s 的池化单元的网格组成，每个池化单元总结了以合并单元的位置为中心的大小为 $z*z$ 的邻域，即池化单元大小为 z，步长为 s，当 $s < z$ 时就是重叠池化。在 AlexNet 中，这样的设定使其 top-1 和 top-5 错误率分别降低了 0.4% 和 0.3%（和使用不重叠的池化相比）。

3. 总体结构

网络的最后一层（Full8）的输出喂给了一个

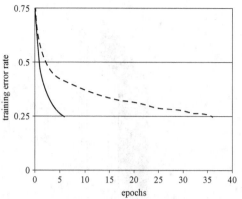

图 2-7　ReLU 函数与 tanh() 函数训练速度对比图

包含 1 000 个单元的 softmax 层，用来对 1 000 个标签进行预测。响应归一化层跟在第 1 和第 2 卷积层后面，最大值池化层跟在响应归一化层和第 5 卷积层后面，ReLU 激活函数应用于所有卷积层和全连接层输出后[17]。

Alex 团队在整个训练集中对图片的 RGB 像素值集执行 PCA（principal component analysis，主成分分析）。对于每一张训练图片，他们增加了多个找到的主成分，它们的大小比例是相应的特征值乘一个随机值（来自均值为 0，标准差为 0.1 的高斯分布），因此，对于每个 RGB 图片像素点 $I_{xy} = (I_{xy}^R, I_{xy}^G, I_{xy}^B)^T$，增加如下量：

$$(P_1, P_2, P_3)(\alpha_1 \lambda_1, \alpha_2 \lambda_2, \alpha_3 \lambda_3)^T$$

其中，P_i 和 λ_i 是 3*3 的 RGB 像素值的协方差矩阵中第 i 个特征向量和特征值，α_i 就是前面所提到的随机量，每个 α_i 仅针对特定训练图像的所有像素绘制一次，直到该图像再次用于训练，此时将其重新绘制。这种方法近似地捕获自然图像的重要特性，即对象的主要成分对于照明的强度和颜色的变化是不变的。该方法使 top-1 错误率降低了 1% 以上。

AlexNet 使用随机梯度下降算法，batch 大小是 128，动量衰减参数设置为 0.9，权重衰减参数为 0.000 5，这里的权重衰减不仅仅是一个正规化器，同时它减少了模型的训练误差。

另外，在 AlexNet 中，所有层的权重初始值服从 0 均值，标准差为 0.001 的高斯分布，第 2、4、5 卷积层及全连接层的偏置量初始化为 1，这样做的好处是通过给 ReLU 函数一个正激励，从而加速早期学习的速度。其他层的偏置量初始化为 0。

2.3.3　VGGNet

VGG 全称是 visual geometry group，最初牛津大学科学工程系发布了一系列以 VGG 开头的卷积网络模型，可以应用在人脸识别、图像分类等方面，其范围为从 VGG 16 到 VGG 19。VGG 研究卷积网络深度的初衷是想搞清楚卷积网络深度是如何影响大规模图像分类与识别的精度和准确率的，最初是 VGG 16，号称非常深的卷积网络（全称为 GG-Very-Deep-16 CNN）。在加深网络层数的同时，为了避免参数过多，VGG 在所有层都采用 3*3 的小卷积核，卷积层步长被设置为 1。

VGG 的输入被设置为 224*244 大小的 RGB 图像，在训练集图像上对所有图像计算 RGB 均值，然后把图像作为输入传入 VGG 卷积网络，使用 3*3 或者 1*1 的 filter，卷积步长被固定为 1。VGG 全连接层有 3 层，根据卷积层+全连接层总数目的不同可以从 VGG 11 到 VGG 19，最少的 VGG 11 有 8 个卷积层与 3 个全连接层，最多的 VGG 19 有 16 个卷积层+3 个全连接层。此外，VGG 网络并不是在每个卷积层后面都跟上一个池化层，总数仍是 5 个池化层，分布在不同的卷积层之下。图 2-8 是 VGG 11～VGG 19 的结构图。

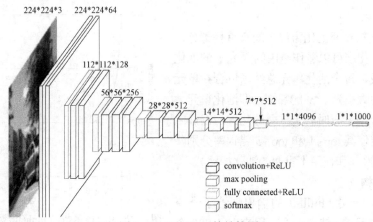

图 2-8　VGGNet 的结构图

牛津大学的研究指出，虽然 LRN（local response normalization，局部响应归一化层）在 AlexNet 对最终结果起到了作用，但在 VGG 网络中没有效果，并且该操作会增加内存和计算，从而研究者在更深的网络结构中，没有使用该操作。

在研究中，VGG 采用了 MBGD（mini-batch gradient descont，小批量梯度下降法）去优化多类逻辑回归目标。在正则化方法中，增加了对权重的正则化，且对 FC 全连接层进行 dropout 正则化，dropout ratio = 0.5。虽然模型的参数和深度相比 AlexNet 有了很大的增加，但是，由于采用了正则化+小卷积核及特定层的预初始化，模型的训练迭代次数却要求更少。

在初始化策略中，首先随机初始化网络结构 A（A 的深度较浅），然后利用 A 的网络参数，给其他的模型进行初始化（初始化前 4 层卷积+全连接层，其他的层采用正态分布随机初始化，mean=0，var=10^{-2}，biases=0）。结果证明，即使随机初始化所有的层，模型也能训练得很好。

在训练输入中，采用随机裁剪的方式，获取固定大小为 224*224 的输入图像。并且采用了随机水平镜像和随机平移图像通道来丰富数据。

令 S 为图像的最小边，如果最小边 S=224，则直接在图像上进行 224*224 区域随机裁剪，这时相当于裁剪后的图像能够几乎覆盖全部的图像信息；如果最小边 $S \gg 224$，那么做完 224*224 区域随机裁剪后，每张裁剪图只能覆盖原图的一小部分内容[18]。

如图 2-9 所示，经过与其他模型对比发现，VGG 能达到非常好的效果。结果显示，VGG 模型不仅在大规模数据集上的分类效果较好，其在其他数据集上的推广能力也非常出色。

Method	top—1 val. error(%)	top—5 val. error(%)	top—5 test. error(%)
VGG (2 nets, multi—crop & dense eval.)	**23.7**	**6.8**	**6.8**
VGG (1 net, multi—crop & dense eval.)	24.4	7.1	7.0
VGG (ILSVRC submission, 7 nets dense eval.)	24.7	7.5	7.3
Goog LeNet (Szegedy et al., 2014) (1 net)	—	7.9	
Goog LeNet (Szegedy et al., 2014) (7 nets)	—	**6.7**	
MSRA (He et al., 2014) (11 nets)	—	—	8.1
MSRA (He et al., 2014) (1 net)	27.9	9.1	9.1
Claritai (Russakovsky et al., 2014) (multiple nets)	—	—	11.7
Claritai (Russakovsky et al., 2014) (1 net)	—	—	12.5
Zeiler & Fergus (Zeiler & Fergus, 2013) (6 nets)	36.0	14.7	14.8
Zeiler & Fergus (Zeiler & Fergus, 2013) (1 net)	37.5	16.0	16.1
Over Fcat (Sermanet et al., 2014) (7 nets)	34.0	13.2	13.6
Over Fcat (Sermanet et al., 2014) (1 net)	35.7	14.2	—
Krizhevsky et al. (Krizhevskv et al., 2012) (5 nets)	38.1	16.4	16.4
Krizhevsky et al. (Krizhevskv et al., 2012) (1 net)	40.7	18.2	—

图 2-9　VGGNet 与其他模型实验效果对比

2.3.4 ResNet

深度学习非常显著的特点即是"深"，它通过深层次的网络实现准确率非常高的图像识别、语音识别等能力。因此，一般会认为深的网络会比浅的网络识别效果好，如果要进一步提升模型的准确率，最直接的方法就是把网络设计得越深越好，这样模型的准确率也就会越来越准确。

对常规的网络（plain network，也称平原网络）直接堆叠很多层次，经过对图像识别结果进行检验，训练集、测试集的误差结果如图 2-10 所示。

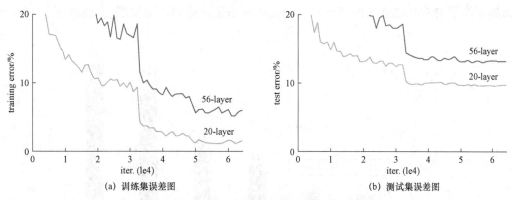

(a) 训练集误差图　　　　　　　　　　(b) 测试集误差图

图 2-10　深层神经网络识别效果对比图

从图 2-10 可以看出，在网络很深的时候，如 56 层相比 20 层而言，模型识别的效果却更差了（误差率更高），可见网络并不是越深越好。

通过实验可以发现：最初，随着网络层级的不断增加，模型精度将会不断得到提升，但是当网络层级增加到一定数目以后，训练精度和测试精度则会迅速下降，这说明当网络变得很深以后，深度网络就变得更加难以训练了。

在 ResNet 中引入残差网络结构（residual network），通过这种结构，可以把网络层数变得很深（目前可以达到 1 000 多层），并且最终的分类效果也非常好。残差网络的基本结构如图 2-11 所示，很明显，该图是带有跳跃结构的。残差网络借鉴了高速网络（highway network）的跨层链接思想，但对其进行了改进（残差项原本是带权值的，但 ResNet 用恒等映射做了代替）。

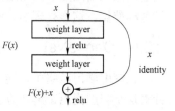

假定某段神经网络的输入是 x，期望输出是 $H(x)$，即 $H(x)$ 是期望的复杂潜在映射，如果是要学习这样的模型，则训练难度会比较大。

图 2-11　残差网络的基本结构

如果已经学习到较饱和的准确率（或者当发现下层的误差变大时），那么接下来的学习目标就转变为恒等映射的学习，也就是使输入 x 近似于输出 $H(x)$，以保持在后面的层次中不会造成精度下降。

在图 2-11 中，通过"shortcut connections（捷径连接）"的方式，直接把输入 x 传到输出作为初始结果，输出结果为 $H(x)=F(x)+x$，当 $F(x)=0$ 时，那么 $H(x)=x$，也就是上面所提到的恒等映射。于是，ResNet 相当于将学习目标改变了，不再是学习一个完整的输出，而是目

标值 $H(x)$ 和 x 的差值[19]，也就是所谓的残差 $F(x)=H(x)-x$。因此，后面的训练目标就是要将残差结果逼近于 0，使得随着网络加深，准确率不下降。

这种残差跳跃式的结构，打破了传统的神经网络 $n-1$ 层的输出只能给 n 层作为输入的惯例，使某一层的输出可以直接跨过几层作为后面某一层的输入，其意义在于为叠加多层网络而使得整个学习模型的错误率不降反升的难题提供了新的解决方向。至此，神经网络的层数可以超越之前的约束，达到几十层、上百层甚至上千层，为高级语义特征提取和分类提供了可行性。

ResNet 在 ILSVRC2015 竞赛中惊艳亮相，一下子将网络深度提升到 152 层，将错误率降到了 3.57，在图像识别错误率和网络深度方面，比往届比赛有了非常大的提升，ResNet 毫无悬念地夺得了 ILSVRC2015 的第一名。ImageNet 识别结果对比图如图 2-12 所示。

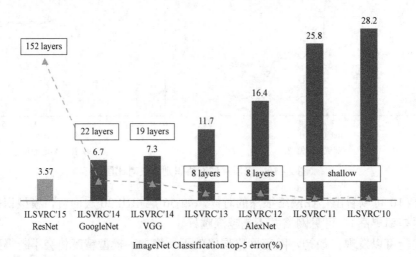

图 2-12　ImageNet 识别结果对比图

ResNet 的研究者随后又提出了 ResNet V2。ResNet V2 和 ResNet V1 的主要区别在于，通过研究 ResNet 残差学习单元的传播公式，发现前馈和反馈信号可以直接传输，因此捷径连接的非线性激活函数（如 ReLU）可被替换为恒等映射。同时，ResNet V2 在每一层中都使用了批量标准化。这样处理后，新的残差学习单元比以前更容易训练且泛化性更强。

2.3.5　DenseNet

在深度学习网络中，随着网络深度的加深，梯度消失问题会愈加明显，目前很多研究都针对这个问题提出了解决方案，如 ResNet、highway networks、stochastic depth、FractalNets 等，尽管这些算法的网络结构有差别，但是核心都在于：使用短连接把前层和后层连接起来。延续这个思路，保证在网络中层与层之间最大限度的信息传输的前提下，直接将所有层连接起来，就产生了 DenseNet。

密集块（dense block）的结构图如图 2-13 所示。在传统的卷积神经网络中，如果有 L 层，那么就会有 L 个连接，但是在 DenseNet 中，会有 $L(L+1)/2$ 个连接。简单来讲，就是每一层的输入来自前面所有层的输出。如图 2-13 所示，x_0 是输入（input），H_1 的输入是 x_0，H_2 的输入是 x_0 和 x_1（x_1 是 H_1 的输出）……

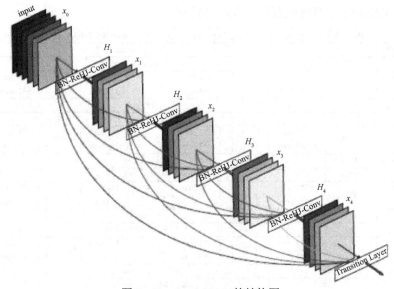

图 2-13　dense block 的结构图

相较于传统卷积网络，DenseNet 的一个优点是网络更窄，参数更少，很大一部分原因得益于这种密集块的设计，在密集块中每个卷积层的输出特征图（feature map）的数量都很小（小于 100），而不是像其他网络一样动不动就几百上千的宽度。同时这种连接方式使得特征和梯度的传递更加有效，网络也就更加容易训练。DenseNet 另一个优点在于，这种结构更有利于信息的传递，以及进行反向传播的时候，更有利于减轻梯度消失的情况。梯度消失问题在网络深度越深的时候越容易出现，原因就是输入信息和梯度信息在很多层之间传递导致的，而现在这种密集连接（dense connection）相当于每一层都直接连接 input 和 loss，因此就可以减轻梯度消失现象，这样更深网络不是问题。另外，这种密集连接有正则化的效果，因此对于过拟合有一定的抑制作用，也有研究认为是因为参数减少了，所以过拟合现象有所减轻[20]。

图 2-14 表示的是一个 DenseNet 的结构图，在这个结构图中包含了 3 个密集块。研究人员将 DenseNet 分成多个密集块，原因是希望各个密集块内特征图的大小统一，这样在做拼接（concatenation）时就不会有大小的问题。

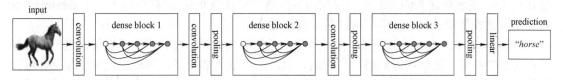

图 2-14　带有 3 个密集块的 DenseNet 结构图

图 2-15 就是整个网络的结构图。这个表中的 k 是增长率（growth rate），表示每个密集块中每层输出的特征图个数。为了避免网络变得很宽，研究采用较小的 k（如 32），实验也表明小的 k 可以有更好的效果。根据密集块的设计，后面几层可以得到前面所有层的输入，因此拼接（concat）后的输入通道（channel）数还是比较大的。另外，这里每个密集块的 3*3 卷积前面都包含了一个 1*1 的卷积操作，就是所谓的瓶颈层（bottleneck layer），目的是减少输入的特征图数量，既能降维减少计算量，又能融合各个通道的特征。为了进一步压缩参数，在每两个密集块之间增加了 1*1 的卷积操作。因此在实验对比中的 DenseNet-C 网络，表示增加了过渡层（translation layer），该层的 1*1 卷积的输出通道数默认是输入通道数的一半。

DenseNet-BC 网络则表示既有瓶颈层，又有过渡层。

layers	output size	Dense Net-121($k=32$)		Dense Net-169($k=32$)		Dense Net-201($k=32$)		Dense Net-161($k=48$)	
convolution	112*112	7*7 conv, stride 2							
pooling	56*56	3*3 max pool, stride 2							
dense block (1)	56*56	1*1 conv 3*3 conv	*6	1*1 conv 3*3 conv	*6	1*1 conv 3*3 conv	*6	1*1 conv 3*3 conv	*6
transition layer (1)	56*56	1*1 conv							
	28*28	2*2 average pool, stride 2							
dense block (2)	28*28	1*1 conv 3*3 conv	*12	1*1 conv 3*3 conv	*12	1*1 conv 3*3 conv	*12	1*1 conv 3*3 conv	*12
transition layer (2)	28*28	1*1 conv							
	14*14	2*2 average pool, stride 2							
dense block (3)	14*14	1*1 conv 3*3 conv	*24	1*1 conv 3*3 conv	*32	1*1 conv 3*3 conv	*48	1*1 conv 3*3 conv	*36
transition layer (3)	14*14	1*1 conv							
	7*7	2*2 average pool, stride 2							
dense block (4)	7*7	1*1 conv 3*3 conv	*16	1*1 conv 3*3 conv	*32	1*1 conv 3*3 conv	*32	1*1 conv 3*3 conv	*24
classification layer	1*1	7*7 global average pool							
		1000D fully-connected, softmax							

图 2-15 整个 DenseNet 的结构参数

下面详细叙述瓶颈层和过渡层操作。在每个 dense block 中都包含很多个子结构，以 DenseNet-169 的 dense block（3）为例，包含 32 个 1*1 和 3*3 的卷积操作，即第 32 个子结构的输入是前面 31 层的输出结果，每层输出的通道数是 32（增长率），那么如果不做瓶颈层的操作，第 32 层的 3*3 卷积操作的输入就是 $31 \times 32 +$（上一个 dense block 的输出通道数），接近 1 000 了。而加上 1*1 的卷积，代码中的 1*1 卷积的通道数是增长率×4，即 128，然后再作为 3*3 卷积的输入。这就大大减少了计算量，这就是瓶颈层的操作。至于过渡层，放在两个 dense block 中间，是因为每个 dense block 结束后的输出通道个数很多，需要用 1*1 的卷积核来降维。还是以 DenseNet-169 的 dense block（3）为例，虽然第 32 层的 3*3 卷积输出通道数只有 32 个（增长率），但是紧接着还会像前面几层一样有通道的拼接操作，即将第 32 层的输出和第 32 层的输入做拼接，前面说过第 32 层的输入是 1 000 左右的通道数，所以最后每个 dense block 的输出也是 1 000 多的通道数。因此这个过渡层有个参数 reduction（范围是 0 到 1），表示将这些输出缩小到原来的多少倍，默认是 0.5，这样传给下一个 dense block 的时候通道数量就会减少一半，这就是过渡层的作用。

DenseNet 的核心思想在于建立了不同层之间的连接关系，充分利用了特征，进一步减轻了梯度消失问题，使得加深网络不是问题，而且训练效果非常好。另外，利用瓶颈层、过渡层及较小的增长率使得网络变窄，参数减少，有效抑制了过拟合，同时计算量也减少了。DenseNet 优点很多，而且在和 ResNet 的对比中优势还是非常明显的。

2.4 深度学习的应用

深度学习已经在图像、语音、自然语言处理等各个不同的领域展现出了优异的性能。深度学习在机器视觉及其他领域的应用主要有以下几个方面。

2.4.1 物体检测

物体检测是从图像中确定物体的位置，并进行分类。如图 2-16 所示，要从图像中确定物体的种类及其位置，即为此类问题。

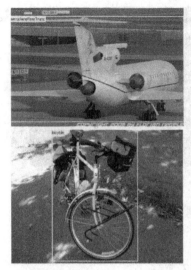
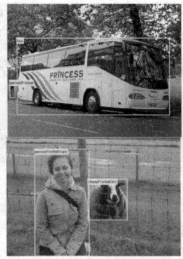
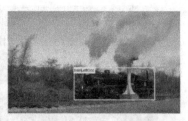
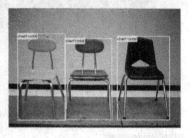

图 2-16　待分类的图像示例

不难发现，物体检测比物体识别（以整个图像为对象进行识别）更难，因为物体检测需要对图像中的每种类别进行识别并判断其位置。

研究人员提出了多个基于 CNN 的方法，其中一个较为有名的方法是 R-CNN，图 2-17 显示了 R-CNN 的处理流，图中，"2.Extract region proposals"（候选区域的提取）和"3.Compute CNN features"（CNN 特征的计算）的处理部分，首先以某种方法找出形似物体的区域，然后对提取的区域应用 CNN 进行分类。R-CNN 中会将图像变形为正方形，或者在分类时使用 SVM（支持向量机）。

R-CNN: Regions with CNN features

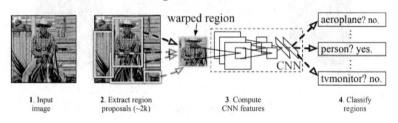

图 2-17　R-CNN 的处理流

在 R-CNN 的前半部分的处理——候选区域的提取（发现形似物体的处理）中，可以使用机器视觉领域积累的各种方法。相关研究中提出了一种被称为 selective search 的方法，也有研究提出了一种基于 CNN 来进行候选区域提取的 Faster R-CNN 的方法，它用一个 CNN 来完成所有处理，使得高速处理成为可能[21]。

2.4.2　图像分割

图像分割是指在像素水平上对图像进行分类。如图 2-18 所示，使用像素为单位对各个对象分别着色的监督数据进行学习，然后，在推理时，对输入图像的所有像素进行分类。

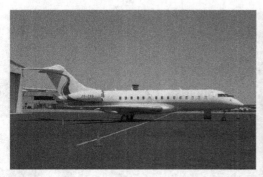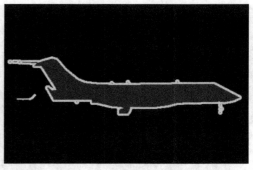

图 2-18　图像分割示例

如果选择神经网络进行图像分割，由于图像是由像素数据构成的，最简单的方法是以所有像素为对象，对每个像素执行推理处理（如准备一个对某个矩形区域中心的像素进行分类的网络，以所有像素为对象执行推理处理）。

研究人员提出了一个名为"FCN（fully convolutional network）"的方法，该方法通过一次 forward 处理，对所有像素进行分类（见图 2-19），FCN 将全连接层替换成发挥相同作用的卷积层。在物体识别中使用的网络的全连接层中，中间数据的空间容量被作为排成一列的节点进行处理，而只由卷积层构成的网络中，空间容量可以保持原样直到最后的输出。

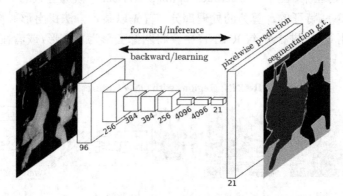

图 2-19　FCN 原理图

FCN 的特征在于最后导入了扩大空间大小的处理。基于这个处理，变小了的中间数据可以一下子扩大到和输入图像一样的大小。FCN 最后进行的扩大处理是基于双线性插值法的扩大（通过逆卷积运算来实现）。

2.4.3　图像标题生成

有一项融合了计算机视觉和自然语言的研究，能对一幅照片进行标题文字生成。如图 2-20 所示，第一张照片生成了"A person riding a motorcycle on a dirt road"，即"在肮脏的道路上骑摩托车的一个人"，太神奇了，就连肮脏的道路也能被正确识别。

A person riding a motorcycle on a dirt road.

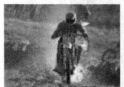

Two dogs play in the grass.

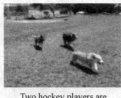

A skateboarder does a trick on a ramp.

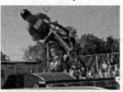

A dog is jumping to catch a frisbee.

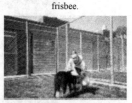

A group of young people playing a game of frisbee.

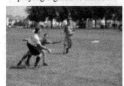

Two hockey players are fighting over the puck.

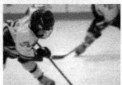

A little girl in a pink hat is blowing bubbles.

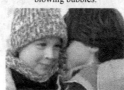

A refrigerator filled with lots of food and drinks.

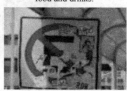

A herd of elephants walking across dry grass field.

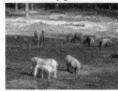

A close up of a cat laying on a couch.

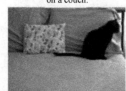

A red motorcycle parked on the side of the road.

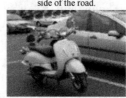

A yellow school bus parked in a parking lot.

图 2-20　基于深度学习的图像标题生成示例

一个基于深度学习生成图像标题的代表性方法是 NIC（neural image caption）的模型。如图 2-21 所示，NIC 由深层的 CNN 和处理自然语言的 RNN（recurrent neural network）构成。RNN 是具有循环连接的网络，经常被用于自然语言、时间序列数据等连续性的数据上。

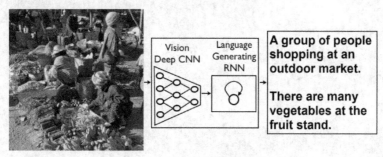

图 2-21　NIC 结构原理图

RNN 的 R 表示"循环的"。这个循环指的是神经网络的循环的网络结构。根据这个循环结构，神经网络会受到之前生成信息的影响（记忆能力），这是 RNN 的特征。例如，生成"我"这个字后，下一个生成的词受到"我"这个字的影响。如果生成了"是"，那么下一个要生成的词受"我是"这个词的影响。因此，对于自然语言、时间序列数据等连续性的数据，RNN 以记忆过去的信息的方式运行[22]。

2.4.4　图像风格变换

有一项研究是使用深度学习来"绘制"带有艺术气息的画。如图 2-22 所示，输入两个图像后，会生成一个新的图像。两个输入图像中，一个称为"内容图像"，另一个称为"风格图像"。

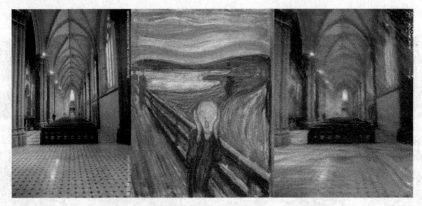

图 2-22　基于深度学习的图像风格变换示例

　　该方法是在学习过程中使网络的中间数据近似内容图像的中间数据。这样一来，就可以使输入图像近似内容图像的形状。此外，为了从风格图像中吸收风格，导入了风格矩阵的概念。通过在学习过程中减小风格矩阵的偏差，就可以使输入图像接近需要的风格。

2.4.5　自动驾驶

　　在自动驾驶技术中，正确识别周围环境的技术尤为重要。这是因为要正确识别时刻变化的环境、自由来往的车辆和行人是非常困难的。

　　在识别周围环境的技术中，深度学习的力量备受期待。例如，基于 CNN 的神经网络 SegNet，可以像图 2-23 所示那样高精度地识别行驶环境[23]。

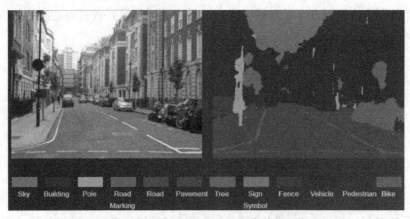

图 2-23　基于深度学习的像素分割示例

　　该技术对输入图像进行了分割（像素水平的判别），由结果可知，其在某种程度上正确地识别了道路、建筑物、人行道、树木、车辆等。可见，今后若能基于深度学习使这种技术进一步实现高精度化、高速化，自动驾驶的实用化可能没那么遥远。

　　在计算机领域中的深度学习与 20 世纪 90 年代由认知神经科学研究者提出的大脑发育理论（尤其是皮层发育理论）密切相关。对这一理论最容易理解的是杰弗里·艾尔曼于 1996 年出版的专著《对天赋的再思考》。由于这些理论给出了实际的神经计算模型，因而它们是纯计算驱动的深度学习模型的技术先驱。这些理论指出，大脑中的神经元组成了不同的层次，这些层次相互连接，形成一个过滤体系。在这些层次中，每层神经元在其所处的环境中获取一部分信息，经过处理后向更深的层级传递。这与后来的单纯与计算相关的深度神经网络模型相似。这一过程的结果是一个与环境相协调的自组织的堆栈式的转换器。正如 1995 年在《纽约时报》上刊登的那样："……婴儿的大脑似乎受到所谓'营养因素'的影响而进行着自我组织……大脑的不同区域依次相连，不同层次的脑组织依照一定的先后顺序发育成熟，直至整个大脑发育成熟。"

深度结构在人类认知演化和发展中的重要性也在认知神经学家的关注之中。发育时间的改变被认为是人类和其他灵长类动物之间智力发展差异的一个方面。在灵长类中，人类的大脑在出生后的很长时间都具备可塑性，但其他灵长类动物的大脑则在出生时就几乎完全定型。因而，人类在大脑发育最具可塑性的阶段能够接触到更加复杂的外部场景，这可能帮助人类的大脑进行调节以适应快速变化的环境，而不是像其他动物的大脑那样更多地受到遗传结构的限制。这样的发育时间差异也在大脑皮层的发育时间和大脑早期自组织中从刺激环境中获取信息的改变中得到体现。当然，伴随着这一可塑性的是更长的儿童期，在此期间人需要依靠抚养者和社会群体的支持和训练。因而这一理论也揭示了人类演化中文化和意识共同进化的现象。

深度学习常常被看作是通向真正人工智能的重要一步，因而许多机构对深度学习的实际应用抱有浓厚的兴趣。2013 年 3 月，杰弗里·辛顿和他的两位研究生亚历克斯·克里泽夫斯基及伊利娅·苏特斯科娃被谷歌公司雇用，以提升现有的机器学习产品并协助处理谷歌日益增长的数据。谷歌同时并购了辛顿创办的公司 DNNresearch。2013 年 12 月，Facebook 宣布雇用杨立昆为其新建的人工智能实验室的主管，这一实验室在加州、伦敦和纽约设立分支机构，帮助 Facebook 研究利用深度学习算法进行类似自动标记照片中用户姓名这样的任务。

2016 年 3 月，以深度学习开发的围棋程序 AlphaGo 首度在比赛中击败人类顶尖选手，形成广泛的讨论[24]。

就现实而言，深度学习只是建造智能机器这一更大挑战中的一部分。这些技术缺乏表达因果关系的手段及进行逻辑推理的方法等，而且远没有具备集成抽象知识，例如，物品属性、代表和典型用途的信息。最为强大的人工智能系统，例如，IBM 的人工智能系统沃森，仅仅把深度学习作为一个包含贝叶斯推理和演绎推理等技术在内的复杂技术集合中的组成部分。

3 病理诊断分析

疾病是一个极其复杂的过程。在病原因子和机体反应功能的相互作用下，患病机体有关部分的形态结构、代谢和功能都会发生种种改变，这是研究和认识疾病的重要依据。病理学是研究人体疾病发生的原因、发生机制、发展规律及疾病过程中机体的形态结构、功能代谢变化和病变转归的一门基础医学科学。正因为如此，病理学一直被视为是基础医学与临床医学之间的"桥梁学科"，充分表明了它在医学中不可替代的重要作用，这是由病理学的性质和任务所决定的。

病理学既是医学基础学科，同时又是一门实践性很强的具有临床性质的学科，称之为诊断病理学（diagnostic pathology）或外科病理学（surgical pathology）。按照研究对象的不同，病理学还可分为人体病理学和实验病理学。病理学诊断常常是以诊断为目的，以从病人体内获取的器官、组织、细胞或体液为对象，包括尸体剖检、外科病理学和细胞学。

病理学的主要任务是研究和阐明以下内容：①病因学（etiology），即疾病发生的原因，包括内因、外因及其相互关系；②发病学（pathogenesis），即在病因作用下导致疾病发生、发展的具体环节、机制和过程；③病理变化或病变（pathological change or lesion），即在疾病发生发展过程中，机体的功能代谢和形态结构变化及这些变化与临床表现（症状和体征）之间的关系——临床病理联系（clinical pathological correlation）；④疾病的转归和结局等。病理学为掌握疾病的本质，疾病的诊断、治疗和预防奠定科学的理论基础。而诊断病理学的主要任务是研究人类各种疾病的病变特点，从而做出疾病的病理学诊断和鉴别诊断，直接为临床防治疾病服务。

病理（学）诊断（pathological diagnosis）是泛指应用病理学的理论和技术，对取自机体内生前或死后的病变组织、细胞进行形态学观察分析做出的疾病诊断。由于这是通过直接观察病变的宏观和微观特征而做出的诊断，因而比通过分析症状、体征、影像检查和化验分析而做出的各种临床诊断常常更为准确。所以，病理诊断常被视为"金标准"或"最终诊断"[25]。因此，它在临床医学、法医学、新药开发和各种生物科研中都有广泛的应用。

3.1 病理学基础

3.1.1 诊断病理学

病理学是研究疾病病因、发病机制、形态结构改变及由此引起的功能变化的一门基础医学与临床医学之间的桥梁学科。病理学作为一门科学是在 18 世纪中期开始的。Morgagni（1682—1771）将他一生中所经历的约 700 例精心解剖的尸检各器官所见与临床表现相联系，于 1761 年著成了《疾病的位置与原因》一书，此书为病理学的发展奠定了基础。以后许多学者将尸检所见与临床表现相联系，相继发现了许多疾病的临床和形态特点，大大丰富了病理学的内容。尸检成为检验临床诊断正确性的必不可少的程序。这样的器官病理学到 19 世纪 Rokitansky（1800—1878）时代达到了顶峰。Rokitansky 亲自解剖了约 3 万例尸体，并掌握了约 6 万例尸检材料，详细描述了全身各器官的各种病变，从而极大地丰富了病理学宝库。1843 年，Virchow 开始用显微镜观察病变部位的细胞和组织的结构，1858 年，Virchow 发表了著名的《细胞病理学》，从而开创了细胞病理学时代。临床各科的发展推动了病理学向专科病理分支如妇产科病理、神经病理、肿瘤病理、皮肤病理及儿科病理等方面的发展。1932 年，Knall 和 Rusha 发展了透射电镜，1938 年，Ardenne 首创了扫描电镜。电子显微镜的问世使病理学从细胞水平向亚细胞结构深入，由此产生了超微结构病理学。免疫学的进展促进了免疫病理学和免疫组织化学的发展。细胞遗传学的研究进展进一步充实了有关疾病的遗传病理。20 世纪 50 年代是生物化学突飞猛进的时期。1953 年，Watson 和 Rrick 发现了 DNA 的双螺旋结构及 DNA-RNA-蛋白质（包括各种酶）的化学顺序。目前分子生物学技术在病理学中的广泛应用促使病理学进一步深入到分子水平，为分子病理学的建立奠定了基础[26]。

综上所述，近百余年来，由于医学生物学各分支如生物学、微生物学、生物化学、免疫学和分子生物学等的迅猛发展及许多新仪器如透射电镜、扫描电镜、图像分析仪及流式细胞仪等的研制成功，使病理学能发展成目前这样具有许多分支的重要学科，当然病理学的发展也促进了临床医学的发展。

应该强调的是，病理学从建立之时起就负有一个重要使命，即协助临床医生对疾病作出诊断。古代学者通过肉眼观察器官改变与临床症候相联系。细胞病理学问世后，病理医生能从细胞和组织结构的改变为临床提供病理诊断。1870 年，柏林大学的 Carl Ruge 及其同事 Johann Veit 最先将外科活检作为重要的诊断工具。从此以后，病理医生可根据手术标本、各种活检、穿刺及脱落细胞学为临床不同疾病提供诊断，尸检更可核实或纠正临床诊断，或者发现新的疾病和病变。病理学中这一方面的实践和研究以往被称为外科病理学，俗称临床病理诊断，这个名称并不全面，因为送病理科做病理诊断的标本不都是来自外科，几乎所有的临床科室都可能送病理标本，所以应称之为诊断病理学。诊断病理学不仅包括对各种活体标本（包括细胞学）的诊断，也包括对尸检的诊断。诊断病理学是病理学的一个大分支，是为患者的医疗服务中不可缺少的重要组成部分。

3.1.2 诊断病理学的任务

如前所述，诊断病理学的任务是对有关疾病提出明确的病理诊断，并提供可能的病因学证据或线索及有关的预后因素。当病理学还处在细胞病理学时代时，病理医生能根据病理标本的形态改变（大体和显微镜下）提出病理诊断已经是完成了任务。目前随着医学生物学各分支的迅速发展，病理医生已能将病理形态结合其他各种辅助手段如电镜、组织化学、免疫组织化学、DNA 倍体及分子生物学技术为临床提供更精确的病理诊断。例如，过去单凭形态不能区分的小细胞恶性肿瘤，现已能依靠免疫组织化学和电镜区分出淋巴瘤、小细胞未分化癌、胚胎性横纹肌肉瘤、神经母细胞瘤或 Ewing 瘤。分子生物学技术特别是 PCR 的应用使病理医生能从患者的组织（新鲜或石蜡包理组织）中提取 DNA，通过 PCR 得到大量扩增的特异性 DNA 片段用于检测 T、B 淋巴细胞增生中 Ig 或 TCR 基因重排，癌基因和抑癌基因的点突变，检测杂合子丢失（LOH）和微卫星不稳定性（MSI），检测循环血中的瘤细胞等。PCR 也可以用于检测微生物包括细菌和病毒。对检测病毒来说，PCR 技术是最敏感和快速的方法。

流式细胞术的一个重要功能是通过 DNA 分析决定瘤细胞的倍体，计算出不同细胞周期中细胞百分率，如一个肿瘤中异倍体和 S 期细胞百分率增加表明恶性，对某些肿瘤如膀胱癌来说，这些指标说明预后差，对一些癌前病变来说，DNA 分析可预测该病变的生物学行为。

病理诊断医生不直接接触患者，但他面对临床医生。在临床医生诊断治疗患者的过程中，病理诊断医生应是临床医生最好的咨询者和合作者[27]。

3.2 病理诊断方法

3.2.1 病理诊断设备

无论是大的医学院校附属医院的病理科，还是小的县区级医院病理科，它们的主要任务是进行病理诊断，其设备应包括设备较齐全的尸检室、手术和活检病理标本检查取材室、常规切片制片室（可包括特殊染色及冷冻切片设备）、细胞室（包括制作各种细胞学细针穿刺细胞的涂片和切片等）、医生读片室（或称诊断室）、照相室（备有能摄制各种大体标本和显微镜下照片的照相设备，特别是连接计算机的数码相机）、免疫组化室、大体标本制作室、大体标本陈列室及各种材料的存档处（包括文字档案、标本、玻片及蜡块存档处）等。

一个现代化大医院病理科还应备有电镜室（扫描及透射电镜）、塑料包理切片制作室、荧光显微镜、偏光显微镜及多头显微镜（教学用）、分子生物学技术实验室、细胞培养室、组织库或低温冷藏箱、流式细胞仪、图像分析仪、计算机及病理图文信息系统即局域网上应用的数据库等。今后有条件的单位可安置细胞遗传学工作站（FISH 分析系统）、做虚拟切片的仪器及远程病理会诊的仪器，这样同一城市的不同医院及不同城市各医院之间甚至不同国家的医院之间可进行切片会诊交流。

3.2.2 病理诊断要点

1. 大体观察和取材

病理标本的检查，常规应包括大体检查和显微镜下观察。一些诊断病理医生重视显微镜下形态，忽视大体形态，认为镜下形态是诊断的主要依据。殊不知许多标本，特别是手术切除标本的大体形态和取材部位可直接影响诊断的正确性，如手术切除的甲状腺重视大结节，忽视小的白色硬结，可导致微小乳头状癌的漏诊；人的卵巢肿瘤应做多个大切面观察，且应在不同色泽和质地的部位取材检查，因卵巢肿瘤经常有混合型，只取少数瘤组织块，不能代表肿瘤的全部成分。总之标本的大体观察非常重要，要全面仔细观察和描述病变。临床送检的标本不管大小均应详细检查，如果一例标本有多件，则每一件均要取材作切片观察。根治术标本在未固定前应仔细寻找淋巴结，因为淋巴结中癌的转移率直接影响患者的治疗和预后。肿瘤标本除取不同部位的肿瘤外，还应取肿瘤与正常组织交界处、切断端及淋巴结处的标本。

2. 大体标本的照相

一般医院的病理科都没有很富裕的空间来存放大体标本，因此在人体检查之后，对一些病变典型、特殊或罕见的标本最好尽量照相留档，这样除少数可制成陈列标本外，日常大量已检查并取材的大小标本，在病理报告发出后一段时间（一般为 1～2 个月）就可弃除。如果检查当时没有详细记录，可对照片进行补充描述。照相前应将病变充分暴露，剔除多余的脂肪和结缔组织。一般来说标本的切面均比表面有特征性，照相的清晰度和反差等取决于设备及摄影者的技术。目前一些大医院连接计算机的数码相机等照相设备不仅效果好，也较易掌握。一张好的彩色图像是存档的重要资料[28]，也是总结和书写论文必不可少的材料。储存在计算机中的大体彩色图像还可制成光盘，作为教学和会议交流等用途。

国外许多医院病理科还备有大标本的 X 射线设备，对检查有钙化的病灶及骨组织很有用。

3. 固定

常用的固定液有 10%中性福尔马林（Formalin），其他有岭克氏（Zenker）、波恩氏（Bouin）和卡诺氏（Carnoy）等固定液。固定液的体积应 10 倍于标本的体积。10%福尔马林的渗透组织能力为 1 mm/h，所以一般标本均需固定数小时，大标本切开后应固定过夜。用作取组织块的大标本，应在新鲜时就切成 0.5～1 cm 厚的大片块，待固定后再修整，组织块厚度不能超过 3 mm。腔状器官如胃肠道，应将标本剪开后用大头针固定在薄的木板上（黏膜面向上），在大的容器内固定，表面覆以浸有固定液的湿纱布或棉花。需要立埋的标本应用大头针或染料标明需要包埋的面。标本不能冻存，特别是已含固定液的标本，因冷冻后水分在组织内形成针状结晶，破坏组织和细胞的结构，从而影响诊断。

4. 切片质量

一张好的 HE 切片是保证正确病理诊断的关键。切片质量的好坏除取决于病理制片室的设备及病理技术人员的技术和经验外，部分还取决于病理医生取材是否合乎要求，如大标本未经适当固定就取材，这样的组织块在固定、脱水和浸蜡过程中会扭曲变形，影响包埋和制片；另外，组织块太厚、中心脱水透明及浸蜡不好亦会影响切片质量。一张质量上乘的 HE 切片（除疑难病变外），对病理医生来说一般不会发生诊断困难，但质量很差的 HE 切片（切片厚、刀痕多、组织细胞挤压、组织裂开及染色透明差等）总会造成诊断上的困难，特别是淋巴结。大多数淋巴结的疑难病例是由于制片不当造成的。

目前虽然已有许多辅助手段和工具，如电镜及免疫组织化学等，但要做这些辅助检查之前，首先要对该病例有一个初步的病理诊断意见，才能考虑用什么手段或什么工具来进一步证实或否定该诊断，所以对于一天要处理大量病理标本和诊断的病理医生来说，质量好的 HE 切片是完成工作的保证[29]。

5. 免疫组织化学

除了 HE 染色外，以往常用的辅助诊断方法有特殊染色、酶组织化学、图像分析和电镜等，20 世纪 70 年代末和 80 年代初免疫组织化学已开始在国内少数大医院病理科应用于日常外检，到 90 年代后期免疫组织化学已在全国普遍开展。由于免疫组织化学较高的敏感性和特异性，迄今免疫组织化学已是医院病理科不可缺少的技术。

6. 小活检和细胞学

随着医学的发展，病理医生所收到的标本越来越小，现在医院病理科除手术切除的标本和手术切除活检外，大量的是各种内镜活检、粗针穿刺活检和细针吸取细胞学检查（fine needle aspiration cytology，FNAC）的标本。越来越小的标本就要求病理医生仔细检查和病理技术人员高水平的制片技术。遇到有些小的内镜活检首先要核对"块数"，如内镜医生注明"8 块"，则送检瓶内应核实是否有 8 块。除检查瓶内标本外，还应检查瓶盖内是否还有标本，有时这一块行将"漏网"的活检可能恰恰是病变的关键。小的标本如内镜活检应用纱布、滤纸或袋装茶叶的纸等裹起来固定、脱水和浸蜡。特别小的标本应用伊红染色后再包裹固定、脱水、浸蜡，否则浸蜡后小标本与蜡混在一起不易辨认。这种小活检的切片要求技术人员用快刀切，并在载玻片上捞数个至十数个蜡片。病理医生在看片时每一切片上的组织片均应仔细观察，有时常常在某几个组织片中有具诊断意义的病变[30]。

细胞学（亦称诊断细胞学）现在越来越广泛用于诊断。近年来开发的液基薄层涂片技术及计算机辅助细胞扫描分析系统（thin layer liquid based with computer-assisted cytology test，TCCT），以及用液基薄层涂片技术加上 DNA 自动扫描仪，均可明显提高宫颈癌的检出率，以上技术和仪器亦可用于胸腹腔积液、尿、脑脊液和痰的细胞学检查。除各种脱落细胞学外，细针吸取细胞学检查（FNAC）已在全世界广泛开展。由于针细，损伤小，吸出的细胞是存活的，所以制成涂片后较脱落细胞（细胞常退化）更易诊断。目前 FNAC 几乎已能用于穿刺全身所有部位的肿瘤，它的阳性率高，假阳性极少，所以很受临床和病理医生欢迎。FNAC 的成败取决于以下 3 种因素：穿刺医生能否击中目标，是否能制成一张薄而均匀的涂片，以及病理医生对诊断细胞学的经验。三者中缺少任一种因素就可影响诊断结果。

细胞印片（特别是怀疑有肿瘤的淋巴结切面的印片）对诊断很有参考价值，因为一张好的印片比冷冻切片和石蜡切片更能真实反映细胞的形态和结构，并可用于免疫组织化学，因此除了纤维组织较多的组织和肿瘤外，一般细胞丰富的组织和肿瘤，在新鲜标本切开后最好都做印片观察。

手术台上做冷冻切片的唯一理由是决定下一步治疗的方案，如乳腺肿块的良、恶性决定了是否需做根治术，又如肢体肿瘤的性质决定是否要截肢等。除了这一原因外，其他均无申请做冷冻切片的理由。对病理医生来说冷冻切片要求快、准确、可靠。但是冷冻切片的质量一般均不如石蜡切片，另外，由于取材有限，并不是所有的冷冻切片都能做到快、准确和可靠。所以遇到不能作出明确诊断时，应请临床医生再取代表性的组织或请临床医生等石蜡切片的结果，切勿勉强诊断，以免造成误诊或事故。

3.2.3　病理材料的存档

如前所述，大体标本应尽量照相存档或储存在计算机数据库内。这样经过一段时间后，大体标本就可处理掉。除已制成示教或陈列的标本外，大体标本（包括尸检标本）不宜长久保留，一方面这些标本会占据很大的空间；另一方面长期保存的大体标本不仅色泽、外形均会改变，而且这种标本已不适合取材作一般的 HE 切片，更不适合用于其他辅助诊断技术。

文字资料（包括各种报告的存档部分）、病理切片及蜡块均应永远保存。这些材料犹如患者的病例一样，随时可用于复查，特别是一些疑难病例，多次的手术标本或活检集中起来复查时可能会得出更明确的诊断。此外，这些材料也是病理医生教学和科研用的第一手资料。有些医院病理科把病理切片和蜡块如同大体标本一样"定期处理"，这是不可取的。有时常常因为患者的病理资料不全而影响诊断，甚至可造成医疗纠纷或失去解决医疗纠纷的依据。目前最好的储存办法是将文字资料输入计算机。国外及国内一些大的医院病理科在做尸检和外检的同时及发出正式报告后，随即将病理诊断和患者的有关资料编码输入计算机。这样不仅起到了存档作用，更方便的是随时能从计算机中提出有关病例的病理资料，以便复习和研究。目前国际上通用的编码是参考 SNOMED。

21 世纪以来，病理日常报告及材料的存档已全部信息化（通过计算机传送及储存），有些单位甚至已废除文字档案材料。但这样的做法未免有些极端，每一病例的最后病理报告，包括临床病史、标本的大体形态（包括照相）、显微镜下形态特点、病理诊断及分子病理诊断，均应有一份纸质的文字资料存档，以防计算机信息系统出现问题而失去补救的机会。

3.2.4 临床与质量保证

病理诊断是医院对许多患者的医疗服务中的一个重要环节。病理诊断医生虽然不直接面对患者，但他做出的正确病理诊断可使患者获得正确的治疗。相反，错误的病理诊断可延误患者的治疗，甚至导致重大的医疗差错或事故。

临床医生应像请其他科医生会诊那样，向病理医生提供必要的病史、手术所见及实验室检查结果。当然有些典型的病变不需要临床病史就能做出诊断。但多数情况下病理医生在做出诊断前需要参考病史，因为形态相似的肿瘤，发生在不同部位，可能做出不同的诊断。如儿童头面部的小细胞恶性肿瘤，很可能是胚胎性横纹肌肉瘤，而发生在儿童肾上腺的小细胞恶性肿瘤则神经母细胞瘤的可能性大；又如发生在子宫的平滑肌肿瘤，核分裂 5/10 HPF 仍诊断为平滑肌瘤，同样的平滑肌瘤如发生在消化道则已能诊断为平滑肌肉瘤。类似的例子还有很多，总之适当的临床病史是病理医生做出正确诊断必不可少的。国外许多诊断病理专家对没有病史的病理标本一概不予以诊断。

要求手术中做冷冻切片的病例，临床医生更有责任事先向病理医生介绍病情，甚至请病理医生到手术室去，观察病变性质、部位及切除做冷冻切片的组织的部位，这样使病理科的医生和技术人员能做好物质上和思想上的准备，从而有利于病理医生做出快、准确和可靠的冷冻切片诊断。

临床医生与病理医生要相互理解、相互支持。有些临床医生把病理医生看作技术人员或化验员，这种不平等的对待，造成一些医院病理医生与临床医生之间的隔阂和关系紧张。另外，一些病理医生只管看片子，毫不关心患者的情况，也不满足临床医生提出的合理要求。临床医生和病理医生不能密切合作，受害的只能是患者。病理医生和临床医生应加强合作，相互理解、相互信任，为了患者的利益而共同努力。

质量控制和质量保证（QC/QA）的最终目的是保证病理报告的正确性、完整性和及时性，原则上每一医院病理科都应有质量控制和质量保证计划，并有一个小组或委员会来执行和检查此 QC/QA 计划。目前国内许多医院还没有做到，不过有些城市已由卫生厅、卫生局指定某一个或几个医院执行全市各医院 QC/QA 的检查。

最简单的 QC/QA 措施包括以下内容：① 检查每天组织切片和（或）细胞涂片的质量；② 每天病理报告应由高年资医师复查后发出；③ 定期比较冷冻切片和石蜡切片诊断的符合率和正确率；④ 定期抽样检查病理报告有无诊断差错和文字书写（包括诊断、患者的姓名、年龄和性别等）差错；⑤ 定期召开科内和科间对疑难和特殊病例的会诊。

3.3　病理诊断中常见的病理过程

目前常见基本病理过程包括：① 组织和细胞的适应、损伤与修复；② 局部血液循环障碍；③ 炎症；④ 发热；⑤ 缺氧；⑥ 休克；⑦ 肿瘤。本节对组织和细胞的适应与损伤、炎症和肿瘤 3 种病理过程进行详细介绍。

3.3.1　组织和细胞的适应与损伤

1. 适应

适应（adapation）指细胞、组织、器官和机体对于持续性的内外刺激做出的非损伤性的应答反应。通过适应性反应，细胞、组织和器官改变其自身的代谢、功能和结构达到新的平衡，以耐受各种刺激而得以存活，避免损伤。很多情况下，细胞仅表现为生理代谢性适应，并未出现形态的改变，如饥饿时血糖不足可分解脂肪以供给能量。当血钙降低时通过甲状旁腺素的作用从骨中释放钙以达到平衡。在某些情况下，则出现形态上的改变，称为适应。适应在形态上表现为肥大、增生、萎缩和化生，涉及细胞数目、细胞大小或细胞分化的改变[31]。

1）肥大

细胞体积的增大称为肥大，组织、器官的肥大通常是由于实质细胞的肥大所致，可伴有细胞数量的增加。由于工作负荷增加引起的肥大称为代偿性肥大，由于激素刺激引起的肥大称为内分泌性肥大，肥大的细胞合成代谢增加，功能通常增强。肥大可分为生理性和病理性。

2）增生

器官或组织的实质细胞数目增多称为增生，增生可致组织、器官的体积增大。

实质细胞的增多是通过有丝分裂来实现的，因此实质细胞有分裂能力的器官（肝、子宫、前列腺等）体积的增大常常是通过增生和肥大共同完成的。而没有分裂能力的组织（心肌、骨骼肌等）通常仅有肥大。一般增生是因局部产生生长因子增多、相应细胞表面生长因子受体增多或特殊细胞内信号通路的激活所致，这些均可激活细胞内基因，包括生长因子及其受体基因、细胞周期调节基因等导致细胞增殖。激素可起到生长因子的作用，引发各种细胞基因的转录。细胞增殖不仅有原有细胞的增殖，也有由干细胞来源的新细胞的参与。成体干细胞有修复损伤组织的潜能。增生可分为生理性和病理性。

3）萎缩

发育正常的实质细胞因细胞物质的丢失而体积变小称为萎缩，细胞萎缩可导致组织、器官的体积缩小。萎缩的器官常伴有细胞数量的减少。萎缩和发育不全、未发育、未发生不同，后三者是指器官或组织未充分发育至正常大小，或处于根本未发育的状态，或根本在胚胎期即未向某个器官发育的胚细胞团。

萎缩可分为生理性和病理性。生理性萎缩是生命过程的正常现象。如老年人几乎所有器官和组织均不同程度地出现萎缩，尤以脑、心、肝、皮肤和骨骼等更为明显。

4）化生

一种分化成熟的细胞为另一种分化成熟的细胞所替代的过程称为化生。化生并非由一种成熟的细胞直接转变成另一种成熟细胞的表型变化，而是存在于正常组织中的干细胞或结缔组织中未分化间叶细胞通过增生转变，即重新程序化的结果，化生过程中这些细胞循一种新的方向分化。因此化生只出现在具有增生能力的组织细胞中。这种分化上的转向通常只发生在同源的细胞之间，即上皮细胞之间或间叶细胞之间。常常由一种特异性较低的细胞取代特异性较高的细胞。在某些特定的情况下，上皮也可以发生向间叶组织的转化，称为上皮-间质转化（epithelial-mesenchymal transition，EMT），分化过程受细胞因子、生长因子和细胞环境中细胞外基质成分产生的信号的影响，其中涉及很多组织特异性基因和分化基因，例如，骨形成蛋白。TCFB 超家族的某些因子可使干细胞出现软骨或成骨方向的分化，而抑制其向肌肉和脂肪的表型的分化。这些因子作为外源性启动者，诱导特异性转录因子而引发表型特异性基因的序贯表达，形成完全分化的细胞。例如，维生素 A 缺乏或过多可影响干细胞的分化方向。某些细胞周期抑制药物可干扰 DNA 甲基化而使一种间叶细胞如成纤维细胞变为另一种间叶细胞如肌肉或软骨细胞。但迄今为止，在很多情况下引起化生的详细机制尚不完全明了。

化生主要见于慢性刺激作用下的上皮组织，也可见于间叶组织。虽然化生的组织对有害的局部环境因素抵抗力增加，但失去了原有正常组织的功能，局部的防御能力反而削弱。更为重要的是，化生是一种异常的增生，可发生恶变。

2. 损伤

当内外因素的刺激作用超出了组织细胞所能适应的程度，组织细胞出现损伤，轻者为可逆性，在病因去除后可恢复，重者可导致不可逆性损伤，或经过可逆性阶段最终导致细胞死亡（见图3-1），细胞死亡有两种形式，即坏死和凋亡。

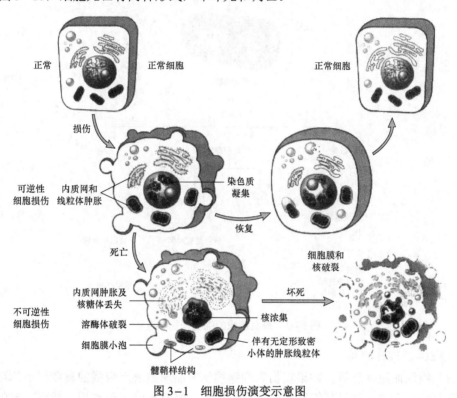

图3-1　细胞损伤演变示意图

常见的几种细胞损伤类型有以下几种。

1）缺血和缺氧性损伤

缺血和缺氧性损伤是细胞损伤最常见的类型。血红蛋白饱和不足和贫血均可导致缺氧。

缺血通常为动脉阻塞而导致血流减少或中断的结果。缺氧时组织内糖酵解尚能进行，而缺血时无氧酵解产生能量的过程亦停止。因此缺血比缺氧对组织损伤更为迅速、更为严重。

缺血性损伤的程度取决于不同细胞类型的缺血时间。当损伤较轻时，如果恢复供血则改变是可逆的，其代谢恢复正常。如果缺血进一步加重，则细胞结构进一步破坏，细胞出现坏死或凋亡。

缺血性细胞损伤的机制如前所述。缺血影响细胞内的氧化磷酸化过程、ATP耗竭、钠泵功能障碍，导致细胞水肿。细胞骨架的改变出现微线毛消失、细胞膜出现小泡、线粒体肿胀、内质网扩张等。

如果缺血持续，则细胞出现不可逆性损伤。线粒体严重肿胀、细胞膜广泛破坏、溶酶体肿胀、大量钙流入到细胞内激活细胞内蛋白酶类，细胞发生坏死（见图3-2），也可通过线粒体途径诱发细胞凋亡。细胞坏死后细胞内酶泄漏到细胞外，细胞外的大分子进入坏死细胞，脂蛋白的解离和磷酸基的暴露，导致细胞内和细胞外的髓鞘样小体形成，最终坏死细胞可由大团磷脂构成的髓鞘样结构所取代。所谓髓鞘样结构，是指细胞质膜和（或）细胞器膜脂质片段的螺旋状或同心圆层状卷曲。可被其他细胞吞噬或降解为脂肪酸，并钙化形成钙皂[32]。

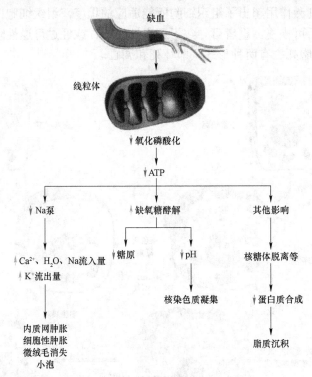

图3-2　缺血造成的细胞损伤示意图

2）缺血-再灌注损伤

缺血的组织血流恢复后，如果损伤为细胞损伤时脂质崩解后形成的髓鞘样小体可逆，其组织细胞可恢复正常。如果其细胞损伤已成不可逆，恢复血流已无作用。然而，有些细胞在血流恢复后可出现进一步的坏死或凋亡。例如，心肌梗死后，血流恢复可继发再灌注性损伤。其机制可能为：① 血流恢复后的重新供氧可使实质细胞、血管内皮细胞或浸润的白细胞释放过多的氧自由基，加之细胞内的抗氧化系统已破坏，尚来不及恢复而导致细胞损伤；② 活性氧自由基可进一步促发线粒体渗透性移位，导致线粒体不能恢复能量供应而造成细胞死亡；③ 缺血性损伤诱发的炎症导致的损伤；④ 补体的激活可促进缺血-再灌注损伤的发生。近来研究表明，补体可与渗入到病变区域的IgM抗体结合，引起细胞损伤和炎症。

3）化学损伤

由化学物引起的细胞损伤主要涉及直接与某个（些）关键分子结合、代谢活化两种机制。其中关键分子结合指氯化汞中毒时，汞与细胞膜和其他蛋白质的巯基结合，从而引起膜通透性的增高和ATP酶依赖膜转运的抑制。许多抗癌药物和抗生素都通过直接的细胞毒作用而引起细胞损伤。代谢活化指化学品进入体内后在肝滑面内质网细胞色素P450混合功能氧化酶的作用下，转变成为具有反应毒性的代谢产物。这种代谢产物虽然有部分可直接与膜蛋白和脂质进行共价结合，但最重要的机制还是经代谢所形成的自由基造成细胞损伤。

例如，四氯化碳（CCl_4）造成的组织损伤。四氯化碳曾广泛用于干洗业，其毒性作用是因 P450 可将其转化成具有强毒性的自由基，局部产生的自由基引起质膜磷脂内聚烯脂肪酸的自身氧化，启动脂质的氧化分解进程，自身氧化的聚烯脂肪酸同氧反应后形成有机性过氧化物（脂质过氧化），脂质的降解导致细胞质膜结构和功能被迅速破坏。因而四氯化碳导致的肝损伤发病迅速并十分严重。在不足 30 min 内可出现奥古蛋白合成下降，2 h 内出现内质网的肿胀和核糖体的解离。因不能合成脂蛋白而影响脂肪的运出，造成肝脂肪变，接着出现线粒体肿胀及进行性细胞肿胀，质膜破裂，钙流入和细胞死亡。

3.3.2 炎症

炎症（inflammation）是临床常见的基本病理过程之一，各种外源性或内源性损伤因子可引起机体细胞和组织发生各种损伤性变化，与此同时，机体的局部和全身也发生一系列复杂的反应以局限和消灭损伤因子，清除和吸收坏死组织与细胞，并修复损伤，机体这种复杂的以防御为主的反应即为炎症。炎症是损伤、抗损伤和修复的统一过程。但在一定情况下，炎症对机体也可引起不同程度的危害。

1. 炎症的概念

炎症是具有血管系统的活体组织对损伤因子所发生的复杂防御反应。从单细胞动物、低等多细胞动物到血管系统尚未发育的无脊椎动物均可对损伤因子发生反应，主要包括吞噬损伤因子、通过细胞或细胞器肥大来中和有害刺激物，然而这些反应均不能称为炎症。只有当生物进化到具有血管系统时，才能发生以血管反应为主要特征的，同时又保留了上述吞噬和清除等反应的复杂而完善的炎症现象。因此，血管反应是炎症过程的中心环节。机体通过一系列血管反应，例如，液体渗出、白细胞渗出和激活，可稀释、中和、杀伤和包围损伤因子，同时机体通过实质和间质细胞的再生使受损伤的组织得以修复和愈合。

通常情况下，炎症对人体是有益的，是机体的主动防御反应。但炎症反应中的某些有利因素，在一定条件下，也可能转化成对机体有害的因素。例如，渗出液过多时可造成相关器官的功能障碍：胸腔积液可压迫肺脏，出现呼吸困难；大量心包积液可影响心脏搏动；喉部的急性水肿可引起窒息等。炎症的修复反应也能引起机体功能障碍，例如，纤维素性心包炎所引起的心包纤维性粘连可影响心脏的收缩和舒张。因此炎症反应虽然是对机体有利的防御反应，但在某些情况下也要加以控制。

2. 炎症的原因

凡是能引起组织和细胞损伤的因子都能引起炎症，致炎因子种类繁多，可归纳为物理性因子、化学性因子、生物性因子、坏死组织、变态反应、异物等 6 类。

3. 炎症的基本病理变化

炎症的基本病理变化包括变质、渗出和增生 3 种改变。

一般病变的早期以变质和（或）渗出为主，病变的后期以增生为主。但变质、渗出和增生是相互联系的。一般来说，变质是损伤性过程，而渗出和增生是抗损伤和修复过程。

1）变质

变质为炎症局部组织、细胞发生的变性和坏死改变。变质可以发生于实质细胞，也可以发生于间质细胞。实质细胞常出现的变质性变化包括：细胞水肿、脂肪变性、细胞凝固性坏死和液化性坏死等。间质细胞常出现的变质性变化包括黏液变性和纤维素性坏死等。变质可由致病因子直接作用，或由局部血液循环障碍和炎症反应产物的间接作用引起。变质体现了组织和细胞的损伤过程，对机体是不利的。然而由于局部坏死组织分解代谢增强，局部出现酸中毒组织渗透压增高等改变，限制了病原微生物的生长，也为炎症渗出提供了条件[33]。

2）渗出

渗出是炎症的特征性变化，炎症局部组织血管内的液体和细胞成分通过血管壁进入组织、体腔、体表和黏膜表面的过程叫渗出。所渗出的液体和细胞称为渗出物或渗出液，渗出液聚集在组织间隙内可引起炎性水肿，若渗出液聚集于浆膜腔内则称为炎性积液。

炎症渗出所形成的渗出液与单纯血液循环障碍引起的漏出液的区别在于前者蛋白质含量较高，含有较多的细胞和细胞碎片，渗出液比重高于 1.018，常外观混浊，静置一段时间后可发生自凝。渗出液的产生是血管壁通透性明显增加的结果。相比之下漏出液蛋白质含量低，所含的细胞和细胞碎片少，比重低于 1.018，外观清亮，静置后不发生自凝。漏出液的产生是血浆超滤的结果，并无血管壁通透性的明显增加。但两者均可引起水肿或浆膜腔积液。

渗出性反应常常发生于炎症反应的早期，在局部发挥以下重要的防御作用：① 渗出液可以稀释和中和毒素，减轻毒素对局部组织的损伤作用；② 局部浸润的白细胞可以吞噬搬运坏死组织，清除消灭致病因子；③ 渗出液可为局部组织带来营养物质和运走代谢产物；④ 渗出物中所含的抗体和补体有利于消灭病原体；⑤ 渗出物中的纤维素交织成网，不仅可限制病原微生物的扩散，还有利于白细胞吞噬消灭病原体，在炎症后期的纤维素网架可成为修复的支架，并有利于成纤维细胞产生胶原纤维；⑥ 渗出物中的病原微生物和毒素随淋巴液而到达局部淋巴结，刺激细胞免疫和体液免疫的产生。

然而，渗出液过多则对机体产生不利影响，例如，肺泡内渗出液堆积可影响换气功能，关节腔积液影响关节的运动。渗出物中的纤维素吸收不良可发生机化，例如，引起肺肉质变、浆膜粘连甚至浆膜腔闭锁。

3）增生

炎症时组织增生包括实质细胞和间质细胞的增生。实质细胞的增生包括鼻黏膜上皮细胞和腺体的增生，慢性肝炎中的肝细胞增生。间质细胞的增生包括组织细胞、内皮细胞成纤维细胞等的增生。成纤维细胞增生可产生大量胶原纤维，使炎症组织纤维化，在慢性炎症中表现较突出。实质细胞和间质细胞的增生与相应的生长因子刺激有关。炎症性增生可限制炎症病灶的蔓延，有利于组织的损伤修复。然而组织细胞的过度增生也可引起器官功能障碍，如肝炎后肝硬化。

任何致炎因子所引起的炎症性改变都具有变质、渗出和增生 3 种基本病理变化，但不同类型的炎症往往以其中一种病理改变为主。变质、渗出、增生三者之间存在密切的联系，可相互影响、相互转化，从而组成了一个复杂的炎症反应过程。

3.3.3 肿瘤

肿瘤是机体的细胞异常增殖形成的新生物，常表现为机体局部的异常组织团块（肿块），肿瘤的形成是在各种致瘤因素作用下，调节细胞生长与增殖的分子发生异常变化、细胞增殖严重紊乱并克隆性异常增殖的结果。肿瘤形成的过程称为肿瘤形成。

根据肿瘤的生物学特性及其对机体危害的轻重，通常将肿瘤分为良性和恶性两大类。恶性肿瘤统称为癌症，肿瘤学是有关肿瘤诊断与治疗的医学学科。肿瘤病理学既是病理学的主要内容，也是肿瘤学的重要组成部分。

在古代，人们已注意到肿瘤这一类疾病。《说文解字》对"瘤"字的解释是："瘤，肿也。"《释名·释疾病》中的解释为："瘤，瘤肿也。血液聚而生瘤肿也。"这些解释反映了古人对肿瘤发生机制的猜测。

英文文献称肿瘤为 tumor 或 neoplasm。tumor 一词来自拉丁语，本义为"肿"。neoplasm 来自希腊语，意为"新生物"，临床上常用"新生物"这个术语来描述肿瘤。肿瘤常常表现为机体局部的肿块，但某些肿瘤性疾病（如白血病）并不一定形成局部肿块。另外，临床上表现为"肿块"者并不都是真正的肿瘤。一些病理学家强调 neoplasm 和 tumor 两个术语不同，tumor 泛指临床上表现为"肿块"的病变，而真正的肿瘤才称之为 neoplasm。但在日常工作中，这两个术语常通用。

1）肿瘤性增殖与非肿瘤性增殖的区别

导致肿瘤形成的细胞增殖称为肿瘤性增殖，与肿瘤性增殖相对的概念为非肿瘤性增殖或者反应性增生，例如炎性肉芽组织中血管内皮细胞、成纤维细胞等的增殖。区分这两种细胞增殖状况，具有重要意义。

非肿瘤性增殖可见于正常的细胞更新、损伤引起的防御反应、修复等情况，通常是符合机体需要的生物学过程，受到机体控制，有一定限度；引起细胞增殖的原因消除后一般不再继续。增殖的细胞或组织能够分化成熟。非肿瘤性增殖一般是多克隆性的，增殖过程产生的细胞群，即使是同一类型的细胞（如成纤维细胞），也并不都来自同一个亲代细胞，而是从不同的亲代细胞衍生而来的子代细胞。

肿瘤性增殖与非肿瘤性增殖有重要区别，主要有以下几个方面。

（1）肿瘤性增殖与机体不协调，对机体有害。

（2）肿瘤性增殖一般是克隆性的，即一个肿瘤中的肿瘤细胞群，是由一个发生了肿瘤性转化的细胞分裂繁殖产生的子代细胞组成的。这一特点称为肿瘤的克隆性。

（3）肿瘤细胞的形态、代谢和功能均有异常，不同程度地失去了分化成熟的能力。

（4）肺瘤细胞生长旺盛，失去控制，具有相对自主性，即使引起肿瘤性增殖的初始因素已消除，仍能持续生长，反映出肿瘤细胞在引起肿瘤性增殖的初始因素作用下，已发生基因水平的异常，并且稳定地将这些异常传递给子代细胞：即使在引起肿瘤性增殖的初始因素不复存在的情况下，子代细胞仍能持续自主生长。

2）肿瘤的组织结构

肿瘤组织可分为实质和间质两部分（见图 3-3），肿瘤实质是克隆性增殖的肿瘤细胞，其细胞形态、形成的结构或其产物是判断肿瘤的分化方向、进行肿缩组织学分类的主要依据。肿瘤的间质由结缔组织、血管、数量不等的淋巴，单核细胞构成。肿瘤组织在显微镜下形态复杂多样，根据肿痛组织结构确定肿瘤的类型和性质，是组织病理诊断的重要任务。肿痛的生物学行为主要取决于其实质，但间质成分不但起着支持和营养肿瘤实质的作用，其构成的肿瘤微环境也与肿瘤实质细胞相互作用，对肿瘤细胞的生长、分化和迁移能力有重要影响[34]。

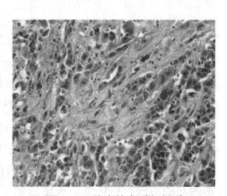

图 3-3 肿瘤的实质与间质

4　细胞病理诊断

在肿瘤的诊断中，细胞病理学诊断是最常采用的方法之一，早在 1941 年就确定了宫颈和阴道细胞学的诊断价值，它是古老而又传统的技术，却在不断发展并广泛应用着。人们无论参加防癌普查或到医院就诊，会经常与细胞学医生和技术人员打交道，会拿着医生开出的细胞学送检单去检查，也会看到细胞学的诊断报告。肿瘤治疗后的病人还需要到细胞学室复查和随诊。

4.1　细胞学基础

细胞学是研究细胞的形态、结构和功能及与细胞生长、分化、进化等相关联的生物学的一个分支学科。生物体的生理功能及一切生命现象，都是以细胞为基本单位而表达的。因此，不论对生物体的遗传、发育以及生理机能的了解，还是对于作为医疗基础的病理学、药理学，抑或是农业的育种等，细胞学都至关重要。

任何生物现象无不来自细胞的功能，所以生物学的所有领域都与细胞学有关。细胞学独立为一门学科是从确立 M. J. Schleiden 和 T. Schwann 的细胞学说开始的。随着生物组织培养、显微解剖、电子显微镜、紫外线显微镜、相差显微镜、超速离心分离法以及冷冻干燥法等技术的发展，对细胞结构、有丝分裂以及细胞内渗透压和细胞膜透性等细胞生理功能方面的理论得到发展和证实。进入 20 世纪之后，细胞学的应用越来越引起重视。

绝大多数细胞都非常微小，超出人的视力极限。观察细胞必须用显微镜。但是，在认识到细胞的客观存在之前，还无法知道在显微镜下观察到的对象就是细胞。所以 1677 年列文虎克用自己制造的简单显微镜观察到动物的"精虫"时，并不知道这是一个细胞。细胞（cell，源于拉丁文 cella，原意为空隙、小室）一词是 1667 年罗伯特·胡克在观察软木塞的切片时看到软木中含有一个个小室而以之命名的。其实这些小室并不是活的结构，而是细胞壁所构成的空隙，但细胞这个名词就此被沿用下来。在细胞学的启蒙时期，用简单显微镜虽然也观察到许多细小的物体——如细菌、纤毛虫等，但目的主要是观察一些发育现象，例如蝴蝶的变态，精子和卵子的结构等。由于受当时的显微镜的局限，观察不够精确，加上宗教信念的束缚，这些观察结果反而支持了先成论的教条。有人声称在精子中看到了具体而微的"小人"，认为由此发展成将来的个体——唯精论者；也有人认为"小人"存在于卵子中——唯卵论者[35]。先成论的影响持续了 100 多年，阻碍了人们在罗伯特·胡克的基础上对细胞进一步的了解，直到 1827 年冯·贝尔发现哺乳类的卵子，才开始对细胞本身进行认真的观察。在这前后研制出的无色差物镜，引进洋红和苏木精作为使细胞核着色的染料以及切片机和切片技术的初创，都为对细胞进行更精细的观察创造了有利条件。

对于研究细胞起了巨大推动作用的是德国植物学家施莱登和生理学家施旺。前者在 1838

年描述了细胞是在一种黏液状的母质中经过一种像是结晶样的过程产生的，而且首先产生出核（还发现核仁）。他把植物看作细胞的共同体，就好像水螅虫的群体一样。在他的启发下施旺坚信动、植物都是由细胞构成的。他积累了大量事实，指出二者在结构和生长中的一致性，于 1839 年提出了细胞学说。与此同时，捷克动物生理学家浦肯野提出原生质的概念。德国动物学家西博尔德在 1845 年断定原生动物都是单细胞的。1855 年，德国病理学家菲尔肖在研究结缔组织的基础上提出"一切细胞来自细胞"的名言，并且创立了细胞病理学。德国动物学家舒尔策在 1861 年对细胞下了定义："细胞是一团具有一切生命特征的原生质，细胞核处于其中。"

4.2 细胞病理学

人们常常认为细胞病理学就是查癌细胞，这种理解并不完整。cytology 中的 cyto 意为细胞，logy 意为学问，cyto 与 logy 连起来则表示研究细胞的学问，即细胞学。细胞学的本来意义包括范围很广，不仅是细胞诊断学，也包括细胞生物学等。人们常常将细胞诊断学、临床细胞学或细胞病理学简称为细胞学。这门科学属于诊断病理学范畴，称为细胞病理学（cytopathology）。

细胞病理学是以组织学为基础，研究组织碎片、细胞群团、单个细胞的形态和结构，以及细胞间比邻关系并探讨组织来源的一门科学。细胞病理学包括两大部分，脱落细胞学和针吸细胞学（或称小针穿细胞学）。所谓小针是指穿刺针头外径小于 1 mm（瑞典）或小于 0.9 mm（中国），国内一般采用 7 号（外径等于 0.7 mm）针头进行针吸或穿刺，其针头长度不限，依据需要选择长短[36]。

4.2.1 细胞病理学检查程序

肿瘤医院和大多数综合医院都设有细胞学室，一般设在病理科。有些医院细胞学为独立科室，个别医院设在检验科，在国内不少妇产科中设置妇科细胞室。当临床医师开出细胞学检查送检单后，有些细胞检查直接到细胞室去做，如体表肿物针吸细胞学检查，由细胞学医师操作取材。有些检查则由临床医师取材，如抽取胸腔积液、腹水、宫涂片和内脏肿瘤穿刺。有些检查去找影像诊断科医师取材，如胸腔和腹腔肿物等在超声、CT 引导下取材。有些检查由患者自己按医嘱要求收集标本，如尿液和痰液等。

检查的程序是收集检查标本，然后进行制备涂片。将选择适合检查质量的标本涂抹到借助显微镜检查的玻片上。为了保存细胞结构清晰，还需用固定液固定 15 min 以上。同时为了认清细胞的形态特征尚需给细胞加上颜色，也就是染色。染色的方法很多，常规染色有巴氏和苏木素–伊红法，有时根据需要还要进行特殊染色帮助诊断。染色完毕用特殊透明胶将特制显微镜检查的盖玻片封上。最后才能在光学显微镜下，逐个视野寻找细胞，仔细分析这些细胞对诊断的意义，进行初步诊断。在中国医学科学院肿瘤医院细胞室，每天早晨工作人员集体用多头显微镜阅读有关病例，观察和讨论后再由负责医师发出诊断报告。

细胞学的送检单还需要保留，并将诊断结果记录于登记本中。每例玻片还要存档保存，诊断为癌和有问题病例的玻片需长期保留。没有癌细胞的涂片需存储两年后处理。多年积累的最佳常规检查的流程，需要经过一定时间才能作出最佳诊断，一般 48 h 发出诊断报告[37]。

4.2.2　细胞病理学在肿瘤诊断中的作用

（1）进行人群或癌症高发区的普查。一般为定期有的放矢地检查某种癌症，可发现病人自己感觉不到症状的癌瘤，包括不少早期的恶性肿瘤，为早期治疗争取时间，大大改善病人的预后。如坚持多年的防癌普查使全世界宫颈癌的死亡率和晚期癌的发生率普遍下降。在北京等 10 个省市地区 612 407 例宫颈癌普查中，发现早期浸润癌和原位癌占癌检出的 61.02%。1974 年，河南林县姚村 14 002 人食管拉网细胞中发现癌 221 例，其中早期癌占 78.6%；1975年，林县城关食管拉网 10 330 人中找出癌 237 例，早期癌达 83.6%。

（2）诊断癌瘤，发现早期癌，为早期治疗提供依据。细胞学检查通过宫颈刮片、宫内膜吸片、食管拉网、尿、浆膜腔积液、溢乳涂片、痰涂片、内镜刷片、针吸内脏和体表肿块等途径的检查，诊断癌细胞或肉瘤细胞，并能够进一步明确组织类型，因而是肿瘤诊断的重要方法之一。当肿物较小或体征不明显或病人感觉不到症状时，到医院做细胞学检查也能发现早期癌。

（3）癌瘤治疗后随诊。对恶性肿瘤患者治疗后定期复查或确定是否复发，细胞学检查是最方便的方法之一。

（4）认识癌前病变。细胞学诊断能够发现癌前病变。所谓癌前病变就是在一些致癌因素长期作用下，其发展为癌潜在危险的某些形态变化，经过治疗可以转归正常。因此，为癌症防治提供形态学依据，是营养干预试验和药物阻断治疗癌前病变转归的重要监测指标。

（5）提示良性病变。针吸肿物亦能提示炎症感染，如淋巴结肿物针吸可依据一定形态特征提示化脓性炎症或结核性病变等。脱落细胞学检查也能够明确某些良性病变，如宫颈刮片发现线索细胞提示细菌性阴道病，发现核周空穴细胞则提示人乳头瘤病毒感染等。

4.2.3　细胞病理学的应用价值

（1）可实现无创伤性取材或微创性取材。

取材途径简便快速，刮、涂、印、刷、抹、摩擦、离心集中和针吸、穿刺等，对病人损伤极小，因此奠定了细胞病理学应用的前景。

脱落细胞学主要利用病人分泌物和排泄物进行检查，如病人咯出的痰，乳头的分泌物，尿、胸、腹水等[38]。一般采用针吸或小针穿刺对体表和内脏肿物进行细胞学检查。小针的外径不超过 1 mm 或不超过 0.9 mm。体表肿物操作方便，经皮取材；内脏肿物在模拟定位机、CT、超声检查等引导下经皮取材。理论上针吸可能引起针道种植，实际发生概率极小，有报道发生率为 0.005%。针吸或小针穿刺对病人预后没有不良影响。小针穿刺是否安全，争论的焦点在乳腺肿物穿刺与否，相关实践证明如下所述。

鲁宾等通过对美国纽约纪念医院 1 576 例乳癌根治术患者的追踪研究，认为针吸对乳癌 5年存活率没有影响。勃尔等将患者按年龄、肿瘤组织型、组织分级、原发瘤大小和淋巴结转移 5 项指标分成 370 对针吸组和非针吸组并连续观察 15 年，结果两组病人 5 年、10 年和 15年生存率相仿，无统计学差异。阚秀等研究了 713 例行根治术乳癌病人，将之分为针吸与非针吸两组，两组原发肿瘤大小、淋巴转移及病理类型几种较重要的影响预后因素基本一致。结果两组 5 年存活率分别为 79.5% 及 72.7%；2 年内死亡率分别为 7.9% 和 10.8%，均无统计学差异。

由此可见，当今在国际和国内广泛开展针吸细胞病理学检查，行之安全。

（2）应用研究范围广泛。全身各系统器官几乎都能应用细胞学检查方法。鼻咽刮片、食管拉网、溢乳涂片、宫内膜吸片、宫颈和阴道刮片、痰检、尿检、内镜刷片等，以及甲状腺、纵隔和肺、胸膜、肝、胰腺、腹膜后肿物、前列腺、骨、皮肤和软组织肿物等，针吸均可用细胞病理学方法进行诊断。

（3）诊断的敏感性和特异性尚满意。"敏感性和特异性"为评价细胞学诊断水平的指标。宫颈和食管细胞学检查敏感性和特异性较高，其在医院的敏感性为 80%～95%，特异性为 95%～100%。但在 1994 年吉梅因等的报道中，宫颈敏感性为 63%～79%，宫颈特异性为 89%～94%。另外，作者研究中，食管敏感性为 47%，食管特异性为 81%。针吸细胞学各个器官组织肿物的敏感性和特异性不尽相同。一般敏感性在 70%～90% 或更高，特异性在 95% 以上。涂片细胞形态结构清晰，核内微细结构清楚，对诊断起到了不可忽视的作用。

（4）难以获取组织病理诊断时，细胞病理学可达到形态学诊断的目的。如肺和纵隔或腹腔肿物不适宜手术的病例，经皮穿刺细胞学大部分能够明确肿物性质和基本的组织类型，给放疗或化疗提供形态学诊断依据[39]。

（5）细胞病理学可代替部分冷冻切片检查。如果乳腺肿物针吸细胞学报告肯定是癌，术中一般不再做冷冻切片检查，缩短了手术时间。又如某些部位肿物，术中取活检困难时可针吸涂片诊断，确诊性质时直接手术切除。此时，细胞学专家掌握的诊断标准严格，若形态不十分肯定时，必须冷冻切片检查。

4.2.4　细胞病理学诊断的局限性

诊断时寻找组织碎片、细胞群、细胞团和单个细胞的形态结构，以及彼此关系作为依据。虽然细胞未经脱水、包埋、切片的处理，细胞结构清晰可辨，但是观察不到组织结构关系，致使在诊断上有时产生片面性和局限性。

1. 原因

（1）取材不满意则降低诊断的敏感性。如收集的痰并非病人从肺深部咯出则不能找到癌细胞；食管拉网充气不足就摩擦不出癌细胞；晚期宫颈癌易出血，因此涂片中可能仅见血细胞和坏死物导致难以明确诊断；针吸肺巨大肿物仅从一个部位吸出少许细胞成分，从而造成诊断的片面性。

（2）肿瘤分化的影响。高分化肿瘤仅获取少许细胞成分，则诊断为不典型增生或不能作出诊断报告。低分化肿瘤容易明确恶性，如何鉴别组织类型非常困难。

（3）有些细胞虽然是良性改变，但某些特征貌似恶性，所以给诊断带来麻烦。例如，不典型增生细胞、组织修复细胞和某些良性改变细胞的影响，致使造成假阳性诊断；不典型组织修复细胞，常常出现大核仁、多核仁、偶尔见到核分裂相，其与低分化癌或腺癌鉴别困难，单纯疱疹毒感染其细胞增大、多核和核内包涵体颇似癌细胞等。

（4）肿瘤细胞退变的影响。恶性肿瘤生长迅速，往往发生变性和坏死。涂片中有时仅见坏死物、退变细胞碎片和退化性改变的细胞，结果不能明确诊断。

2. 改善局限性的关键

（1）改良取材方法，改进涂片制备技术等。例如，目前国内正在逐渐推广的液基细胞学制片方法，使有效细胞成分尽量取到玻片上，并且细胞保存良好，结构清晰，给诊断带来方便。加强取材技术人员培训，尽量获取供诊断的足够细胞成分和清晰细胞结构。

（2）探讨光镜中与恶性细胞类似形态改变的特征，提高鉴别诊断能力。

（3）应用辅助诊断的各种新技术，将电子显微镜、免疫细胞化学，细胞自动识别（影像分析系统和流术仪）和分子生物学、基因分子生物学技术等，应用于细胞病理学诊断的疑难病例。帮助光镜鉴别组织类型和探讨组织来源或纠正光镜错误诊断组织类型，或支持光镜诊断达到双确诊目的，或减少因视觉疲劳的漏诊率。

4.2.5 细胞病理学报告

细胞病理学报告是指临床医师开出送检单，细胞学人员按要求作出诊断，然后把诊断结果和建议用书面形式返回病案，它是医师综合诊断的依据之一。

细胞学诊断报告分为两种。第一种是分级诊断法，以巴氏五级法为代表，目前不提倡应用分级法。另一种为描述性诊断法。宫颈细胞学描述性诊断以 TBS（the Bethesda system，贝塞斯达系统）法为代表。

报告一般分为：在正常范围、未见癌细胞、感染、反应性细胞改变、癌前病变、可疑癌、可疑恶性、癌、肯定恶性。癌前病变提请临床进一步检验追随，关于可疑恶性，细胞学认为可能为癌，但不能肯定，需要立即进一步检查、复查，以便确诊。追随结果至少 60% 以上能肯定恶性。

同时报告中应该指出取材情况：满意、尚满意和不满意。不满意标本应重复取材。取材不满意常常难免，需再次收集标本进行检查，患者应配合，这对明确诊断有益。

总之，细胞学报告是临床医师综合判断的依据之一，细胞学诊断恶性肿瘤或癌具临床价值。细胞学诊断阴性，即未发现癌细胞时，不能单凭几次检查解释为没有肿瘤存在，仅说明本次取材标本中为阴性，应该听取临床医师综合判断检查的诊断结果[40]。

4.3 宫颈细胞病理学

4.3.1 宫颈细胞病理学的基本现状和进展

自 Papanicolaou（1883—1962）将宫颈细胞学用于对宫颈癌的诊断并于 1943 年发表了用阴道涂片诊断子宫癌的著名论文以来，诊断细胞学被接受为医学中通用而有效的学科。他于 20 世纪 20 年代公布了用细胞学的方法评估激素，并在 1928 年提出这种方法用于宫颈癌的诊断非常有价值，因此被誉为"现代细胞学之父"。在同年的早些时候，Babes 独立地宣布了同样的事实。

细胞学被认作是有价值的诊断工具，从那时起，有关细胞学技术、结果和身体各个系统的应用报道的数量在美国和世界多数地区占据优势。细胞学技术现在得到了很好的认可和接受。

1954 年，Papanicolaou 出版了《脱落细胞学图谱》（在 1956 年作了补充）。作为 150 余种刊物的作者以及许多荣誉和奖励的获得者，Papanicolaou 是第一位为细胞学打下坚实基础的人，他的贡献是巨大的。巴氏涂片已成为宫颈细胞学的代名词。直至今日，全世界每年大约要做 1 亿个巴氏测试。准确的诊断和筛查使宫颈癌的病死率有了很大程度的降低，晚期癌呈现大幅度下降，早期癌则不断被发现。迄今为止，没有任何一种诊断手段具有如此巨大的潜能！

宫颈细胞学诊断是筛选和诊断宫颈癌最实用和有效的方法，经过半个多世纪以来的实践和复制，它已成为发现早期宫颈癌和诊断宫颈痛的可靠手段，被医学界称为巴氏涂片检查，并广泛用于防癌普查、监视发病和临床诊断中。

过去 40 年以来，特别是 20 世纪 80 年代以来，细胞学诊断有了很大的发展。如今，巴氏涂片不只是在预防子宫浸润癌方面，在检出非典型增生及其他非肿瘤方面均有了新的发展。目前，虽然巴氏的五级分类法曾起了不可忽视的作用，但已不能适应一些病理学新观点，有必要对宫颈细胞学的分级作出修改和改变，以与之接轨。

1988 年，美国国家癌症研究所（NCI）在美国 Bethesda 组织了一次工作会议，制定宫颈/阴道细胞学报告的统一标准细则，并将之定名为 Bethesda 分类法（TBS）。其目的是在细胞学报告中为临床医师提供有关标本质量的信息，包括病变的描述、诊断以及对处理的建议。同时建议弃用巴氏五级分类方法[41]。

为什么要弃用巴氏五级分类法而制定 TBS 作为宫颈细胞学的新诊断语言？提出弃用的理论基础源于如下子宫颈癌组织学中一些新观点、新进展及宫颈癌组织起源的新学说。

（1）宫颈管鳞状细胞癌由储备细胞衍化而来，宫颈腺癌也起源于储备细胞。这里所说的"底层细胞"和"储备细胞"又被称为"幼稚细胞"或"未分化细胞"。

（2）原位癌一词的定义为"只有全层上皮均为未分化细胞所取代且无浸润的疾病"（1961年，子宫颈病理与阴道镜国际联盟制定并推荐）。

（3）1973 年，Richart 提出了宫颈上皮内瘤变（CIN）。

（4）世界卫生组织（WHO）于 1973 年提出：轻度、中度、重度非典型增生及原位癌。

（5）1988 年，Koss 提出"鳞状上皮内病变"取代了以前的分类术语如"原位癌""上皮内瘤变"及细胞学术语"非典型增生"或"核异质"等。

（6）细胞谱系的认识。所有细胞均源自其幼稚阶段的细胞，无论是正常抑或疾病状态下的细胞。细胞的破坏常常由幼稚阶段开始，同时被感染或侵犯的细胞，也具有像正常细胞一样由幼稚到成熟发展的遗传特性。恶性肿瘤细胞亦不例外，也有其肿瘤细胞谱系。这些细胞均有一个从幼稚状态到成熟阶段的生长过程，同时也具有这个阶段的细胞形态。

（7）人乳头状瘤病毒（HPV）感染，目前已被广泛接受为 CIN 和浸润性宫颈癌的最重要的致病因素。受 HPV 感染的细胞是较原始细胞通过成熟过程的形态学变化，在成熟性细胞或化生性细胞的较大体积细胞表现得最为明显，即挖空细胞的典型形态[42]。

4.3.2 宫颈正常细胞的形态

正常细胞形态学的认识关系到辨认异常细胞的形态学问题，长期以来不断有细胞学者着力于此方面的观察和研究，研究的基本方法仍然是"找出正常与异常的区别"。因此认识正常的或良性的细胞是区别异常细胞的基础。

1. 细胞来源

根据子宫颈的解剖学和组织学内容，其外口阴道部是由鳞状细胞构成，内口则是由内膜细胞和经化生而来的鳞状细胞构成。在正常情况下，所能取到的细胞基本上均是成熟性鳞状细胞。成熟性鳞状细胞又分为两种：角化前细胞和不全角化细胞。图 4-1 所示为成熟性鳞状细胞的扫描电镜图像，在巴氏染色片中蓝或绿色胞质的鱼鳞样多边形细胞是角化前细胞，而胞质染为深伊红色的鱼鳞样细胞则为不全角化细胞。扫描电镜下所示多边形外观与细胞学所见是相同的[43]。

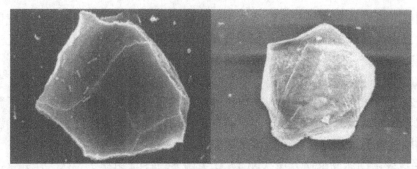

图4-1 成熟性鳞状细胞的扫描电镜图像

过去曾认为宫颈癌起源于宫颈鳞状上皮的基底细胞，而现在这种认识正受到挑战。研究发现：成熟阶段的上皮细胞逆转到不成熟阶段是不可能的。一般认为，宫颈癌起源于鳞状上皮的底层细胞，而实际上90%的宫颈癌起自移行带及宫颈管，在这些区域没有鳞状上皮底层细胞存在。因此认为，宫颈阴道部的宫颈癌起自底层细胞，宫颈管鳞状细胞瘤由储备细胞衍化而来，宫颈腺癌亦起源于储备细胞。

CK13是显示角化鳞状上皮的可靠标记，CEA为癌胚抗原，储备细胞呈CK13及CEA阴性反应，鳞状上皮化生呈CK13阳性，鳞状上皮病变包括癌均呈CK13及CEA阳性。而大多数小细胞型原位癌却呈CK13、CEA阴性反应，与储备细胞标记相同，提示其来源于储备细胞。储备细胞既非柱状上皮细胞亦非续状上皮细胞，具有明显的向柱状细胞分化的潜能，但亦可化生为鳞状上皮细胞[44]。

应该注意约90%以上的子宫颈浸润癌起源自储备细胞，而储备细胞来自颈管内口的柱状细胞的生发层，经过化生或分化而形成移行带或鳞状腺状上皮交界处的细胞。

宫颈峡部是宫体与宫颈之间狭窄的移行带。在细胞学涂片时要特别加以注意。续状-柱状上皮交界处的确切位置难以肯定，通常是在宫颈外口水平，随年龄及其他因素而异。在宫颈细胞学涂片取材时要考虑到下列情况才能得到满意的标本。

2. 正常鳞状上皮细胞

鳞状上皮细胞的形态特征为细胞界限清楚，细胞核居中及细胞质深染。根据细胞的成熟度，将鳞状上皮细胞由基底层至表层分为四种：基底层细胞、副基底层细胞、中间层细胞及表层上皮细胞。从基底层到表层，细胞核由大到小至固缩；核质比由大到小；细胞页由深染到浅染。

1）基底层细胞

基底层细胞为未分化的小细胞，与组织细胞十分相似，细胞呈圆形或卵圆形，胞核圆，居中，染色质细而均匀，胞质深蓝色。基底层细胞很少见，仅见于较严重的萎缩和上皮高度损伤的样本，并且常伴有副基底层细胞[45]。

2）副基底层细胞

副基底层细胞呈圆形或卵圆形，边界光滑，胞核圆形或卵圆形，居中，染色质细颗粒状，均匀分布，胞质蓝色深染，单个或片状出现。可见于青春期前、孕期、哺乳期、放疗后、绝经后、雌激素缺乏和重度炎症。

3）中间层细胞

细胞形状多样，呈多边形、卵圆形等，胞核圆，居中，与红细胞大小相似，染色质细颗粒状疏松，胞质较丰富，透明浅蓝色，最常见于月经前半周期、排卵后和雌激素较高的状态，当妊娠更年期、激素水平低下时其比例减少。

中间层细胞的胞核大小以及染色质情况是判读细胞异常的重要参照标准。鳞状上皮细胞的胞核明显增大或染色质加深均提示可能存在鳞状上皮内病变。

4）表层上皮细胞

表层上皮细胞是最成熟的鳞状上皮细胞，与中间层细胞相似，呈多边形或多角形，胞核固缩，染色质较疏松，胞质丰富，浅红色或浅蓝色，最常见于月经前半周期、排卵后和雄激素较高的状态。妊娠、更年期、激素水平低下时其比例减少。

3. 正常腺细胞

正常腺细胞包括：子宫颈管腺细胞、子宫内膜腺细胞以及输卵管上皮化生细胞。腺细胞的共同特征为核案极性（胞核位于基底部），胞质稀海，有时含分泌空泡。

1）子宫颈管腺细胞

细胞形态特点：柱状，胞核圆形或卵圆形，位于细胞基底部，核仁可见，核膜光滑，染色质细而均匀分布。按功能分为分泌型和纤毛型两种：分泌型细胞胞浆丰富，可见外泌空池；纤毛型细胞表面具有纤毛，呈刷状缘。细胞成团或单个散在，成团细胞正面观呈现"蜂窝状"结构，侧面观呈现"栅栏状"排列。

2）子宫内膜腺细胞

子宫内膜腺细胞呈圆形、卵圆形或立方形。细胞核圆形居中，其大小与中间层细胞的胞核类似，染色质细而均匀分布，核仁小，核质比较透亮。细胞成团脱落，形成三维立体团族，排列紧密。还可形成双轮廓子宫内膜细胞球：中间为紧密的间质细胞团，外用腺细胞包绕。典型双轮障子宫内膜细胞球多出现在月经周期第6～10天。

在无药物干扰以及无避孕环条件下，正常子宫内膜腺细胞出现在月经周期的1～12天。40岁以后，若月经周期12天以后出现子宫内膜腺细胞应报告，须结合临床表现进一步检查，子宫内膜腺细胞应与成团的组织细胞、间质细胞以及萎缩性改变的细胞相区别。

3）子宫下段组织碎片

有时医务人员取样用力过度或取样位置过深，可能副取到子宫下段组织碎片（LUS）。可见密集成群的小细胞及梭形细胞，排列成片状、管状等异型结构。并可见纤维间质，同脏内有毛细血管 LIS 很容易过度诊断为子宫内膜腺细胞异常[46]。

4）输卵管上皮化生细胞

输卵管上皮化生细胞是指类似于输卵管上皮的纤毛桂状上皮细胞，可见于宫颈管刷取样本中，包括纤毛桂状上皮细胞、非纤毛桂状上皮细胞及杯状细胞，这些均属良性细胞，要注意与异型的宫颈及宫颈内膜细胞相区别。

细胞形态特征：细胞柱状，排列拥挤，可轻度假复层，细胞核圆形或卵圆形，有时胞核地大，多形性，核仁不明显，染色质细颗较状，染色深，但外布均匀，胞质内空泡商呈杯状细胞样，核质比可增高。存在闭锁堤及纤毛证明为良性的腺上皮化生细胞。如未见闭锁堤及纤毛，因胞核增大、染色过深及假复层可能过度诊断为非典型腺细胞，甚至原位腺癌。网片及判读应引起注意。

5）微腺体增生

微腺体增生是子宫颈管腺细胞的良性增生，较常见于生育年龄的女性，与长期服用避孕药及妊娠有关。细胞形态特征为反应性和退行性变的子宫颈管腺细胞，常混合不成熟的鳞状化生细胞、储备细胞以及梭形的基质细胞，细胞成团或成样聚集。在大多数情况下，微腺体增生的细胞形态特点并不很清晰，有时酷似非典型子宫颈管腺细胞、反应性及修复性腺细胞。

6）子宫切除后的腺细胞

有时在子宫切除后的阴道脱落细胞样本中可见到腺细胞，它的出现可能是由输卵管脱出、阴道子宫内膜异位或 Wolffian 管残留体产生。更多见的情况是临床提供的病史不确切，如"子宫全切术"实际上仅行子宫部分切除子宫颈管保留术。因此，在判读阴道脱落细胞中的腺细胞时，应认真核对临床信息，仔细识别细胞的良恶性。

4. 其他良性细胞

1）组织细胞

组织细胞常在月经周期的前半期伴随子宫内膜腺细胞一起脱落，细胞单个分散很少聚集成群。细胞核圆形或肾形，可见核仁，胞质泡沫状，需要与高级别上皮内病变细胞和非典型腺细胞鉴别。

2）子宫内膜间质细胞

子宫内膜间质细胞常在月经期伴随子宫内膜腺细胞一起脱落，间质细胞分为表层和深层两种。表层间质细胞较小，胞核圆形、卵圆形或肾形，胞质很少。有时细胞深染，胞核形状不规整，避免过度诊断为肿瘤细胞。深层间质细胞量梭形或纺锤形，日常工作中很少见到[47]。

4.3.3 宫颈细胞学分类诊断标准

1. 鳞状上皮细胞异常

根据 TBS-2001，鳞状上皮细胞异常分为：不典型鳞状细胞（ASC）、低级别鳞状上皮内病变（LSIL）、高级别鳞状上皮内病变（HSIL）和鳞状细胞癌（SCC）。其中，LSIL 等同于 CIN 1.HPV 感染引起的细胞学改变，HSIL 等同于 CIN 2，CIN 3 及原位癌（CIS）。

要根据细胞核的改变识别鳞状上皮细胞异常，细胞核"大及黑"则为异常。细胞核面积比中间层上皮细胞核增大 3 倍以上（ASC-H 细胞核增大精小一些），且染色质明显加深则为异常细胞。

异常程度的判读主要根据核质比的改变。随着核质比的增高，异常程度越高：LSIL 细胞核异常，但胞质很丰富，核质比稍增大；HSIL 胞核异常，胞质明显减少，核质比明显增高。HSIL 细胞有时胞质边界不清，无法区别各自的胞质，仅见一堆异型核聚集成闭。

总之，根据细胞核的异常可判断细胞的异常，核质比的异常决定鳞状上皮内病变的程度。

1）不典型鳞状细胞

不典型鳞状细胞（atypical squamous cells，ASC）指鳞状上皮细胞的异常改变提示可能为 LSIL，或为不能确定级别的 SIL。但无论从质量还是数量均不足以做出明确诊断。ASC 包括与致瘤型 HPV 感染无关的改变或精变，也包括可使潜在的宫颈上皮内瘤变（CIN），以及极少数的癌。

有资料显示约 50%ASC 患者有高危型 HPV 感染，许多与 HPV 感染无关的非肿缩性改变也能产生类似 ASC 的细胞学改变，如炎症、萎缩性改变、取样固定及制片中的人为假象。

TBS-2001 中的 ASC 包括以下两个内容。

（1）无明确诊断意义的不典型鳞状细胞（ASC-US）。

（2）不能排除高级别鳞状上皮内病变的不典型鳞状细胞（ASC-H）。

在大多数实验室，ASC-US 约占 ASC 的 90%以上，ASC-H 仅占 ASC 的 10%以下。需要注意不应随意滥用 ASC，ASC 在总体样本中不应占较大比例，有的实验室控制在 3%以下。

ASC-US 细胞形态特征：重点观察细胞核的形态异常，细胞核增大，大小为正常中间层鳞状细胞核的 2.5～3.0 倍，可呈双核或多核，核质比轻度增高，染色质轻度加深，但均匀分布，胞核形状与核膜不规则，胞质较多或有角化。

鉴别诊断：幽状化生细胞、角化不全的鳞状上皮细胞、炎性改变、萎缩性改变、人为假象（取材、固定、制片等环节）、变性的子宫内膜腺细胞以及组织细胞。

ASC-H 细胞形态特征：重点依然观察细胞核的形态异常，细胞核增大，大小为正常中间层状细胞核 1.5～2.3 倍，染色质种深染，核质比增高，单个或成片，不规则排列，细胞数量常较少，胞质较少，脓稠或角化。液基制片部分细胞为单个的副基底样小细胞，极易被忽略[48]。

2）低级别鳞状上皮内病变

低级别鳞状上皮内病变（low-grade squamous intraepithelial lesion，LSIL）由各种高危型或低危型 HPV 感染所致，包括 HPV 感染引起的细胞形态改变（挖空细胞）和轻度异型增生细胞（非挖空细胞）。这两种病变感染的 HPV 类型相似，其生物学行为、临床治疗及随访也相近，因此对"HPV 感染"已不再另外诊断，将它们归为低级别鳞状上皮内病变（LSIL）和 CIN 1 细胞形态特征。

（1）细胞排列：常成团或片状排列，也可单个散在。

（2）细胞形态：细胞增大而异型。

（3）细胞核：明显增大，大小为正常中层鳞状上皮细胞核 3 倍以上，可见双核和多核，染色纸粗糙，染色加深，分布均匀，核不明显，核膜光滑或轻度不规则，还可见小角化细胞（角化不全）。

（4）细胞质：丰富面成熟，多角形，边界清楚。核周空腔，即由边界清楚的核周透亮区及胞质边缘浓染区组成，这种特殊形态的细胞称为挖空细胞。挖空细胞是 LSIL 的特征性表现，但不是诊断的必要条件，挖空细胞必须具有胞核的异常才能诊断。

诊断的关键：胞核增大，大小约为正需中间层鳞状上皮细胞核的 3 倍以上（实际工作中也会遇到典型的挖空细胞，明显的胞核异型性，但其细胞核仅比中间层鳞状上皮细胞接轻度增大）。

鉴别诊断：某些感染如真菌、滴虫等，上皮细胞也可出现类似于挖空细胞的核周空腔现象。区别的关键是 LSIL 必须具有明显的细胞核异型性。

3）高级别鳞状上皮内病变

高级别鳞状上皮内病变（high-grade squamous intraepithelial lesion，HSIL）通常为不成熟的鳞状上皮细胞内病变。

细胞形态特征如下。

（1）细胞排列：常常单个散在，有时片状排列或合胞体样聚集。

（2）细胞形态：细胞明显异型、细胞小如副基底样细胞，有时也可增大。

（3）细胞楼：胞核变化较大，明显增大或相对较小，染色质深染，细粒状，也可粗糙。外布均匀，核仁一般不明显，核膜明显不规则，凸凹不平，甚至可见核沟。

（4）细胞质：较少，核质比（N/C）明显增高，有时异型细胞呈合胞体聚集，胞质边界不消。胞质多"不成熟"，表现为浅染、化生性或角化性的浓染。

（5）背景：清洁，无肿瘤素质。

诊断的关键：高核质比，核膜明显不规则，染色质增粗或成块，胞质"不成熟"。

4）鳞状细胞癌

浸润性鳞状细胞癌（squamous cell carcinoma，SCC）是子宫颈最常见的恶性肿瘤，细胞形态特征为：细胞多形性，异型性明显，突出的核仁，异常的染色质，胞质角化以及肿瘤素质。肿瘤素质是指：变性的细胞、细胞碎片，纤维蛋白、陈旧性出血及坏死，浸润性宫颈癌50%～60%伴有肿瘤素质。

细胞形态特征如下。

（1）细胞排列：多为单个散在，少见聚集的细胞。

（2）细胞形态：细胞较大，多形性，可见梭形、蝌蚪状或奇异形状的细胞。

（3）细胞：大小差异较大，核膜不规则，染色质深染、粗糙，不均匀分布，有时可见大核仁。

（4）胞质：橘黄色深染，角化。

（5）背景：可见肿瘤素质。

2. 腺上皮细胞异常

1）不典型腺细胞

不典型腺细胞（atypical glandular cells，AGC）指腺细胞表现一定程度的非典型性，但数量和形态学缺乏明确诊断子宫颈管原位腺癌或其他腺癌的特征，此类腺细胞的异常改变称为AGC，它包括来自子宫颈管的不典型腺细胞（AEC），来自子宫内膜的不典型腺细胞（AEM），以及不典型腺细胞无具体指定（AGC-NOS）。如果可能应进一步判明不典型腺细胞是否倾向于肿瘤，如果倾向于肿瘤要注明[49]。

（1）不典型子宫颈管腺细胞（atypical endocervical cells，AEC）。子宫颈管腺细胞核的异型性超出了反应性及修复性改变，但又缺乏明确诊断子宫颈管原位腺癌（AIS）或腺癌的特征。根据非典型程度不同诊断为：AEC 和 AEC-FN。

① 不典型子宫颈管腺细胞（AEC）：腺细胞呈片状、带状、团状排列，轻度拥挤，具有重叠现象，胞核增大或拉长，可为正常子宫颈管腺细胞核的 1.0～3.0 倍，胞核轻度非典型性，染色质颗粒状、轻度深染，外布均匀，核仁一般不明显，胞质仍丰富，核质比一定程度增高。

判读此类细胞需结合临床病史，排除引起细胞非典型性的其他因素，如炎性感染、子宫内节育器等。应与子宫颈腺细胞的反应性或修复性改变相区别。反应性子宫颈管细胞特点：仍保持蜂窝状或片状排列，细胞虽有一定非典型性，但核浆极性（胞核位于基底部）十分明显，胞核非典型性较小，胞膜光滑，染色质细而均匀，浅染，核仁明显，胞质丰富，核质比不高。修复性子宫颈管腺细胞特点：片状排列的细胞具有水流样的核极向。此外，输卵管型化生上皮细胞胞核大而深染，假复层排列，容易误判读为 AIS 或 AGC，但纤毛和闭锁堤的存在可以确认其为良性。

② 不典型子宫颈管腺细胞，倾向于肿瘤（AEC-FN）：同上所述，此类腺细胞非典型性更明显，核质比高，核分裂象偶见。瓶质边界不清，偶见细胞团外缘羽毛状排列；当高度怀疑 AIS 或腺癌，但细胞形态无论从质量还是数量都不足以诊断，此时使用此术语。

（2）不典型子宫内膜腺细胞（atypical endometrial cells，AEM）。由于细胞核的非典型性，超出周期脱落的良性子宫内膜腺细胞改变，但又未达到子宫内膜腺癌的判读标准，需进一步寻找非典型性的原因，用非典型子宫内腹腺细胞（AEM）来描述。但是应该把握好诊断尺度，避免造成 AEM 比 AEC 具有更重要的临床意义，大于 50%的 AEM 女性组织随访可发现子宫内膜病理学改变。

　　AEM 和正常子宫内膜腺细胞比较，胞核增大，核仁明显（最重要的两个诊断标准）。染色质深染。胞质较少或空泡化，细胞边界不清，细胞比较松散，但仍然保持三维细胞团结构。

　　需要强调的是，子宫预涂片检测子宫内膜疾病的敏感性和特异性都较低，因此，临床病史对正确判读子宫内膜细胞十分重要，80%以上临床有意义的病变伴随子宫出血史。常见子宫内膜疾病有：子宫内膜息肉、慢性子宫内膜炎、输卵管型化生、IUD 改变、子宫内膜增生和子宫内腺癌等。

　　2）子宫颈管原位腺癌

　　子宫颈管原位腺癌（adenocarcinoma in situ，AIS）被认为是浸润性腺瘤的癌前病变，无间质浸润的高级别子宫颈管腺细胞病变，多见于 30 岁以上女性，阴道镜检查不易被发现，虽然有细胞形态的诊断标准，但在阅片判读中仍为难点。

　　细胞形态特征如下。

　　（1）细胞排列：细胞排列无序和明显拥挤。子宫颈管腺细胞以假复层排列、菊形团样腺腔结构、三维立体或合胞体样成群聚集，细胞叠加，周边呈羽毛样边缘。

　　（2）细胞核：椭圆形或圆形，明显增大拉长，核质比增高。染色质颗粒粗糙，染色较深或较浅，核仁可见，但一般不如浸润癌明显（显著的核仁提示为浸润癌）。胞核稍稍失去极性，胞核之间呈栅栏状，假复层样排列，而在细胞群外围细胞核向外钟展，称之为羽毛状分布，这些均为 AS 的典型特征。常可见核分裂现象和凋亡小体。

　　（3）细胞质：细胞质浅染，核浆极性，未见闭锁堤及纤毛，核质比增高，在较大合胞体细胞中，有时可见玫瑰花样的结构。

　　（4）背景：干净，缺乏腺癌的肿瘤素质（坏死无结构物质），炎性背景常见。

　　3）腺癌

　　（1）子宫颈管腺癌（endocervical adenocarcinoma，ECA）。癌细胞形态具有 AIS 的部分特征，并有明显的恶性细胞特征（即侵袭性）。癌细胞散在分布，单个焰细胞比较多见，也可松散聚集成团或立体细胞群，癌细胞仍保持柱状或立方状。胞核明显增大，长网形，拥挤重叠排列，染色质粗大、分布不均，核仁明显增大，胞质丰富、边界不清，可见分泌空泡，核质比明显增高。有时还可见多核癌细胞，病理性核分裂，50%病例可见种肿瘤素质。

　　一些较少见的子宫颈管腺瘤类型，如子宫内膜样型、透明细胞型、乳头状浆液性等，细胞形态学很难与发生在子宫内膜或卵巢的同类肿瘤相区别。

　　判读子宫颈管腺癌的标准：在 AIS 的基础上，出现明显的恶性细胞特征。细胞核大面圆，伴有染色质分布不均，核仁明显增大（重要特征）以及肿瘤素质，高度考虑为浸润性子宫颈管脏瘤。制片技术的不同，形态学会有一定差异，传统涂片更多地展示细胞排列方式和类型；液基制片更清晰地展示细胞核的改变，肿瘤素质也许不明显，肿瘤素质由蛋白性、炎性碎屑、坏死、陈旧性出血组成，常黏附在细胞团周边或单个细胞表面，称为黏附性肿瘤素质。黏附性肿瘤素质出现可提示为浸润，但并不总出现。

　　（2）子宫内膜腺癌（endometrial adenocarcinoma，EA）。临床将子宫内膜腺瘤分为两种类型，第一型为典型的子宫内膜腺癌，多发生于围绝经期和绝经后女性，可能与肥胖、高血压及糖尿病有关。多在子宫内膜增生的基础上发生癌变，此类腺瘤分化较好，预后好。第二型为浆液性腺癌和透明细胞癌，常发生于老年消瘦的妇女，这类腺癌分化较差，预后也不好，形态学可见明显的萎缩背景。

　　如果查见子宫内膜的异常脱落，大量的组织细胞，坏死及陈旧性出血背景，均应十分警惕子宫内膜腺癌，特别对于绝经后女性。

细胞形态特征：单个或紧密排列的小球团，细胞网，胞核增大深染，大小不一，核仁明显，胞核极向明显消失。染色质颗粒状，分布不均，胞质少而有分泌空泡，可见肿瘤素质，液基制片中其表现为细颗粒状或称"水样"背景，容易被忽略。

判读子宫内膜细胞异常的两个关键特征：细胞核增大、核仁明显。与子宫颈腺癌相比，脱落的子宫内膜癌细胞常呈三维球团，周边较为规整平滑。子宫内膜腺瘤的其他变异类型包括具有桑状分化的腺瘤、黏液样癌、分泌性腺癌和透明细胞瘤。

（3）子宫外恶性肿瘤（extrauterine malignancy，EM）。常见的子宫外恶性肿瘤有结直肠癌、膀胱移行细胞癌，乳腺癌和黑色素瘤。形态学多与女性生殖道恶性肿瘤相重叠，临床表现和体征是正确诊断这些转移癌的重要线索。因此，如有疑问需要与临床医师联系沟通，以防止误诊。

4.4　乳腺细胞病理学

乳腺细胞病理学检查是诊断乳腺肿块，特别是乳腺癌筛查的重要方法之一。乳腺肿块在妇女健康检查中经常遇到，常见的乳腺肿块主要由炎症性病变、增生及良、恶性肿瘤引起。目前在临床应用的影像学检查方法（如乳腺 X 射线钼靶摄影、B 超及红外线检查），尽管能够探测到乳腺内体积较小的结节或钙化灶，但多数还不能达到定性目的，所以通常需要采用外科活体组织冷冻切片或石蜡切片检查，需手术甚至住院，采用芯针穿刺（CNB）尽管创伤较小，但是所需设备复杂，经济花费昂贵，报告周期时间较长，主要应用于指导乳腺癌的新辅助化疗，不适用于对乳腺肿块的防癌筛查。细胞学检查能够在微创或基本无创条件下弥补影像学检查方法对乳腺肿块定性诊断的不足，对大多数乳腺肿块作出明确诊断，同时又能够避免手术活检产生的较大创伤，具有经济花费低廉、报告迅速及定性诊断准确的优点，因此对乳腺肿块的防癌筛查极为适用。乳腺细胞病理学检查主要包括细针吸取细胞学检查（FNAC），活体标本刮片或印片，以及乳头溢液检查。

（1）FNAC 是用细针抽取足够的细胞和小组织片段进行诊断。病人痛苦小，操作简便易行、经济实用，并且查见癌细胞后可迅速采取进一步治疗措施。因其独特的实用价值，针吸细胞学检查非常适合对乳腺肿块的防癌筛查工作及对乳腺良性病变的定性诊断。

（2）活体标本刮片或印片非常适合对乳头浅表病变如 Paget 病的诊断。该方法能够直接从手术活检标本切面刮取或印片黏附来获得充足的材料，经过制片染色，通常能够在 10 min 内做出快速诊断报告，非常适合在没有冰冻切片设备的基层医院开展，往往能够对乳腺肿块作出快速诊断。

（3）乳头溢液检查直接将乳头溢液中自然脱落的细胞进行涂片，该方法经常能够发现肿瘤细胞或炎性细胞的存在，但对肿瘤的检出率远不及 FNAC 高，因此具有一定局限性[50]。

4.4.1　乳腺细胞病理学的进展

乳腺疾病的细胞病理学检查始于 1914 年，Nathan 在乳头溢液脱落细胞检查时发现乳腺癌，1921 年，Gathric 首先建立针吸细胞学技术，1930 年，美国的外科医生 Martin 介绍针吸细胞学检查技术，在医学界产生了重大影响。1950 年，瑞典 Karolinska 研究所的针吸细胞学异军突起，Franzen 发明了注射器把手，取代了落后的徒手持注射器穿刺的方法，之后每年接收的乳腺针吸患者增至 2 500 余例，成为乳腺常规检查方法。20 世纪 70 年代瑞典人将细针穿刺技术及诊断经验推广到世界各地，促进了欧、美、日、印、中等许多国家和地区针吸细胞学的开展。近几十年来，由于影像学的发展对于体积很小的乳腺结节的定位更加准确，针吸细胞学的作用得到充分发挥，尤其对乳腺癌的诊断准确率很高。至今，国内外已有许多研究证实了其诊断价值，国内的不少医院已将其列为乳腺常规检查方法，并且在我国妇女"两癌"筛查工作中发挥了重要作用。在我国，第一篇乳腺针吸的报告发表于 1965 年。20 世纪 70 年代中期至 80 年代末，阚秀教授将针吸细胞学技术大规模地应用于乳腺肿块的检查，他累计乳腺针吸细胞学检查病人达万余例，其中具有组织病理学材料证实完整考 2 000 余例，总结发表了多篇论著及专著，对我国的针吸细胞学发展产生了重要影响。

20 世纪 90 年代初，首都医科大学附属北京友谊医院病理科的医生在开展乳腺针吸细胞学工作中，开始采用创新研发的新型持笔式细针穿刺器及技术，至今已完成乳腺针吸细胞学检查 3 万余例，其中检出乳腺癌 4 000 余例；并将这一技术普及推广到了国内 100 多家医院。21 世纪以来，他们将针吸细胞学与细胞块切片、免疫组化标记及 FISH 等医学实验技术相结合，展示出现代针吸细胞学检查的光明发展前景。

4.4.2 乳腺肿块 FNAC 检查

1）乳腺 FNAC 检查优缺点

（1）对乳腺瘤诊断的阳性率较高，相关文献报道为 70%～90%，一般约 80% 的乳腺癌完全可以通过 FNAC 确诊。

（2）许多妇女有乳腺肿物时，经常找医生确定性质以排除恶性，对这类病人，针吸检查及 X 射线钼靶照相是最好的检查方法。

（3）适用于普查并及时发现乳腺癌。

（4）乳腺针吸细胞学检查存在少量的假阴性，在相关文献报道的比例为 3%～20%，但假阳性率文献报道低于 0.1%，因此该方法尚不能完全代替冰冻。

2）乳腺 FNAC 诊断的准确率

乳腺肿物针吸细胞学诊断的准确率常受到工作方式、诊断经验及操作技术差异的影响，各家医院所得阳性率也各异，最高者达 98%，最低者只有 70%。因此，在不同水平的医院，有经验的专家进行取样阅片起到了非常重要的作用。此外，接受过针吸训练的医生对乳腺癌漏诊率很低，仅为 2%；而没有训练的医生对乳腺癌漏诊率高达 25%。在美国休斯敦的 M.D.Anderson 医院的材料也证实，经过专门训练的医生在为 1 995 例乳腺的 FNAC 检查达到了很高的准确率，敏感度为 96%，特异度为 99%。在北京友谊医院病理科，近 20 年来乳腺肿物的 FNAC 检查均由训练有素的病理医生专职操作，使乳腺肿物的诊断准确率高达 97%，对乳腺癌漏诊率低于 3%。

3）乳腺 FNAC 的工作方式

从前采取针吸操作由临床医生完成，制片、诊断由病理科人员完成的两步模式，由于不了解病人临床资料、影像学所见及病变特点，更缺乏穿刺时获得的针感，病理医生仅依赖镜下图片，对乳腺癌诊断的敏感性较低，不足 80%。此种模式在国内许多著名医院的应用中成效不明显，不利于乳腺 FNAC 检查的开展。

近 20 多年来，国内外许多医院的病理科均建立了细针穿刺诊室，由病理医生专人负责实行针吸、制片及诊断"一体化"的工作方式，通过亲自接诊病人，将临床资料、影像学表现及穿刺中对病变特点包括穿刺针感的体会，结合针吸涂片中对细胞形态学特点的分析，将乳腺癌诊断的敏感性提高到了 95% 以上，并且越来越显示出开展 FNAC 的重要意义。因此建议有条件开展乳腺 FNAC 的医院，应尽可能实行针吸、制片及诊断"一体化"。

4.4.3 乳腺癌的针吸细胞学

1. 乳腺癌的临床特点

乳腺癌最常发生于中年以上妇女（偶见于男性），乳癌在早期为无痛、单发小肿块，质硬，表面不光滑，界限不清，临床检查时常触到的肿物硬，与周围组织界限不清，活动度差，一般无触痛，中晚期的瘤形成明显肿块；发生在乳晕周围肿块可以引起乳头回缩，癌细胞侵入 Cooper 韧带及胸肌筋膜，形成皮肤橘皮样改变及皮肤下陷形成"酒窝"，侵入皮肤表面可见多处红色丘疹样改变，甚至发生溃烂；同侧腋窝可常触及肿大的淋巴结，乳腺 X 射线钼靶摄影常显示成团的泥沙样钙化颗粒，也可呈细条状及分支状钙化灶。

2. 乳腺癌的病理学分类

依据乳腺肿瘤的生长特性，病理学检查时将癌细胞仅限于腺体内的癌称为乳腺原位癌，将癌细胞突破基底膜侵入间质的癌称为乳腺浸润癌。依据乳腺癌的组织形态学特征又可分为导管癌、小叶癌等常见类型。此外，还有许多其他类型的癌。

3. 乳腺癌的针吸细胞学特点

乳腺癌细胞的特点主要从导管上皮细胞的分化、排列方式及裸核肌上皮细胞数量，结合间质特点进行综合分析。

1）癌细胞的体积及数量

乳腺癌的细胞体积及数量通常明显大于良性病变中的导管上皮细胞，但在少数癌（如小叶癌、小管癌）中，此特点不明显。

2）癌细胞核的变化

（1）核体积增大。小细胞型癌细胞核的直径可能不到红细胞或小淋巴细胞的 2 倍，稍大于正常导管上皮细胞的核直径，中等大小的癌细胞核的直径约为红细胞的 2 倍或小淋巴细胞的 3 倍，大细胞型癌的细胞核直径超过红细胞或小淋巴细胞的 3～5 倍；核浆比明显增高。

（2）核异型性明显。表现为核大小不一致，核膜不规则或变厚，核明显畸形。

（3）核染色质明显增多，呈粗颗粒状、块状，染色明显加深，核内胞浆包涵体。

（4）核仁增大、数目增多及染色质旁区透亮，当核仁直径达 5 μm 以上（稍小于红细胞）、核仁数目达 5 个以上有诊断意义。

（5）不规则的核分裂具有诊断意义，但并非所有的癌都能见到。规则的核分裂不具备诊断意义，应注意鉴别。

（6）核偏位在离散的癌细胞中常见，但偶然出现在纤维腺瘤及导管内乳头状瘤的上皮细胞中，后两者细胞体积较小，核无异型性，应注意鉴别。

（7）配对细胞即一个细胞的胞浆出现两个偏位核，分别位于胞浆的两极。

（8）恶性裸核细胞（即裸核癌细胞）常由于癌细胞的核浆比明显增高，致使胞浆变得不明显。这些细胞出现在癌细胞团块的周围或呈弥散分布，通常体积较大、具有明显的异型性及染色质增多，容易辨认，但在少数小细胞型离中，恶性裸核细胞异型性小，多呈圆形或卵圆形，染色质增多并不明显，应注意与恶性淋巴瘤及裸核肌上皮细胞鉴别。

3）细胞浆的改变

（1）通常胞浆可以变得很丰富，明显嗜酸性，离散的瘤细胞胞浆常呈三角形，并将核推向一边。

（2）有时胞浆内出现黏液空泡或靶形空腔（也称胞浆内包涵体或胞浆内管腔），并将核推向一侧，使细胞呈印戒样。

（3）偶然胞浆呈泡沫样，见于分泌型和富于脂质的瘤。

（4）封入，也称细胞吞噬细胞，通常在一个恶性细胞的胞质内有一个核。

4）癌细胞的排列及黏聚性

（1）分化好的癌细胞大小较一致，排列较规则，团块的周边较光滑整齐，有时可见较规则似蜂窝状的排列；周围很少出现大量离散的癌细胞，是肿瘤细胞黏聚性较好的表现。分化较差的癌，细胞大小不一，构成形状不规则的团块；团块内细胞多呈拥挤重叠、紊乱排列的三维立体结构，在团块的周边部细胞多呈松懈离散的改变，周围常出现大量离散的癌细胞，是肿瘤细胞黏聚性较差的表现。在团块的周围还可出现毛刺样、蟹足样或锐角凸起，常见于浸润癌。

（2）癌细胞可呈乳头状、筛状、腺样、菊形团样、列兵样、条索状、牛角样、彩球状排列。

5 基于强特征 CNN-SVM 的宫颈癌细胞检测

5.1 自动显微成像平台设计

自动显微成像平台的设计，包括光学显微镜类型的选择、扫描平台设计、自动对焦算法设计。该平台的主要功能是完成视野图像的自动对焦以及宫颈脱落细胞涂片的自动扫描。

5.1.1 设计原则与总体框图

自动显微成像平台旨在提供一个能够自动筛选宫颈癌细胞的装置。首先该平台应实现载物台在 X 轴和 Y 轴两个维度的自动步进，然后工业相机采集的图像发送至自动对焦模块，通过 Z 轴（物镜）垂直方向的进给得到焦平面。为了使系统硬件平台满足实际的工作需要，在该平台的设计时，提出以下三项原则。

（1）高质量成像原则。为尽可能多地保留图像原始信息，进而提高筛查的准确率，要求系统硬件平台在自动对焦时，必须考虑成像的质量问题。

（2）细胞全覆盖原则。为避免漏检癌细胞，在控制载物台 X、Y 轴进给时，应遵循细胞全部覆盖原则。

（3）快速性原则。为提高本系统整体的处理效率，降低癌细胞筛查成本，要求从系统硬件平台设计中加入快速性原则。

自动显微成像平台总体结构框图如图 5-1 所示。

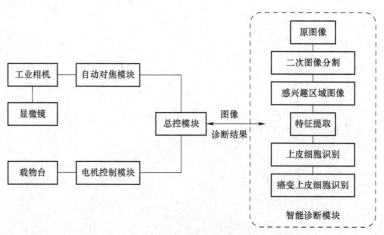

图 5-1　自动显微成像平台总体结构框图

5.1.2　光学显微镜及放大倍数选择

宫颈细胞发生癌变，一般是在子宫颈黏膜的上皮层内。上皮层细胞由鳞状上皮细胞和柱状上皮细胞构成。上皮层细胞（上皮细胞）容易脱落，通常将脱落的上皮细胞做成涂片，通过观察脱落的上皮细胞，初步判断是否发生癌变。正常的上皮细胞，在其幼稚、成熟、衰老的过程中，其形态、大小都在发生着变化，其细胞核大小在 5～13 μm 间不等[51]。

宫颈细胞学涂片制片方式通常采用巴氏涂片法或者是薄层液基细胞学制片法。巴氏涂片法直接将脱落的宫颈细胞沿着同一方向，均匀且非常薄地涂抹在载玻片之上；而薄层液基细胞学涂片则是采用离心器械对液基进行处理，从而分离出其中的上皮细胞制成涂片。

基于上皮细胞的大小及细胞涂片的制作工艺，在奥林巴斯（OLYMPUS）CX41 型生物显微镜的基础上（见图 5-2），对其进行扫描平台智能控制的设计及调焦机构的自动对焦算法设计。作为宫颈癌细胞检测的自动显微成像平台，OLYMPUS CX41 型生物显微镜的详细参数如表 5-1 所示。由于鳞状上皮细胞细胞核大小在 5～13 μm 范围内，因此选择 10 倍目镜、20 倍物镜的 400 倍组合放大效果，对细胞图像进行放大采集。

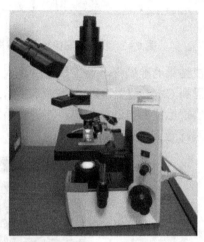

图 5-2　OLYMPUS CX41 型生物显微镜

表 5-1　OLYMPUS CX41 型生物显微镜参数

项目	CX41 参数	
光学系统	UIS2 光学系统	
照明装置	内置型透射光柯勒照明，6 V 30 W 卤素灯 100～120 V/220～240 Vg 0.85/0.45 A	
换镜转盘	向里方向的五洞物镜转盘	
载物台	尺寸为 188 mm×134 mm，其运动空间为 76 mm（X 轴上）×50 mm（Y 轴上），双片标本夹，标配橡胶帽	
类型	U-CBI30-2，双目	U-CTR30-2，三目
视场数	20	20
倾角	镜筒倾角为 30°	镜筒倾角为 30°
瞳孔距离	48～75 mm	48～75 mm
光路选择	无	50 双目/50 摄像
聚光镜	阿贝聚光镜，内装式孔径光阑	
尺寸和重量	233 mm（宽）×432 mm（高）×367.5 mm（长），大约 8.5 kg	

5.1.3　自动载物平台设计

由于细胞涂片的影像经显微镜放大后，会有数百个不同的视野。当切换视野时，每个不

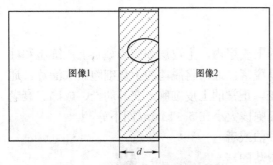

图 5-3　视野间图像重叠示意图

同的视野不但需要通过相机高速图像采集，并且要保证相邻视野间的图像有 $d = 13\,\mu m$ 的重叠，如图 5-3 所示。

因为针对宫颈脱落细胞涂片，当重叠部分小于 d 时，图像边缘的细胞核图像有可能被破坏，不能纳入正常的处理对象，造成不完整的细胞库；而当重叠部分超过 d，则可能导致细胞库中出现重复的细胞，增加计算量的同时影响最终判决精度。为保证处理的快速性以及判决结果的准确性，该工作显然是人工无法做到的。因此需对扫描平台进行重新设计，在奥林巴斯 CX41 型生物显微镜的基础上，通过对载物台添加伺服电机及相应的传动机构（见图 5-4），实现涂片的自动化扫描。该设计极大提高了工作效率，节省人力，且精度极高，对宫颈癌细胞筛查工作具有十分重要的意义。

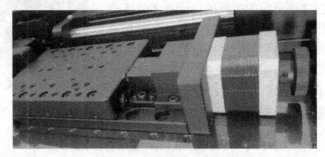

图 5-4　电动载物台实物图

　　载物台属于显微装置中比较重要的一环，其主要用途是承载被检验的部件，其主要结构由固定台座和活动的台面组成。两部分之间通过导轨进行连接，通过连接的导轨部件，台面可以进行前后的移动，在可移动的台面部分上安装了活动的夹片装置。对载物台进行设计改进，需通过上位机驱动步进电机，使其和活动台面相连，将步进电机的转动传递给载物台，从而实现活动台面在坐标方向上的移动。导轨可以保证整个位移过程中各移动部分的位移精确程度，还可以用来承载其上方部件的载荷。在设计过程中，并未对之前的导轨进行改变，依然使用显微镜的原导轨。

5.1.4　自动对焦方法研究

　　宫颈细胞图像质量的高低，对后续的细胞边缘提取、特征分析、细胞分类有着至关重要的作用。传统的自动对焦方法通常由对焦窗口选择、图像清晰度评价函数、搜索算法三部分组成。本书针对涂片内细胞分布的特点，提出在选择对焦窗口前，增加计算细胞密度系数的步骤。图 5-5 为自动对焦总体流程框图。

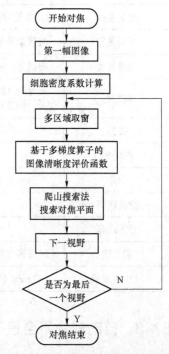

图 5-5　自动对焦总体流程框图

1. 改进多区域取窗法

自动对焦的第一步，是选取一幅视野中需要进行清晰度评价的区域。该区域的选择往往决定了图像清晰度评价函数计算量的大小。虽然宫颈脱落细胞涂片的背景单一，不会对系统的对焦产生太大干扰，但是倘若该区域选择过大，甚至以整幅图像作为对焦窗口，则清晰度评价函数的计算量将会十分庞大，并将增加对焦时长，降低整体对焦速率。同时，由于宫颈脱落细胞呈不规则状分散在涂片上（见图5-6），如果对焦窗口选择较小，则窗口内有可能未包括对焦目标。因此，针对宫颈脱落细胞涂片，对焦窗口的合理选择是极其必要的。

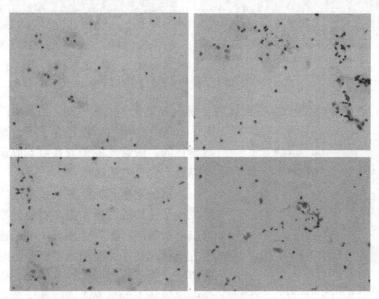

图5-6 宫颈脱落细胞图片

由图5-6可知，对焦目标在图片中较为分散，呈无规律分布，因此采用多区域取窗法，使得对焦窗口可以尽量全面地覆盖视野图像。常用的多区域取窗法包括五点式和九点式。如图5-7所示，选取以横向、纵向、对角线及中心的9个子窗口为对焦窗口（五点式时，保留对角线上和中心的5个子窗口）。在计算图像清晰度值时，可以根据不同子窗口的重要性，分别赋予不同的权值及窗体像素大小，使得对焦窗口具有更高的适应性。

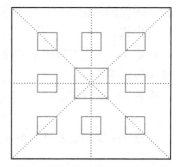

图5-7 多区域取窗法取窗
示意图（九点式）

假设子窗口的清晰度评价函数为F_i，则有总体的清晰度评价函数

$$F = \frac{1}{n}\sum_{i=0}^{n}(w_i \cdot F_i) \tag{5-1}$$

式中：w_i——第i个子窗口的重要度权值；

n——子窗口的数量。

由于宫颈脱落细胞涂片中细胞分布较为分散，且在对焦时所有细胞的重要优先级一样。因此，子窗口的重要度权值全部为1，大小为160*160。

图5-8（a）为采用九点式的取窗效果，有3个子对焦窗口含有对焦目标，图5-8（b）

为五点式的取窗效果,有1个子窗口含有对焦目标。通过对比可知,当图片中的细胞较少时,五点式取窗法选中的对焦目标较少,甚至没有对焦目标,无法完成对焦。

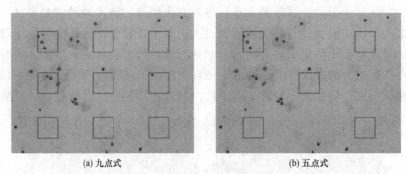

(a) 九点式　　　　　　　　　　　　　　(b) 五点式

图 5-8　实际取窗示意图

图 5-9 为五点式取窗法在某视野图像上的取窗效果。由图可知,当图内细胞的密度较大

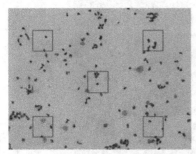

图 5-9　五点式取窗法在某图上的取窗效果图

时,只需 5 个子窗口便包含了多个对焦对象,达到取窗目的。假设此图采取九点式取窗法,则会增加计算量,降低对焦效率。

为保证对焦目标能被子窗口选中,同时尽可能地减少子窗口的数量,提高对焦效率,现提出以下窗口选择策略:当视野图像中细胞密度较大时,采用五点式取窗法;而细胞密度较小时,采用九点式取窗法。由于宫颈脱落细胞涂片制作工艺的原因,同一张涂片上的细胞密度往往大致相同。在宫颈脱落细胞检测中,一张涂片经过高倍放大后,往往会有数百幅视野图像,因此只需要判断第一个视野图像的细胞密度,即可决定该涂片中所有视野图像应有的对焦子窗口数量。以下是取窗详细步骤。

步骤 1:采用大津法求首幅视野图像的二值化图 $I_{\text{binaryzation}}$ 。大津法为经典阈值分割方法,此处不做过多赘述。

步骤 2:黑白反色。

$$I = 1 - I_{\text{binaryzation}} \tag{5-2}$$

步骤 3:求细胞密度系数 γ 。

$$\gamma = \frac{1}{W \cdot H} \sum_{x=1}^{W} \sum_{y=1}^{H} I(x, y) \tag{5-3}$$

式中: W ——图像的宽;

　　　H ——图像的高;

　　　$I(x, y)$ ——图像 I 中像素点 (x, y) 的灰度值。

根据大量实验数据,当细胞密度系数 $\gamma \geqslant 0.06$ 时,选用五点式窗口可以较好地选中细胞;当 $\gamma < 0.06$ 时,选用九点式窗口比较合理。

2. 基于多向梯度的图像清晰度评价函数

图像清晰度的准确评价是后续图像分割、特征提取的基础,直接决定了自动对焦的性能。理想情况下,清晰度评价函数的函数曲线,应具有较好的单峰性、高适用性,即曲线峰值处为焦点的位置，且对应不同的图片适用性强。针对宫颈脱落细胞图像对焦不清晰的问题，本节研究改进了一种基于多向梯度的图像清晰度评价函数。

1）边缘检测多梯度性

传统的 Sobel 梯度函数在计算图像清晰度评价函数时，首先将图像 X 轴方向和 Y 轴方向的梯度变化分别进行计算，然后求以上两个梯度变化的平方和。Sobel 梯度函数对图像中的细节部分较为敏感，而且能抑制部分的噪声。设 $f(x, y)$ 为 $M \times N$ 大小的图像在某像素点 (x, y) 处的灰度值，利用 Sobel 算子求得的边缘强度计算公式如式（5−4），代表图像中某像素点是否为边缘的强度大小，该值越大表示像素点越有可能是图像的边缘。

$$G_{\text{Sobel}} = \sqrt{\left[f_1^2(x, y) + f_2^2(x, y) \right]} \qquad (5-4)$$

$$f_1(x, y) = f(x, y) \otimes \begin{pmatrix} -1 & 0 & 1 \\ -2 & 0 & 2 \\ -1 & 0 & 1 \end{pmatrix} \qquad (5-5)$$

$$f_2(x, y) = f(x, y) \otimes \begin{pmatrix} -1 & -2 & -1 \\ 0 & 0 & 0 \\ 1 & 2 & 1 \end{pmatrix} \qquad (5-6)$$

利用 Sobel 梯度算子的清晰度评价函数如式（5−7），代表整幅图像的清晰度大小。

$$F_{\text{Sobel}} = \sum_{x=0}^{M-1} \sum_{y=0}^{N-1} G_{\text{Sobel}} \qquad (5-7)$$

宫颈脱落细胞图像中，由于细胞边缘大多呈近似圆形或椭圆形，而经典 Sobel 算子只是对水平与垂直两个方向的边缘敏感，因此在传统的 X、Y 轴两向梯度算子基础上，增加两个对角线方向的梯度算子。添加后的梯度算子 h_1、h_2、h_3、h_4 分别为

$$h_1 = \begin{pmatrix} -1 & 0 & 1 \\ -2 & 0 & 2 \\ -1 & 0 & 1 \end{pmatrix} \qquad h_2 = \begin{pmatrix} -1 & -2 & -1 \\ 0 & 0 & 0 \\ 1 & 2 & 1 \end{pmatrix}$$

$$\qquad (5-8)$$

$$h_3 = \begin{pmatrix} 0 & 1 & 2 \\ -1 & 0 & 1 \\ -2 & -1 & 0 \end{pmatrix} \qquad h_4 = \begin{pmatrix} -2 & -1 & 0 \\ -1 & 0 & 1 \\ 0 & 1 & 2 \end{pmatrix}$$

原则上，可以继续添加其他方向上的梯度算子，使得算子对边缘的敏感方向更多，评价更加准确。但是由于增加了梯度算子，计算量也会随之增加，因此本对焦系统选用四方向梯度算子。改进后的评价函数表示为 $F_{\text{Sobel\_4}}$。

由于式（5−8）以 2 为范数计算，计算量庞大，不能满足平台的快速性原则，因此改用 1 为范数，可极大地降低计算量。图像的边缘强度计算公式为

$$G_{\text{Sobel\_4}} = |f_1(x, y)| + |f_2(x, y)| + |f_3(x, y)| + |f_4(x, y)| \qquad (5-9)$$

基于多向梯度的图像清晰度评价函数为

$$F_{\text{Sobel\_4}} = \sum_{x=0}^{M-1} \sum_{y=0}^{N-1} G_{\text{Sobel\_4}} \qquad (5-10)$$

该评价函数不但对细胞边缘更加敏感，评价结果更加准确，而且排除了噪声干扰，使评

价函数曲线呈单峰性。

2）评价函数无偏性

传统的图像清晰度评价函数当面对内容、大小等差异较大的视野图像时，其函数的评价值往往出现较大偏差。而一个高适用性的图像清晰度评价函数，应该在对该类差异较大的图像进行评价时，具有高度的无偏性。

图 5-10 为两幅对焦好的宫颈脱落细胞图像。对两幅图片分布采用 Robert 梯度评价函数、Laplacian 评价函数、Prewitt 梯度评价函数和多向 Sobel 梯度评价函数计算其清晰度，计算结果如表 5-2 所示。

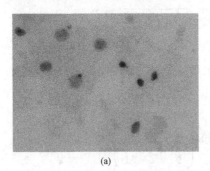 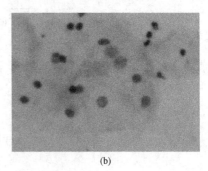

(a)　　　　　　　　　　　　　　　　　　(b)

图 5-10　宫颈脱落细胞图像

表 5-2　不同图像采用不同评价函数时的评价值

评价函数	图 5-10（a）评价值	图 5-10（b）评价值
Robert	1 044 653	2 203 954
Laplacian	88 435 051	172 143 038
Prewitt	2 904 106	5 980 339
多向 Sobel	27 902	54 027

通过表中数据可以发现，同一种评价函数在两幅对焦好的图片上，评价值的大小相差较大。因此在对焦差异性较大的图像时，由于评价值相差较大，无法通过评价值直接反映对焦情况。针对此问题，本节在上述基于多向梯度的评价函数基础上，提出以边缘强度均值表征图像的清晰度。改进后的多梯度图像清晰度评价公式为

$$F = \frac{1}{n} \sum_{i=0}^{n} G_{Sobel\_4}(x, y) \tag{5-11}$$

式中：n——边缘像素的个数。

改进后的图像清晰度评价函数，由于添加了多向梯度边缘检测算子，因此对细胞的边缘更加敏感，评价结果更加准确，抗噪声能力强；而且可以根据图像的具体内容、大小，对评价值自行调整，增加了评价函数的无偏性。

3. 爬山搜索法

目前的宫颈脱落细胞涂片多采用液基薄层细胞学检查（TCT），其制作过程呈半封闭式，相对于传统的巴氏涂片更加优良，将黏液、颗粒等杂质通过离心方法清除。该涂片内细胞较为分散、目标深度统一，因此其清晰度评价曲线较为理想，基本呈单峰性，故采用高效的爬山搜索法对焦平面进行搜索。

爬山搜索法基本思路如下：首先初始化物镜的位置，并设置一个比较大的步长，通过电机驱动镜头以该初始步长沿着调焦曲线向上（或向下）运动搜索峰值。每走完一步就比较当前图像清晰度评价值与上一阶段评价值的大小，如图 5-11 中的搜索方向 A—B—C—D，箭头所指方向为搜索方向。当越过极值时，则改变方向并减小步长开始第二轮查找，如 D—E—F。以此类推，当经过第 i 次搜索，图像清晰度评价值 F_i 满足阈值条件 $F_{LT} \leqslant F_i \leqslant F_{HT}$，或搜索次数 n 达到预设最大搜索次数 N 时，将得到评价函数曲线图上的近似极值，找到近似最佳焦平面 P。

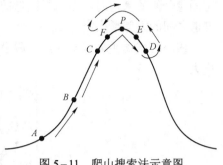

图 5-11　爬山搜索法示意图

5.2　基于改进随机森林算法的上皮细胞识别

5.2.1　图像分割

对宫颈脱落细胞图像中的细胞进行准确、快速的分割，得到感兴趣区域（region of interest，ROI），是后期对宫颈癌细胞判别的重要基础。由于在涂片制作与图像采集的过程中，图像中不可避免地会夹杂一些杂质、干扰等，使得待分割图像中有噪声、模糊、灰度不均匀等问题，增加了图像准确分割的难度。因此，针对宫颈脱落细胞图像，本节首先采用分块 Otsu 算法对细胞图像进行粗分割，获得单个细胞、细胞群落以及杂质块；然后对粗分割的结果进行形状测试，测试条件包括以下两个方面。

（1）面积测试。ROI 的像素点个数 N_p（ROI 面积）是否符合正常细胞面积的范围 $[N_{\min}, N_{\max}]$。

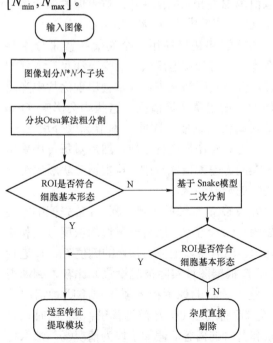

图 5-12　图像分割算法流程图

（2）畸形度测试。通过简易畸形度计算公式 $\gamma = l / N_p$ 计算 ROI 的畸形度，式中 l 为 ROI 的周长。设有畸形度高阈值 γ_T，当 $\gamma \leqslant \gamma_T$ 时测试通过。

假如测试条件通过，则 ROI 为细胞图像，进入特征提取模块；而测试不通过的 ROI（有可能是细胞群落或者杂质块群落），则基于 GVF Snake 模型的分割方法对 ROI 进行二次分割。然后对二次分割结果进行形状测试，测试条件同上。测试不通过则 ROI 为杂质，直接丢弃；测试通过的 ROI 为细胞图像，进入特征提取模块。图像分割算法流程如图 5-12 所示。

1. 基于分块 Otsu 算法的粗分割

Otsu 算法（最大类间方差阈值法）由日本学者 Otsu 于 1979 年提出，其核心思想是在选定图像分割的阈值时，应使得图像的前景平均灰度值、背景平均灰度值和整幅图像的平均灰度值之间的方差最大[52]。

核心公式参见式（5-12）。假设前景与背景间阈值为 K ，K 的选取应满足方差 σ_B^2 达到最大：

$$
\begin{cases}
\sigma_B^2 = w_1 (\mu_1 - \mu_T)^2 + w_2 (\mu_2 - \mu_T)^2 \\[2mm]
\rho_r (r_q) = \dfrac{n_q}{n} \\[2mm]
w_1 = \displaystyle\sum_{q=0}^{K-1} p_q (r_q) \\[2mm]
w_2 = \displaystyle\sum_{q=K}^{L-1} p_q (r_q) \\[2mm]
\mu_1 = \dfrac{\displaystyle\sum_{q=0}^{K-1} q p_q (r_p)}{w_1} \\[2mm]
\mu_2 = \dfrac{\displaystyle\sum_{q=K}^{L-1} q p_q (r_p)}{w_2} \\[2mm]
\mu_T = \displaystyle\sum_{q=0}^{L-1} q p_q (r_q)
\end{cases}
\qquad (5-12)
$$

式中，n 为整幅图像的像素总数，L 是整幅图像的灰度级总数，n_q 是灰度级为 r_q 的像素数量，$q = 0, 1, 2, \cdots, L-1$。图像中前景像素属于集合 C_1，其取值范围为 $\{0, 1, \cdots, K-1\}$；背景像素属于集合 C_2，C_2 取值范围为 $\{K, K+1, \cdots, L-1\}$。

该算法起初只使用一个阈值参数来分割整幅图像，具有处理速度快、对噪声和目标敏感的优点。但是实际情况中，经常会出现涂片中光照不均匀、细胞重叠等情况，这些均会影响 Otsu 算法对阈值的选取。因此，本节选取分块 Otsu 算法，首先对图像进行分块，然后对每一块采用最大类间方差阈值法分割，再根据分块顺序组合成整幅的分割图像。

分块 Otsu 算法的主要步骤为：首先把细胞图像划为 $n*n$ 个子块，求每一子块的灰度方差和灰度均值。然后将以上值与预设的阈值 T_1、T_2 进行（T_1、T_2 根据图像实际情况设置）比较，判断得出该整个子块的像素内容属于以下哪种情况：① 全部为前景；② 全部为背景；③ 同时包含前景和背景的内容。假如子块为情况③，那么将该子块视为一幅完整图像，采用式（5-12）传统

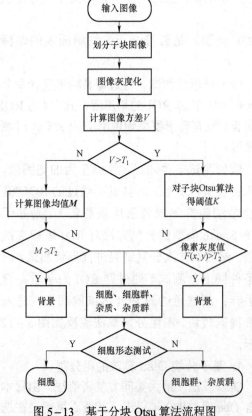

图 5-13　基于分块 Otsu 算法流程图

Otsu 全局最大类间方差阈值法进行分割。基于分块 Otsu 算法的处理流程如图 5–13 所示。

2. 基于 GVF Snake 模型的二次分割

图像经过分块 Otsu 算法的粗分割，得到了细胞图像以及团簇在一起的细胞群落和杂质群落。在此基础上，采用基于 GVF Snake 模型的分割法对细胞群进行二次分割。

1）传统 Snake 模型[55]

Snake 模型，又称主动轮廓模型（active contour model，ACM），该模型的主要思想是使能量最小化。即首先在分割目标的周边，大致定义一个初始轮廓闭合曲线，该曲线可以用能量泛函表示。在一定的逼近规则下求解能量泛函，使得初始轮廓曲线不断向目标边缘逼近，最终收敛至目标边缘[56]。此时该曲线的能量值，即能量泛函值达到最小。其具体过程如下所述。

首先在分割目标周边定义初始轮廓闭合曲线 $v(s) = [x(s), y(s)]$，表示由 $x(s), y(s)$ 点组成的曲线，则该虚线的能量函数 E_{Snake} 定义为

$$E_{Snake} = \int_0^1 E_{internal} + E_{external} \, ds \tag{5–13}$$

$$E_{internal} = \frac{1}{2}\Big[\partial(s)\big|x'(s)\big|^2 + \beta(s)\big|x''(s)\big|^2\Big] \tag{5–14}$$

$$E_{external} = E_{ext}(x(s)) \tag{5–15}$$

在式（5–14）中，$E_{internal}$ 为内部能量，定义中的两项分别为曲线的一阶、二阶导数，分别表示曲线上某一像素点的斜率以及该点的曲率。两者使得曲线在逼近目标曲线时，保持曲线的连续性以及光滑性。其中，$\partial(s)$ 表示曲线的弹性系数，当 $\partial(s) = 0$ 时，曲线将会出现断点；$\beta(s)$ 表示曲线的刚性系数，当 $\beta(s) = 0$ 时，曲线可能发生拐角点。一般情况下，$\partial(s)$、$\beta(s)$ 取常量。

在式（5–15）中，$E_{external}$ 为外部能量，其值与图像的局部信息有着重要的联系，该值可以使得曲线不断向目标曲线逼近，具体数学公式为

$$E_{external} = E_{ext}(x(s)) = -\big|\nabla I(x, y)\big|^2 \tag{5–16}$$

或者为

$$E_{external} = E_{ext}(x(s)) = -\Big|\nabla\big(G_\sigma(x, y) * I(x, y)\big)\Big|^2 \tag{5–17}$$

其中，G_σ 是以 σ 为标准差的高斯函数，$I(x, y)$ 是原图，∇ 是那勃勒算子。

为了使得预设的轮廓曲线与目标边缘重合，即令能量函数 E_{Snake} 最小化，E_{Snake} 需满足以下欧拉公式

$$\frac{\partial}{\partial s}\left(\alpha(s)\frac{\partial x(s)}{\partial s}\right) - \frac{\partial^2}{\partial s^2}\left(\beta(s)\frac{\partial^2 x(s)}{\partial s^2}\right) - \nabla E_{ext}(x(s)) = 0 \tag{5–18}$$

2）GVF Snake 模型

经典的 Snake 模型往往在选取初始轮廓曲线时，出现一定的劣势，例如会距离目标曲线较远，不能收敛于目标曲线，此外，对呈凹陷状的边缘收敛效果也不好。针对以上问题，Xu 等人对传统 Snake 模型进行改良，提出了 GVF Snake 模型。

GVF Snake 模型使用梯度矢量流（gradient vector flow，GVF）代替传统模型中高斯势能场，其数学理论基础是电磁场中的亥姆霍兹定理。GVF Snake 模型的 GVF 场计算公式为

$$F_{ext}^{(g)} = V(x, y) \tag{5–19}$$

对比高斯势能场，GVF 场得到整幅图像的梯度矢量图，因此外力场的作用范围更大。这也表示，即使选定的初始轮廓远离目标轮廓，经过不断逼近，最终会收敛至目标轮廓。同时，外力作用范围增大后，目标轮廓处凹陷部分的外力作用增大，从而使得边界可以收敛至凹陷部分。

5.2.2 细胞图像的特征提取

在 5.2.1 节中，对图像进行了细胞图像分割，从而得到了单个细胞图像，下面对细胞图像进行特征提取。细胞图像的属性特征为宫颈癌细胞判别提供了重要的数据支撑。通常，病理学医师会通过肉眼观察，发现细胞在形态、颜色、纹理等方面的不同，然后结合经验，对细胞的种类、病变程度进行判断。而细胞特征的提取，恰恰是机器模拟医师的眼睛，对细胞的各项属性特征进行"阅读"的过程。因此，应充分整理病理医师对细胞进行判别的主要依据，在细胞图像特征提取研究现状的基础上，从形态、颜色、纹理等方面[57]，对宫颈脱落细胞进行特征提取。

针对宫颈脱落细胞图片，在细胞特征提取时，应重点考虑以下几个问题。

（1）特征稳定性。由于图像采集的环境、设备等外在因素影响，提取的特征应保持较高的鲁棒性。

（2）物理意义结合病理意义。特征应具有一定的物理及病理意义，尤其是病理意义。广泛地结合病理医师经验，提取更有病理意义的特征，而不是一味增加特征参数数量。

（3）特征的计算复杂度。考虑提高计算效率的问题，选取特征和设计特征计算算法时，应在保持特征计算准确度的前提下，简化特征计算算法。

1. 色度特征

医学上，由于染色后细胞的色度会反映出细胞的种类、病变程度等信息，因此病理医师通常会通过染色后细胞的色度差异对病情做出分析。图 5-14（a）、（b）、（c）分别为 3 个不同的细胞核图像，图 5-14（d）、（e）、（f）分别为上述图像的 R、G、B 三通道直方图。由于各通道中，当灰度值超过 200 时，像素个数均为 0，因此为方便观察，只截取直方图中灰度值小于 200 的部分。通过直方图可知，不同的细胞图像在同一颜色通道里，直方图分布具有一定的规律性，同时在具体数值上相对分散，因此可以初步说明颜色特征的有效性。此外，同一细胞核图像在不同的颜色通道里，直方图分布差异较大，因此可从 R、G、B 三个通道分别提取细胞核的颜色特征。

1）R、G、B 三通道均值 AR、AG、AB

R、G、B 三通道均值 AR、AG、AB 用来表示某一颜色在整幅图像中的分布状况。设图片中的细胞于 R、G、B 三个颜色空间的分量分别为 r_i, g_i, b_i，其中 $(i=1,2,\cdots,n)$，n 表示细胞区域内像素点的个数。则 R、G、B 三通道均值的计算公式分别为

$$AR = \frac{1}{n}\sum_{i=1}^{n} r_i \tag{5-20}$$

$$AG = \frac{1}{n}\sum_{i=1}^{n} g_i \tag{5-21}$$

$$AB = \frac{1}{n}\sum_{i=1}^{n} b_i \tag{5-22}$$

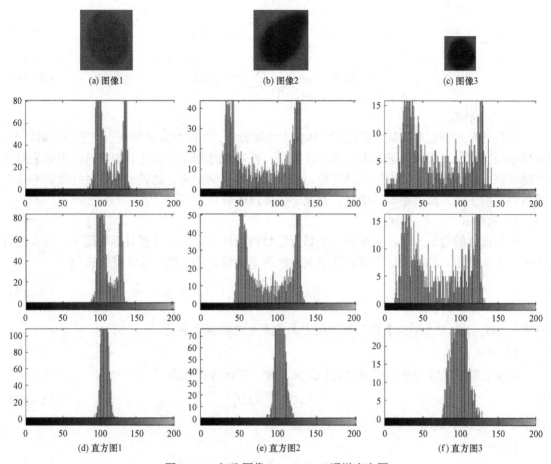

图5-14 细胞图像R、G、B三通道直方图

2）R、G、B 三通道标准差 SR、SG、SB

R、G、B 三通道标准差 SR、SG、SB 同样可以表示某一颜色在整幅图像中的分布状况，从而判断整幅图像颜色分布的状况。具体公式分别为

$$SR = \sqrt{\frac{1}{n}\sum_{i=1}^{n}(r_i - AR)^2} \qquad (5-23)$$

$$SG = \sqrt{\frac{1}{n}\sum_{i=1}^{n}(g_i - AG)^2} \qquad (5-24)$$

$$SB = \sqrt{\frac{1}{n}\sum_{i=1}^{n}(b_i - AB)^2} \qquad (5-25)$$

3）R、G、B 三通道偏差 VCR、VCG、VCB

色度空间通道的偏差 VCR、VCG、VCB，可以度量三通道直方图是否对称，该偏差值越大说明直方图越不对称，反之则说明其越对称。计算公式如下所示。其中 VR、VG、VB 为三通道方差，为 SR、SG、SB 的平方值。

$$VCR = \frac{1}{n\sqrt{(VR)^3}}\sum_{i=1}^{n}(r_i - AR)^3 \qquad (5-26)$$

$$VCG = \frac{1}{n\sqrt{(VG)^3}} \sum_{i=1}^{n} (g_i - AG)^3 \tag{5-27}$$

$$VCB = \frac{1}{n\sqrt{(VB)^3}} \sum_{i=1}^{n} (b_i - AB)^3 \tag{5-28}$$

2. 形态特征

细胞的形态特征对应其外形轮廓、体积大小等特性，是对细胞进行判别的重要信息之一，主要包括有面积、周长、圆形度、离心率等[58]。在对细胞形态特征进行提取时，可以采用边界链码技术进行实现，该方法计算简单，且十分节省存储空间。此处采用逆时针赋值的八连通链码。由于该方法已经非常成熟，因此不在此赘述。

1）面积 A

假设像素的边长为 1，则面积 A 为目标区域内的像素个数。计算目标的面积，可以先将图像二值化处理，然后统计二值化图中灰度值为 1 的像素点个数，其计算公式为

$$A = \sum_{x=1}^{M} \sum_{y=1}^{N} f(x, y) \tag{5-29}$$

式中，$f(x,y)$ 为 $M*N$ 大小的二值化图中某像素点处的灰度值。

2）周长 L

周长 L 表示细胞边缘上相邻像素的距离总和。其计算公式为

$$L = N_e + \sqrt{2}N_o \tag{5-30}$$

式中，N_e 为偶数链码的个数，N_o 为奇数链码的个数。

3）圆形度 C

圆形度 C 用来表示目标图像与标准圆形的偏离程度。当 $C=1$ 时，目标为圆形，C 值越小，目标越偏离圆形。其计算公式为

$$C = \frac{4\pi A}{L^2} \tag{5-31}$$

4）矩形度 R

矩形度 R 用来表示目标图像与标准矩形的偏离程度。当 $R=1$ 时，目标为矩形，R 值越小，目标越偏离矩形。其计算公式为

$$R = \frac{A}{W \times H} \tag{5-32}$$

式中：A —— 目标图像的面积；

W —— 宽度；

H —— 高度。其计算公式分别为

$$W = \max\left(\sum_{k=1}^{i} a_{kx} + x_0\right) - \min\left(\sum_{k=1}^{i} a_{kx} + x_0\right) \tag{5-33}$$

$$H = \max\left(\sum_{k=1}^{i} a_{ky} + y_0\right) - \min\left(\sum_{k=1}^{i} a_{ky} + y_0\right) \tag{5-34}$$

5）椭圆度 E

椭圆度 E 用来表示目标区域与椭圆的偏离程度。椭圆度是测量对象形状惯用的特征，并

且正常的上皮细胞多是呈椭圆形的,因此提取椭圆度作为特征之一十分必要。E 的值越大,目标的椭圆度越高。其计算公式为

$$E = \frac{4A}{\pi \cdot D_l \cdot D_s} \qquad (5-35)$$

式中,D_l 为细胞长轴的长度,表示整个细胞平面上边缘的最大截距。D_s 为细胞短轴的长度,即为过长轴 D_l 的中点位置,且与 D_l 垂直的截距。D_l 的计算公式为

$$D_l = \max(d_i) \qquad (5-36)$$

式中,d_i 表示整个细胞边缘上,任意两点 (x_i, y_j),(x_{i+m}, y_{j+n}) 之间的距离,即 $d = \sqrt{(x_i - x_{i+m})^2 + (y_j - y_{j+n})^2}$。

6)类癌细胞形态度 LC

以上特征都是一些常规的形状评价特征,而针对宫颈细胞,可能会遗漏一些宫颈细胞中特有的形状特点。尤其是当细胞发生癌变时,常伴有细胞核大小差异、轮廓粗糙,出现凹陷现象。

针对细胞癌变时出现的凹陷现象,本节提出了一种类癌细胞形态度 LC。该度量评价值综合了细胞的大小、凹陷程度,以及细胞轮廓的光滑度。其计算公式为

$$LC = \frac{8 \lg L}{\pi \cdot D_l \cdot D_s \cdot (T + \lg A)} \qquad (5-37)$$

式中,T 为常量值,根据不同种类的癌症具体调整,这里取 0.35。

3. 纹理特征

纹理特征区别于形态特征,形态特征一般以边缘图像为主要分析对象,提取与外形轮廓相关的属性信息[59];而纹理特征更多的是专注于细胞整体与局部的纹路特征,通过与周边环境进行对比,反映对象表层特有的组织排列特征。

本节利用灰度共生矩阵间接获取目标在 0°、45°、90°、135°方向上的对比度、能量等纹理特征。灰度共生矩阵其主要思想是空间中的像素点具有不同的灰度值,因此在空间中形成了一定的灰度空间对应关系[60]。不同的灰度空间对应关系,形成了不同的纹理特征。简单来说,灰度共生矩阵就是代表了不同空间距离、不同空间角度下,某种特定灰度关系的像素点对的数量。

由于彩色图像灰度级一般包括 256 个,如果直接求算灰度共生矩阵,将会产生有 256*256 个元素之多的庞大矩阵,带来巨大的计算量。因此,一般采用直方图均衡将灰度级压缩至 8 级。假设有一幅 5*5 像素灰度级范围为 0~255 的图像,经直方图均衡后灰度级为 8 级,即每个像素点可能的灰度值变化范围为 1~8,则得到的灰度共生矩阵为 8*8 阶,如图 5-15 所示。

1	1	3	3	4
3	2	7	8	4
5	3	4	6	2
6	4	5	1	2
5	1	3	1	3

图 5-15 直方图均衡后的图像

通过计算两个灰度级在 θ 方向上，距离为 d 的次数得到灰度共生矩阵 $\boldsymbol{P}$。例如，首先计算 $\theta = 0°$ 方向上的灰度共生矩阵 $\boldsymbol{P}_1$，计算时距离 d 的取值不能大于图像的灰度级数。特殊地，当 $\theta = 0°$，$d = 1$ 时，$\boldsymbol{P}_1$ 代表了不同的两个灰度级左右相邻的次数。

$$\boldsymbol{P}_1 = \begin{pmatrix} 1 & 1 & 3 & 0 & 0 & 0 & 0 & 0 \\ 0 & 0 & 0 & 0 & 0 & 0 & 0 & 0 \\ 1 & 1 & 1 & 2 & 0 & 0 & 0 & 0 \\ 0 & 0 & 0 & 0 & 1 & 1 & 0 & 0 \\ 2 & 0 & 1 & 0 & 0 & 0 & 0 & 0 \\ 0 & 1 & 0 & 1 & 0 & 0 & 0 & 0 \\ 0 & 0 & 0 & 0 & 0 & 0 & 0 & 1 \\ 0 & 0 & 0 & 1 & 0 & 0 & 0 & 0 \end{pmatrix}$$

同理，可以求得在 $\theta = 45°$、$\theta = 90°$、$\theta = 135°$ 时的灰度共生矩阵 $\boldsymbol{P}_2$、$\boldsymbol{P}_3$、$\boldsymbol{P}_4$。为使得以下纹理特征计算公式简易，对灰度共生矩阵进行正则化

$$Q_\delta(i,j) = \frac{P_\delta(i,j)}{R} \tag{5-38}$$

式中，R 为正则化常数，代表相邻点对组合的数量。

通常情况下，为了更直观、有效地利用灰度共生矩阵，对该矩阵进行二次统计。针对宫颈脱落细胞，提取以下的特征。

1）对比度 CON

对比度反映了图片中纹理脉络的清晰度。其计算公式为

$$\text{CON} = \sum_{i,j} \{|i-j|^2 \, Q_\delta(i,j)\} \tag{5-39}$$

2）能量 ENE

能量反映了一张图像当中，灰度分布的均匀程度，灰度分布越是均匀，能量越大。其计算公式为

$$\text{ENE} = \sum_{i,j} Q_\delta^2(i,j) \tag{5-40}$$

3）熵 ENT

熵反映了图像中的信息量，是图像纹理随机性的体现。熵值较大，说明共生矩阵中元素较为分散时，原图中纹理越复杂、越不均匀。其计算公式为

$$\text{ENT} = \sum_{i,j} \{Q_\delta(i,j) \cdot \log[Q_\delta(i,j)]\} \tag{5-41}$$

4）同质度 HOM

同质度表征了目标像素的均匀程度。当图像的灰度值大小分布较为均匀，矩阵的非零元素大都聚集在对角线附近，因此 $(i-j)^2$ 较小，HOM 较大。反之，当图像的灰度值大小分布分散，矩阵中的元素在整个灰度共生矩阵中较为分散，远离对角线，因此 $(i-j)^2$ 较大，均匀度较小。其计算公式为

$$\text{HOM} = \sum_{i,j} \frac{Q_\delta(i,j)}{[1+(i-j)^2]} \tag{5-42}$$

5.2.3　基于人工鱼群算法优化的随机森林模型

1. 随机森林算法与其参数影响分析

1）随机森林算法基本思想

决策树作为单一的分类器，分类效率高，但是其分类结果往往会出现局部最优，不能找到全局最优解；且在决策树的训练过程中，容易出现过拟合的现象[61]。随机森林（random forest，RF）算法，是由一系列相互独立的决策树组合而成的，每一个决策树构成了整个随机森林算法的最小组成。其表达形式可以写成 $R = \{h(x, \theta_k), k = 1, 2, \cdots, K\}$，其中 θ_k 为随机性向量，服从于独立同分布，K 为整个分类器中单独决策树的数量。随机森林算法通过训练网络里的每一个决策树，并且经过剪枝等流程，从而选出最优分裂策略。当随机森林分类器给定一个自变量 x 后，每个决策树都会对输入进行互不影响的独立判断，最终通过投票选定整个分类器最优的分类结果。单独的决策树决策能力往往是比较薄弱的，但是将一系列决策树进行有机集合，其决策能力将十分强大。

创建一个有 N 棵决策树的森林，需要有数据量为 N 的训练样本集。为了使得决策树不产生局部最优解，在随机森林算法中采用有放回的 Bagging 抽样法进行抽样，创建一个含有 N 个训练样本的样本集。使用该方法抽取训练样本的同时，新建的训练样本集中会有样本重复，同时会有部分未被抽中的 OOB 样本。因此，随机森林算法的误差精度判断可以直接基于训练样本计算，因为当样本量比较大时，会有约 36.8% 的 OOB 样本不被训练，因此可以拿来进行测试。当 OOB 样本测试结束，正确率 λ 达到稳定时，随机森林训练完毕。

相较于其他分类器，随机森林算法具有一系列的优势。首先，它对输入数据的适应能力更强，输入可以是不经过任何缩放的二元特征、数字特征、高位数据等[34]；其次，经典的随机森林算法使用简单，训练速度快，效率高；同时，随机森林算法引入了两个随机性（为每个决策树抽取样本时生成的训练子集的随机性，每个决策树自身构建属性子空间的随机性），使得分类器具有很强的抗噪能力，且不会有过拟合的问题。由于作为识别上皮细胞的分类器需要处理大量的细胞图像，因此宜选择训练和处理速度更快、对输入数据更具包容性的随机森林算法。

2）参数影响分析

随机森林算法的构建流程主要分抽取训练集、训练决策树及算法创建和执行，如图 5-16 所示。其中森林规模大小和随机特征变量选择是训练过程中的重要参数。森林的规模大小 nTree 表示分类器中基分类器的数量。选择随机特征变量 k 是指决策树的节点在进行分裂时，用来进行计算最佳属性的特征数量。当决策树进行分类时，通常会在所有特征里随机地选出 k（$\mathrm{lb}M + 1$ 或 $\sqrt{M}$）个特征用来计算最佳分裂属性。其中 M 是输入变量的数量，该部分特征不用参与计算，只负责最佳分裂属性的计算，其目的是降低树之间的相关性，且提高每棵树的分类准确率。

nTree 表示随机森林中决策树的多少，nTree 越大，则决策树越多，随机森林分类器的多样性越好，分类精度越高；但是 nTree 达到某值后分类效果趋于不变，同时会导致分类器的时间空间计算量变大，解释性降低。nTree 过小，则致使分类器多样性降低，分类性能变差、精度降低。k 表示创建随机森林过程中，节点分裂时无放回式地从总特征集中进行抽样得到的特征子集的大小。通常情况下，k 值在创建决策树时不变，且远小于总特征集的大小，其意义是可以防止分类器出现过拟合，同时增加决策树之间的多样性。当 k 值过大时，则会造成决策树之间多样性低，降低分类效果；当 k 值过小时，虽然基分类器间多样性很高，但是分类器的分类精度、泛化能力都会降低。k 比较常见的取值有 1，$\sqrt{M}$，$2\sqrt{M}$，$\mathrm{lb}M+1$。当 M 值较小时，选用 $\mathrm{lb}M+1$ 时算法性能较好。

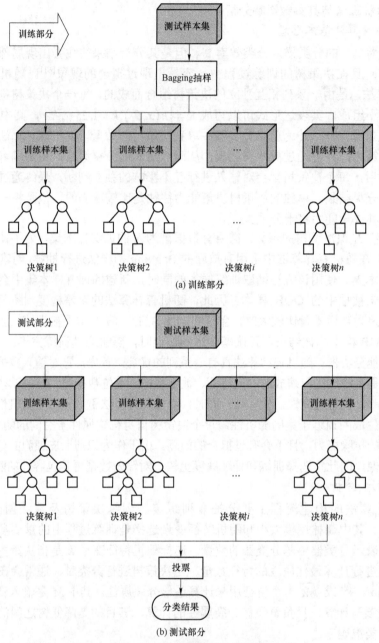

(a) 训练部分

(b) 测试部分

图 5-16　随机森林算法流程图

由此可见，影响随机森林算法计算速度和分类效果的参数主要包括森林的规模大小 nTree 及属性特征的子集规模 k。

2. 基于 AFSA 的特征选择与参数优化模型

事实上，大量的研究表明，假如一个集成分类算法在训练时，其基分类器能达到较高的分类精度，且各个基分类器之间独立、互不影响，则该集成分类算法有十分理想的分类结果。因此，在对随机森林网络的性能进行改善时，只需要尽可能地提高单棵决策树的分类精度，同时保证树与树之间互不影响，即保证样本子空间和特征子空间的有效性和多样性即可。

经典随机森林算法中，为降低树与树之间的相关性，从总特征中以随机的形式选择一些特征供单棵决策树学习。但是在随机选择出的子特征集中，往往会出现一些冗余特征，降低单棵决策树的分类精度，影响整个分类器的泛化能力。Díaz-Uriarte 提出按相关特征和不相关特征的比例对特征的重要性进行排序[62]，Svetnik 提出对特征进行加权计算[63]。由于以上算法计算都较为复杂，此处研究了一种基于人工鱼群算法优化的随机森林分类器模型，即利用人工鱼群算法（artificial fish swarm algorithm，AFSA）对随机森林分类器进行特征选择，同时对森林规模等参数进行优化。

1）人工鱼群算法基本思想

人工鱼群算法即通过观察鱼群觅食、游行等生活习性，发现食物较多的空间里通常会聚集大量鱼群，仿照鱼类运动、觅食、群聚及追尾等，从而实现自下而上全局的优化[64]。

图 5-17 为人工鱼的视觉模拟图。假设在某一 d 维空间内有数量为 N 的人工鱼，向量 $\boldsymbol{X} = (x_1, x_2, \cdots, x_d)^{\mathrm{T}}$ 为该鱼群中所有人工鱼的状态位置，visual 为人工鱼的视野范围，step 为人工鱼在游动时的最大步长。在某时刻，该人工鱼随机选择视野范围内的一个状态 $\boldsymbol{X}_v = (x_{v1}, x_{v2}, \cdots, x_{vd})$，若状态 $\boldsymbol{X}_v$ 优于 $\boldsymbol{X}$，则该鱼向状态 $\boldsymbol{X}_v$ 方向移动至 $\boldsymbol{X}_j$；否则该人工鱼在视野范围内随机选择其他状态并移动。$d_{i,j} = \left\| \boldsymbol{X}_i - \boldsymbol{X}_y \right\|$ 表示两条人工鱼之间的空间距离。$Y = f(\boldsymbol{X})$ 表示某人工鱼所感知到 $\boldsymbol{X}$ 处的食物浓度，Y 表示目标函数值。δ 表示某空间位置鱼群的拥挤度因子。

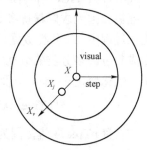

图 5-17 人工鱼的视觉模拟图

以下为人工鱼群的核心行为。

（1）觅食行为。生物为了生存，当发现某区域食物浓度较高时，将快速地游向该区域。假设某人工鱼 i 在状态 $\boldsymbol{X}_i$ 没有发现食物，随机进入下一个新状态 $\boldsymbol{X}_j$，则该一过程可以表示为

$$X_{i\_\text{next}} = X_i + \text{visual} * \text{Rand}() \qquad (5-43)$$

式中，Rand () 为服从均匀分布的随机数，其取值范围为 $(-1, 1)$。

当人工鱼感知到 $\boldsymbol{X}_j$ 处食物浓度高于 $\boldsymbol{X}_i$ 时，人工鱼则按照式（5-44）的方式移动算子游至 $\boldsymbol{X}_j$ 处。假如到达 $\boldsymbol{X}_j$ 后其状态不如 $\boldsymbol{X}_i$，则继续尝试新的移动，反复尝试达预设次数 try_number 后，如果不能找到合适状态，则执行随机行动。

$$X_{i\_\text{next}} = X_i + \frac{X_j - X_i}{\left\| X_j - X_i \right\|} \cdot \text{Rand}() \cdot \text{step} \qquad (5-44)$$

（2）聚群行为。鱼群在发现所处环境遭到威胁或者发现某处具有大量食物时，为了提高种群存活率和进食效率会进行聚群行为。假设有状态为 $\boldsymbol{X}_i$ 的人工鱼，统计该鱼的视野范围内（$d \leqslant \text{visual}$）全部的鱼的数量 n_f 及该范围内鱼群的中心点位置 $\boldsymbol{X}_c$。如果式 $Y_c / n_f > \delta Y_i$ 成立，则鱼群中心处函数值较高并且该鱼附近的人工鱼密度较低，该鱼将按式（5-45）所示的移动算子进行游动。反之如果聚群行为条件不成立，则该人工鱼将进行觅食行为。

$$X_{i\_\text{next}} = X_i + \frac{X_c - X_i}{\left\| X_c - X_i \right\|} \cdot \text{Rand}() \cdot \text{step} \qquad (5-45)$$

（3）追尾行为。个体鱼在移动时，由于对食物方向的趋向及集体远离天敌的需要，会因

为其他部分鱼的移动而移动，称这种行为为追尾行为。假设有状态为 $\boldsymbol{X}_i$ 的人工鱼，统计该鱼的视野范围内（$d \leqslant \text{Visual}$）其他鱼的数量 n_f，并在该范围里找到周边食物浓度最大 $\boldsymbol{Y}_{\max}$ 的人工鱼 $\boldsymbol{X}_{\max}$。如果式 $\boldsymbol{Y}_{\max} / n_f > \delta \boldsymbol{Y}_i$ 成立，说明此刻人工鱼 $\boldsymbol{X}_{\max}$ 周边鱼的密度不高，还有继续聚群的空间，因此该人工鱼根据式（5-46）的移动算子游动。如果追尾条件不成立，则继续觅食行为。

$$\boldsymbol{X}_{i\_\text{next}} = \boldsymbol{X}_i + \frac{\boldsymbol{X}_{\max} - \boldsymbol{X}_i}{\|\boldsymbol{X}_{\max} - \boldsymbol{X}_i\|} \cdot \text{Rand ()} \cdot \text{step} \tag{5-46}$$

2）特征选择与参数优化

利用鱼群算法对特征进行选择，去除冗余特征[65]，同时进行随机森林中的参数 nTree 及参数 k 的优化。通常的算法是通过 p 折交叉验证对 k 进行遍历，然后根据计算出的最小误差值或者最大 AUC 来确定最优值。但是这种算法的时间复杂度较高，因此不适合大数据量的特征集。因为求解最优参数实际上是求解最小化泛化误差，因此在接下来的特征选择和参数优化过程中，二分类数据可以用 OOBerror 来替代交叉验证时的时间消耗，这样时间复杂度则变成 $1/p$。多分类的数据则采用全体误分率。而在分类的过程中，要采用交叉验证。

优化变量 nTree、k 及 $\{\text{Attribute}_i | i = 1, 2, \cdots, M\}$ 采用的目标函数为

$$f\left(\text{nTree}^*, k^*, \{\text{Attribute}_i | i = 1, 2, \cdots, M\}\right) = \arg\min(\text{avg}(\text{OOBerror})) \tag{5-47}$$

设置 nTree 取值范围为 $[0, 500]$，k 的取值范围为 $[1, M]$。

nTree	k	Attribute
0 0 1	1 0 1	1 0 1 1 0 1 0

图 5-18　二进制编码示意图

人工鱼群算法修改为二进制算法。在编码时，整段数码被分切成 3 个片段，如图 5-18 所示。将 nTree 和 k 的原实数进行二进制表达，并分别放置于二进制段的前两个片段中。$\{\text{Attribute}_i | i = 1, 2, \cdots, M\}$ 片段的 0 表示该位置处的特征未被选择，1 表示该位置处的特征被选择。且有约束条件 $k \leqslant \text{sum}(\text{Attribute}_i = 1)$。

基于鱼群算法的特征选择与参数优化流程如图 5-19 所示。

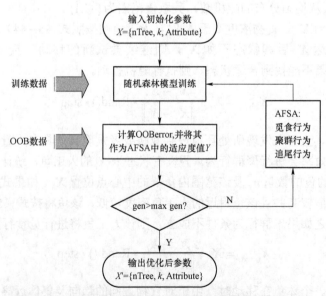

图 5-19　基于鱼群算法的特征选择与参数优化流程框图

AFSA 算法的详细流程如下。

步骤 1：种群参数初始化。包括人工鱼数量 N，迭代次数 max gen，鱼群位置 $X = (x_1, x_2, \cdots, x_d)^{\mathrm{T}}$，人工鱼的视野范围 visual，尝试次数 try_number，最大步长 step，鱼群拥挤度因子 δ。

步骤 2：结合随机森林分类器，计算每条人工鱼所在区域的食物浓度 $Y = \max(1/f)$。

步骤 3：对每个人工鱼接下来的聚群行为、追尾行为、觅食行为、随机行为进行评价，比较每个行为后人工鱼所处位置的食物浓度，选择其中的最优操作，并对位置状态进行更新，生成新的鱼群分布。

步骤 4：对比人工鱼的状态，设置最优人工鱼。

步骤 5：判断算法是否仍需继续。如果 gen＞max gen 成立，则算法结束；否则算法转至步骤 3 继续进行。

3. 基于改进随机森林算法的上皮细胞识别

通过上述理论分析及模型的建立，用于上皮细胞识别的改进随机森林分类器具体训练步骤如下。

步骤 1：初始化 AFSA、RF 算法中的参数。包括人工鱼数量 N，迭代次数 max gen，鱼群位置 $X = (x_1, x_2, \cdots, x_d)^{\mathrm{T}}$，人工鱼的视野范围 visual，最大步长 step，鱼群拥挤度因子 δ，尝试次数 try_number。

步骤 2：假设原训练样本集为 (X, Y)，$(x_1, y_1), (x_2, y_2), \cdots, (x_N, y_N) \in (X, Y)$，集合的样本数量为 N；使用 Bootstrap 采样法抽取 N 个样本 (x_i, y_i)，作为训练样本集 (X^*, Y^*)。

步骤 3：输入训练样本 (X^*, Y^*)，训练独立的决策树。

步骤 4：循环上述两个步骤，直至生成具有预设棵数 nTree 的决策树森林，即完成随机森林分类器的初步建立。

步骤 5：将 OOB 样本作为测试样本，对分类器进行测试，得到 OOBerror，并作为 AFSA 算法中的适应度值 Y。

步骤 6：判断 gen＞max gen 是否成立，成立则输出优化后的 RF 分类器参数 nTree，k，$\{\text{Attribute}_i \mid i = 1, 2, \cdots, M\}$，并进入步骤 8；否则通过 AFSA 算法，将 RF 分类器参数 $X = \{\text{nTree}, k, \text{Attribute}\}$ 作为人工鱼的初始状态分别进行觅食、聚群、追尾行为，更新全局最优人工鱼状态 $X' = \{\text{nTree}, k, \text{Attribute}\}$。

步骤 7：使用优化后参数 $X' = \{\text{nTree}, k, \text{Attribute}\}$ 重新对 RF 分类器进行设置，并进入步骤 2。

步骤 8：完成分类器训练，并将 OOBerror 作为分类的正确率 λ。

基于改进随机森林算法的上皮细胞识别算法流程如图 5-20 所示。

分类器训练完毕，对包括 800 个上皮细胞图像和淋巴细胞图像的测试样本集进行特征提取，然后将其输入至分类器对上皮细胞进行识别。根据本书前面章节内容，每个样本提取 19 维特征。经后续实验验证，参数优化后的随机森林分类器其基本分类器对数据分类结果的置信度更高，整体分类器泛化能力更强。

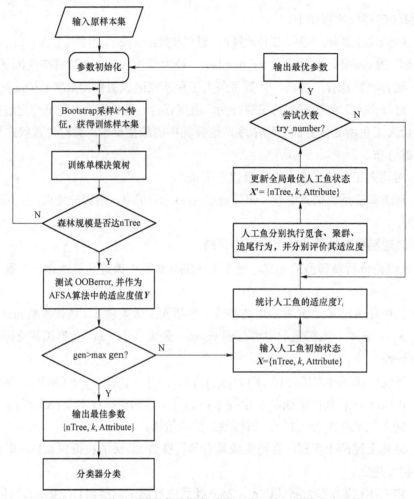

图 5-20 基于改进随机森林算法的上皮细胞识别算法流程图

5.3 基于强特征 CNN-SVM 的癌变上皮细胞识别

前面解决了对上皮细胞图像（包括正常、癌变上皮细胞图像）和淋巴细胞图像进行分类的问题，本节主要任务是对正常上皮细胞和癌变上皮细胞进行分类，从而达到宫颈癌细胞识别的目的。由于病变与非病变的上皮细胞相似度较高，因此本节引入了一种基于强特征的 CNN-SVM 模型，使得分类器加强对特定特征（强特征）的考量，该模型具有特征提取全面、分类效果精度高的特点。

5.3.1 数据集扩增与良性仿射

数据集扩增即在现有样本数量的情况下，通过对样本进行适当的处理，创造一批符合现实意义的差异性样本"副本"。

为了增加系统鲁棒性，提高分类的泛化能力，往往需要尽可能全地覆盖样本空间、提供足够多的样本供模型进行学习，以应对后期的各种待测样本。但是在实际情况中，样本数量往往不足，使得模型无法全面地对某一知识进行系统学习。鉴于此，需要采用对初始样本仿射变换的方式，如图像旋转、图像缩放等，扩增数据，创建一批新的样本。

在数据集扩增时，应注意采用良性仿射，而不能采用恶性仿射。因为新扩建的数据应保持其标签不变，即实际性质不被改变。例如，模型的初始数据为宫颈上皮细胞图像，当对细胞图像进行旋转的仿射操作后，细胞图像仍与原细胞图像性质相同，即假设该细胞旋转前是正常细胞，旋转后形态、颜色、纹理等基本特征均未被改变，因此其依旧是正常细胞；假设旋转前为癌变细胞，则旋转后依旧是癌变细胞，这种不破坏原样本性质的仿射操作称之为对样本的良性仿射。而假设对该细胞图像进行图像缩放的仿射操作，作为细胞重要属性之一的面积被改变，缩放前后的细胞实际性质则有可能发生改变（如癌变细胞经缩放后的特征已不再是癌变细胞的特征），样本标签与实际样本不能对应，该类破坏原样本性质的仿射操作则被称为对样本的恶性仿射。此处对宫颈细胞图像采用以下两种良性仿射方式。

1. 图像旋转

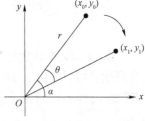

对原图像按照顺时针方向旋转 θ，$\theta \in (0°, 360°)$。如图 5-21 所示，点 (x_0, y_0) 经顺时针旋转 θ 后坐标变成 (x_1, y_1)。原则上，θ 在其取值范围内取任何值都可以，但是假如 θ 取值太小，该扩增样本与原样本几乎等同，则意义不大。因此，分别取 $\theta = 90°$、$\theta = 180°$、$\theta = 270°$ 对原图进行翻转。

图 5-21　图像旋转示意图

如图 5-22 所示，经图像旋转后，原数据量为 N 的样本集扩增至数据量为 $4 \times N$ 的样本集。

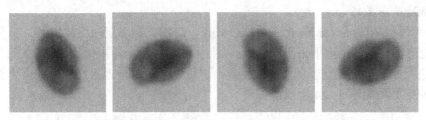

图 5-22　细胞核原图及当 $\theta = 90°$、$\theta = 180°$、$\theta = 270°$ 时的旋转图

2. 图像镜像

常用的镜像主要分为在水平、垂直两个方向上进行镜像操作，前者是将图像的左半部分和右半部分以图像的垂直中轴线为中心逐点进行转换，后者是将图像的上下两部分以水平中轴线为中心逐点进行转换。图像镜像对细胞内部形态、颜色、纹理等特征也未做出改变，其现实意义未曾改变，因此也可以作为宫颈上皮细胞的良性仿射。

以水平镜像为例，假设某一图像高度为 H，宽度为 W，则原像素点所在坐标 (x_0, y_0) 经过水平镜像转换后坐标变为 $(W - x_0, y_0)$，该过程矩阵表达式为

$$\begin{pmatrix} x_1 \\ y_1 \\ 1 \end{pmatrix} = \begin{pmatrix} -1 & 0 & W \\ 0 & 1 & 0 \\ 0 & 0 & 1 \end{pmatrix} \begin{pmatrix} y_0 \\ x_0 \\ 1 \end{pmatrix} \tag{5-48}$$

式中，x_1、y_1 分别为水平镜像转换后的像素坐标。上式的逆运算矩阵表达式为

$$\begin{pmatrix} x_0 \\ y_0 \\ 1 \end{pmatrix} = \begin{pmatrix} -1 & 0 & W \\ 0 & 1 & 0 \\ 0 & 0 & 1 \end{pmatrix} \begin{pmatrix} x_1 \\ y_1 \\ 1 \end{pmatrix} \tag{5-49}$$

即原图像与镜像图像像素点位置对应关系为

$$\begin{cases} x_0 = W - x_1 \\ y_0 = y_1 \end{cases}$$

（5-50）

图像分别经过水平镜像、垂直镜像转换后，如图 5-23 所示，其样本的数据量将变为原来的 3 倍。

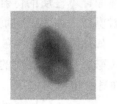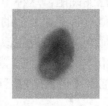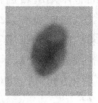

图 5-23　细胞核原图及其垂直、水平镜像转换图

至此，原数据量为 N 的样本集经过两次良性仿射后，其数据量变为 $4 \times 3 \times N$，即样本集数据量扩增了 12 倍。通过简易的良性仿射，对样本进行成倍的有效提高，将会为模型提供更多的学习样本，有益于提高模型的鲁棒性和分类效果。

5.3.2　强特征 CNN-SVM 网络模型

1. 传统 CNN 与 SVM 概述

1）CNN 基本思想

卷积神经网络（convolutional neural network，CNN）由多层网络构成[66]，分别包括输入层、卷积层、池化层（也称下采样层）、全连接层。其中，卷积层和池化层构成隐含层，可以前后多个进行串联；全连接层负责分类识别，也可以采取单全连接层或者多全连接层。经典卷积神经网络结构如图 5-24 所示。

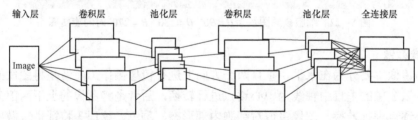

输入层　　卷积层　　　池化层　　　卷积层　　　池化层　　全连接层

Image

图 5-24　经典卷积神经网络结构图

通常，可以把经典卷积神经网络结构分为特征提取和分类器两个部分。卷积层和池化层用于对图像进行特征提取，全连接层利用 BP 神经网络进行分类。由于同一层下的神经元权值共享，该种设置同生物神经网络类似，可以大大地降低网络的复杂性，简化参数学习进程，去除特征与位置的关系。

假设在网络中，第一个卷积层包括 k 个 $n*n$ 大小的卷积核，则能够提取到图像的 k 种特征，即生成 k 个特征图。由于卷积核对应图像特征，卷积核的种类越多，卷积神经网络能够提取的特征种类也就越多，产生特征图也就越多。池化层的作用是对高维数的特征向量进行降维，同时去除图像中的冗余信息，减少参量数量。当进行采样局部平均后，可以降低特征映射的分辨率，增加系统对旋转平移特性的鲁棒性。

经典卷积神经网络虽然具有方便处理高维数据、无须手动选取特征、取得适当权重即可获得好的分类效果等优点，但是由于其提取特征的物理意义不明确、需要不断调参且需要大量的训练样本，传统 CNN 在高精度分类时还有进步的空间。针对现有经典卷积神经网络的不足，尤其针对提取特征的物理含义不明确的弊端，下面提出一种基于强特征的卷积神经网络。

2）SVM 基本思想

支持向量机（support vector machine，SVM）的核心思想是通过找到一个最优超曲面，使得超曲面两侧的距离达到最大，从而实现二分类。SVM 具有构建和调参方便、泛化能力强的优点。线性分类器作为 SVM 的重要概念之一，其作用为在多维空间里找到一个超平面将两类可分的特征向量进行分割[67]，如图 5-25 所示。在有的分类情况下，会存在多个超平面，此时的分类原则是：寻找并采用使得分类间隔（图 5-25 中 l_1 与 l_2 的垂直距离）最大的超平面，称该平面为最优超平面。

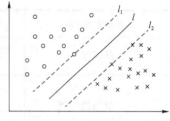

图 5-25　SVM 线性分割示意图

假设一个样本集合 $\{(x_1,y_1),(x_2,y_2),\cdots,(x_n,y_n)\}$，$x_n \in \mathbf{R}^d$，$y_n \in \{m,n\}$，且有 $m \neq n$，该超平面用公式 $f(x)=\omega x+b$ 来表示，3 条分类线 l_1、l、l_2 可依次用公式 $\omega x+b=1$，$\omega x+b=0$，$\omega x+b=-1$ 来表示，l_1、l_2 分别为位于 l 两侧且与超平面 l 平行的两条直线。当 $f(x)=0$ 时，该点 x 正好处于超平面上；当 $f(x)<0$ 时，x 处于左上侧区域；否则 x 处在右下侧区域。

根据点到直线的距离公式可知，l_1、l_2 到中间线 l 的距离都为 ω 的 $1/\|\omega\|$，则 l_1、l_2 之间的距离（即分类间隔）为 $2/\|\omega\|$。由最优超平面意义可知，要使分类间隔 $2/\|\omega\|$ 达到最大，则应首先满足约束条件

$$y_i(\omega x_i+b) \geqslant 1, i=1,2,\cdots,n \tag{5-51}$$

然后构造最优超平面为

$$\min \phi(\omega,b) = \|\omega\|^2/2 \tag{5-52}$$

通过拉格朗日函数，可得

$$L = \frac{1}{2}\|\omega\|^2 - \sum_{i=1}^{n}\alpha_i y_i(\omega x_i+b) + \sum_{i=1}^{n}\partial_i \tag{5-53}$$

式中，∂_i 为拉格朗日系数。

对式（5-53）中的 ω 和 b 分别求偏导，并改写成对偶型。通过改写成对偶型，可以发现 SVM 实际上为关于支持向量（处于边缘地带的数据）的函数。改写后的公式为

$$\begin{cases} Q(\alpha) = \sum_{i=1}^{n}\alpha_i - \frac{1}{2}\sum_{i=1}^{n}\sum_{j=1}^{n}\alpha_i\alpha_j y_i y_j(x_i x_j) \\ \text{s.t. } \sum_{i=1}^{n}y_i\alpha_i = 0, \alpha_i \geqslant 0, i=1,2,\cdots,n \end{cases} \tag{5-54}$$

式中，α_i 表示约束条件对应的拉格朗日乘子。通过上式可得分类函数公式

$$f(x) = \text{sgn}\left\{\sum_{i=1}^{m}\alpha_i^* y_i(x_i x) + b^*\right\} \tag{5-55}$$

式中，m 是支持向量的数量，b^* 是分类的阈值。

以上所述都为线性可分的情况，实际上数据受噪声等干扰并不是线性可分的，这些噪声点又被称为离群点。虽然离群点数量不多，但是由于寻找超平面只需要分界处周边少数的支持向量，因此离群点会使得超平面发生错误偏移或者缩近分类间隔。因此，非线性分类下引入非负松弛变量 ξ_i，由内积函数（核函数）将输入的特征矩阵映射至高维的特征空间，在高维的特征空间里寻找最优超曲面，达到最终分类的目的[68]。常用的核函数见表 5-3。

表 5-3　SVM 核函数类别

核函数种类	公式
线性核	$K(x, x_i) = (x, x_i)$
高斯核	$K(x, x_i) = \exp\left(-\dfrac{\|x_1 - x_2\|^2}{2\sigma^2}\right)$
多项式核	$K(x, x_i) = (x, x_i + 1)^q$
Sigmoid 核	$K(x, x_i) = \tanh v[(x, x_i) + c]$

选用表 5-3 中的核函数后，目标优化函数为

$$Q(\alpha) = \sum_{i=1}^{n} \alpha_i - \frac{1}{2} \sum_{i=1}^{n} \sum_{j=1}^{n} \alpha_i \alpha_j y_i y_j K(x_i x_j) \tag{5-56}$$

则最优分类函数可表示为

$$f(x) = \text{sgn}\left\{ \sum_{i=1}^{m} \alpha_i^* y_i K(x_i x) + b^* \right\} \tag{5-57}$$

2. 双通路网络拓扑结构

传统的图像分类方法，通常是首先通过特征工程对图像进行特征提取，然后通过强大高效的分类器对特征进行学习，最终将图像进行分类[69]。相对于传统图像分类，目前比较流行的深度学习方法，可以直接将以像素为单位的图像作为分类器的输入，并且其多层的隐藏层可以对图像特征进行自学习与提取。以卷积神经网络为例，可以通过隐含层（多组卷积层和池化层）自提取图像的特征，其中卷积层主要用来特征自提取，池化层主要用来特征向量降维。通过合适的网络参数调整，卷积神经网络提取到的特征甚至比人工提取的特征适用性都高。因此，本书将上述两种方法的优势模块进行集合：采用卷积神经网络的隐含层进行深度特征自提取，同时采用传统分类方法中调参方便、泛化能力强的 SVM 进行最终分类。

此外，在正常宫颈上皮细胞癌变的过程中，细胞在纹理、形态、色度等方面发生了重大变化。该方面的特征可能数量不多，但是对于癌变的判别具有十分重要的参考价值，本书将该类少量的特征称之为强特征。由于卷积神经网络自动提取的特征通常较为抽象，物理意义不够明确，因此很难知道是否提取到了分类对象的强特征。为解决该问题，此处引入一种基于强特征的 CNN-SVM 模型。模型的拓扑结构如图 5-26 所示。

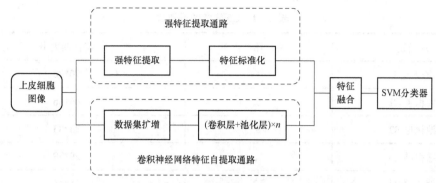

图 5-26 基于强特征的 CNN-SVM 模型拓扑结构图

该模型中，特征提取分为两个并行通路，分别为强特征提取通路和卷积神经网络特征自提取通路。网络将两路特征进行串行融合并降维，随后输入至 SVM 分类器中进行分类。经实验分析验证，相较于其他分类方法，基于强特征 CNN-SVM 分类器可以全面地提取图像特征，分类结果准确，且分类器泛化能力较强。

3. CNN 隐含层网络构建

前面提到过，卷积神经网络通常采用隐含层进行特征自提取，下面将以 LeNet 5 模型的隐含层作为 CNN 特征提取模块[70]。图 5-27 为该模块的网络构造示意图。

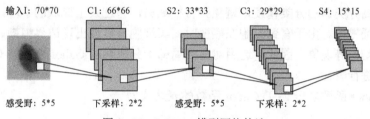

图 5-27 LeNet 5 模型网络构造

CNN 的第一层为输入层，输入图像为第 3 章分类器识别出的上皮细胞图像，图像的像素值大小为 70*70。网络的 C1 层为卷积层，包括有 6 个卷积核，每组的视野窗口大小为 5*5，滑动窗口步长设置为 1，将视野窗口与输入图像进行卷积得到 C1 层，因此 C1 层包括 6 幅特征图，且每幅特征图的大小为 $(70-5+1)*(70-5+1)=66*66$。S2 为池化层，该层采用最大池化进行下采样，且采用步长为 2 的 2*2 大小的池化窗口，即无重叠地选出原特征图中 2*2 的大小区域，取该区域中的最大值作为新的特征图中该区域的唯一值。由于卷积层与池化层之间是一一映射的关系，因此 S2 层中仍然有 6 幅特征图，且每幅特征图的维数为 $(66/2)*(66/2)=33*33$。对 S2 层特征图选用 5*5 大小的视野窗口进行卷积，滑动窗口步长同样设置为 1，设置特征图的个数为 12，得到 C3 层。C3 层中，每幅特征图的维数为 $(33-5+1)*(33-5+1)=29*29$。S4 为采用最大池化方式的池化层，池化窗口大小同样设置为 2*2，步长为 2，因此 S4 层经映射后同样具有与 C3 层一样的 12 幅特征图，且每幅特征图的维数为 $(29+1)/2=15$，则最终得到的特征维数为 $15×15×12=2\,700$。此外，CNN 中的激活函数一律采用 Sigmoid 函数。

CNN 参数的设置见表 5-4。

表 5-4　CNN 参数设置表

层类别	特征图个数	特征图大小
输入层 I	1	70*70
卷积层 C1	5	66*66
池化层 S2	5	33*33
卷积层 C3	12	29*29
池化层 S4	12	15*15

需要说明的是，特征图数量的选择，在不同的情况下应有所不同，甚至需要经过不断调试才能确定。若特征图数量过多，则网络中的参数势必增多，将导致网络训练耗时增加，并且当面临小数据集时可能发生过拟合；若特征图数量过少，则有可能使得卷积神经网络的特征能力欠缺。

5.3.3　基于强特征 CNN-SVM 模型的癌细胞识别

1. 强特征提取

在网络模型的介绍中，提到了采用 LeNet 5 模型的卷积采样层作为 CNN 特征提取模块。同时，为了提高分类器的分类精度，避免强特征缺失，通过人工提取的手段，对宫颈细胞的强特征进行特征提取。由于宫颈细胞在癌变时，其细胞核明显出现边界模糊、畸变、细胞核染色较深且不均匀等现象，因此，选用对空间局部十分敏感的 Gabor 变换来对上皮细胞在细胞核内的异常进行表征。

典型的 Gabor 函数之一 2-D Gabor 函数的表达式为

$$\varphi(x,y) = g_\sigma(x,y)w(x,y) \tag{5-58}$$

式中，$g_\sigma(x,y)$ 是二维高斯核函数，以 (x_0,y_0) 为中心。$g_\sigma(x,y)$ 函数表达式为

$$g_\sigma(x,y) = \frac{1}{2\pi\sigma^2}\mathrm{e}^{-\left[\frac{(x-x_0)^2}{a^2}+\frac{(y-y_0)^2}{b^2}\right]} \tag{5-59}$$

在式（5-58）中，$w(x,y)$ 是复正弦平面波，其具有方向选择特征，极坐标形式的函数公式为

$$w(x,y) = \exp[2\pi\mathrm{i}\cdot f(x\cos\theta + y\sin\theta)] \tag{5-60}$$

当高斯核函数为标准的高斯核函数，同时高斯核函数的旋转角度和正弦平面波的角度相同时，则 Gabor 函数简写为

$$\varphi(x,y,w,\theta) = \frac{1}{2\pi\sigma^2}\exp\left[-\left(\frac{x'^2+y'^2}{2\sigma^2}\right)\right]\left\{\exp\left[\mathrm{i}wx' - \exp\left(-\frac{w^2\sigma^2}{2}\right)\right]\right\} \tag{5-61}$$

式中

$$\begin{cases} x' = x\cos\theta + y\sin\theta \\ y' = y\cos\theta + x\sin\theta \\ w = 2\pi f \end{cases} \tag{5-62}$$

Gabor 滤波器的特征提取特性主要体现在频率尺度 f 与角度参数 θ 上，其中 f 表示滤波器的中心频率，θ 为其角度，通过将不同的 f、θ 进行组合，可以实现多种滤波器的效果。滤波器的方向 θ 对于特征选择具有十分重要的影响，在本书中，θ 分别选 0、$\pi/8$、$\pi/4$、$3\pi/8$、$\pi/2$、$5\pi/8$、$3\pi/4$、$7\pi/8$ 共 8 个方向，f 分别选 0、1、2、3、4 共 5 个尺度，对上皮细胞图像进行滤波，共可得到 5 个尺度下 8 个方向上共计 40 个纹理特征图。

由于原上皮细胞图像大小为 70*70，经过 Gabor 滤波器特征提取得到 40 幅不同的特征图，将全部特征图的首位相连组成一个特征向量，则该特征向量的维度将达到 $70\times70\times40=196\,000$ 维。由于 CNN 自动提取到的特征为 2 700 维，手动提取的 Gabor 特征向量维数远远高于 CNN 提取的特征维数。为了防止 SVM 分类器分类时过多地倾向手动提取特征而忽略 CNN 自动提取的特征，可以在手动特征输入 SVM 之前，使用均匀网格分块法对其进行降维。均匀网格分块法的过程类似于 CNN 中的池化过程，首先将像素大小为 70*70 的特征图进行均匀分块，每个块大小为 9*9，以每个块的像素均值作为该块的元素值，从而构成一个新的特征图。因此，经过均匀网格分块法降维后，手动提取的特征维数降至 $8\times8\times40=2\,560$，与 CNN 自动提取的特征维数相当。

2. 多特征融合处理

由于其抽样性，不好判断 CNN 提取的特征中是否包含强特征信息，因此通过将 CNN 提取的特征与手动提取的强特征进行融合，可以有效保证分类器输入特征的有效性，提升分类精度。特征融合时，首先将特征进行标准化处理，然后再进行串行融合，最后对特征采用 PCA 降维处理。

1）特征参数标准化

特征参数标准化是指将现有幅值大小不一的特征参数值，按照同一标准将其换算至统一的范围之内。假设有一特征向量为 $\{x_1, x_2, \cdots, x_n\}$，标准化后为 $\{x_1', x_2', \cdots, x_n'\}$，标准化计算公式一般有以下几种形式：

$$x_i' = \frac{x_i}{\max\{x_1, x_2, \cdots, x_n\}} \tag{5-63}$$

$$x_i' = \frac{x_i - \min\{x_1, x_2, \cdots, x_n\}}{\max\{x_1, x_2, \cdots, x_n\} - \min\{x_1, x_2, \cdots, x_n\}} \tag{5-64}$$

$$x_i' = \frac{x_i - \mu}{\sigma} \tag{5-65}$$

在式（5-65）中，μ、σ 分别为该特征向量参数的均值和标准差。本书选用更参考全局数据的式（5-65）对特征参数进行标准化。

2）多特征串行融合

设经过标准化后，Gabor 特征向量为 $X_1 = (x_{11}, x_{12}, \cdots, x_{1m})$，CNN 提取的特征向量为 $X_2 = (x_{21}, x_{22}, \cdots, x_{2n})$，经串行组合后获得融合特征 $W = (w_{m1}, w_{m2}, \cdots, w_{mn}) = (\alpha X_1, \beta X_2)$，式中，$\alpha$ 与 β 分别为对 Gabor 特征和 CNN 特征的加权系数，分别表征某特征对新融合特征的重要

性，其取值范围为$(0,1)$，且有$\alpha+\beta=1$。多组实验结果表明，当$\alpha=0.4$，$\beta=0.6$时，分类效果最佳。

3）特征降维

经过多特征串行融合后，特征向量W的维数高达$2\,700+2\,560=5\,260$，假如直接输入SVM分类器进行分类，计算复杂度较高，进而影响分类性能。因此采用PCA法对特征向量W进行降维。

设训练样本集的总体散布矩阵P为

$$P=\frac{1}{N}\sum_{i=1}^{N}(a_i-m)(a_i-m)^{\mathrm{T}}=AA^{\mathrm{T}} \tag{5-66}$$

式中，a_i表示训练样本，$m=\frac{1}{N}\sum_{i=1}^{N}a_i$表示样本$A$的均值向量，$N$为训练样本$A$内的样本数量。通过求解矩阵$P$，可得到一组特征值及相应的特征向量，将这些向量依据其特征值的大小进行排序，取前n列向量，即可创建一个$m\times n$维的变换矩阵S。将训练样本A通过变换矩阵S投影至k维特征空间的变量$b_i=S^{\mathrm{T}}a_i(i=1,2,\cdots,k)$。最终由PCA降维原理，对融合特征进行降维，取前799维特征，得到训练特征矩阵$W_{799\times N}$。同理，假设测试样本数为M，则有测试特征矩阵$W_{799\times M}$。

3. 癌变上皮细胞识别

基于上述内容，用于癌细胞识别的强特征CNN-SVM分类器训练步骤如下所述。

步骤1：选择训练样本集；判断训练集样本数量，若样本数量不足，则对样本集进行扩增；否则继续。

步骤2：创建CNN，随机初始化CNN各参数值；初始化SVM各参数。

步骤3：设计Gabor滤波器，并对样本图像I_i提取$\theta=0$、$\pi/8$、$\pi/4$、$3\pi/8$、$\pi/2$、$5\pi/8$、$3\pi/4$、$7\pi/8$方向，$f=0$、$f=1$、$f=2$、$f=3$、$f=4$尺度，共40个特征图。使用5*5网格对70*70大小的特征图进行降维至8*8，将特征图的首位相连组成一个特征向量$X_{1i}=(x_{11},x_{12},\cdots,x_{1m})$。

步骤4：按batch值大小对同一样本图像I_i进行排序并输入CNN，计算隐含层中每个卷积层、池化层的输出，其中S4层输出作为CNN提取特征部分$X_{2i}=(x_{21},x_{22},\cdots,x_{2n})$。

步骤5：判断所有的样本是否都已被提取特征，如果有样本未被提取特征，转至步骤3；否则继续。

步骤6：假设全部样本的强特征为$X_1=(x_{11},x_{12},\cdots,x_{1m})$，CNN自动提取到的特征为$X_2=(x_{21},x_{22},\cdots,x_{2n})$。对特征向量$X_1$、$X_2$进行标准化处理，然后进行串行融合，得到融合特征$W=(w_{m1},w_{m2},\cdots,w_{mn})=(\alpha X_1,\beta X_2)$；最后使用PCA法对$W$降维，得到最终的融合特征向量$W^*$。

步骤7：将特征向量W^*输入至SVM，进行训练致使误差达到允许范围或者训练至最大训练迭代次数后结束。

图5-28为癌变上皮细胞识别的算法流程框图。

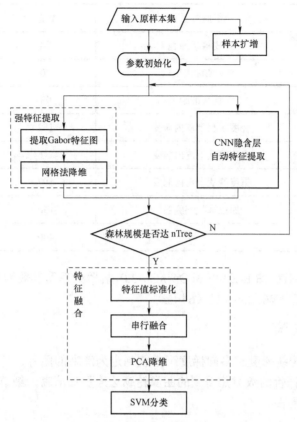

图 5-28　癌变上皮细胞识别的算法流程框图

5.4　实验与分析

由于在病理学上缺少权威的淋巴细胞样本库，因此 5.2 节中的淋巴细胞样本来源于实验室自己分割、整理的淋巴细胞样本库；5.2、5.3、5.4 节采用 Herlev 宫颈细胞样本集作为宫颈上皮细胞的样本来源。

Herlev 样本集由丹麦 Herlev 医院和丹麦技术大学联合开发，致力于对外提供一套准确的宫颈细胞图像分析数据。样本集中共有 917 个单细胞图像，并且主要分 7 种不同的类别。为保证自制样本库的准确性，淋巴细胞样本库的制作中参考了 Herlev 样本库的验证过程，即最终结果由两位细胞病理学医师 A、B 进行评判，当任何一人对同一细胞的类别存疑时，该细胞图像被抛弃。同时，为保证样本的全面性，在样本集创作时，由另外的病理医师 C 全程进行指导。最终淋巴细胞样本库中包含有 400 个淋巴细胞样本。对样本集中的数据进行良性仿射扩增，获得的新样本库见表 5-5。

表 5-5　实验所用样本库

类别	细胞种类	数量	扩增后数量
正常细胞	上皮鳞状细胞	74	2 904
	中层鳞状细胞	70	
	柱状细胞	98	
病变细胞	轻度鳞状上皮内病变	182	8 100
	中度鳞状上皮内病变	146	
	重度鳞状上皮内病变	197	
	原位鳞状细胞癌	150	
淋巴细胞		400	4 800

本节综合利用 MATLAB R2014b 和 OpenCV 3.0,机器处理器参数为 Intel Core i5-3230M,内存 4 GB,操作系统为 Windows 10(64 位)。

5.4.1　自动对焦实验

图 5-29 为基于传统梯度和多向梯度下系统判定为清晰的图片,可以发现,采用基于多向梯度的图像清晰度评价函数对焦得到的图像轮廓边缘更加清晰,细节部分具有更多的有用信息,图像的清晰度更高。

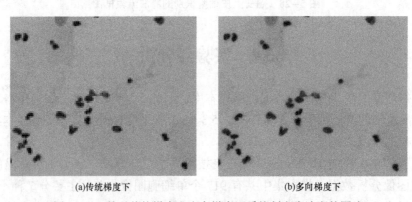

(a)传统梯度下　　　　　　　　　(b)多向梯度下

图 5-29　基于传统梯度和多向梯度下系统判定为清晰的图片

下面通过对两图的快速傅里叶变换验证以上结论。对图 5-29 进行快速傅里叶变换,然后根据零点漂移思想将低频信息移至图像中央,得到快速傅里叶变换后的频谱图,如图 5-30 所示。频谱图中心的亮色部分表示原图中的低频成分,从中心往外的暗色部分代表高频成分。通过对比可以发现,图 5-30(b)中的高频成分明显多于图 5-30(a),即基于改进后的清晰度评价函数,对焦后图像的高频信号更多,边缘信息更加丰富,有效地保证了图像的高清晰度。

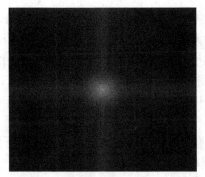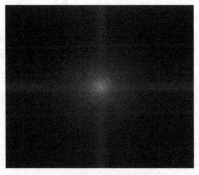

(a)传统梯度下 (b)多向梯度下

图 5-30　快速傅里叶变换后的频谱图

5.4.2　基于改进随机森林算法的上皮细胞识别实验

1. 图像分割实验

图 5-31（a）为宫颈脱落细胞图像的某个局部区域，图 5-31（b）为经分块 Otsu 算法分割后的二值化图，通过对比图 5-31（a）、（b）可知，该算法较好地将图像的背景与前景进行了分离，但是同时一些杂质也作为前景被分割出来。图 5-31（c）为经过形状测试后的二值化示意图，通过图像对比可以发现图 5-31（b）中面积过大或者过小且畸形度高的 ROI，即杂质均被算法淘汰。图 5-31（d）为图 5-31（c）的边缘检测图，其目的是给 GVF Snake 模型定义初始轮廓闭合曲线，由于该曲线与图像边缘重合度较高，已经较好地接近实际细胞

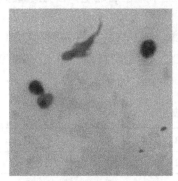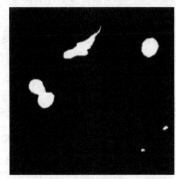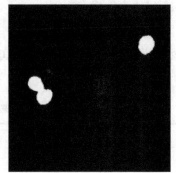

(a) 某个局部区域　　(b) 经分块Otsu算法分割后的二值化图　　(c) 经过形状测试后的二值化示意图

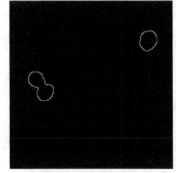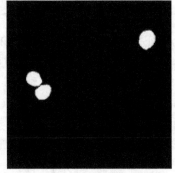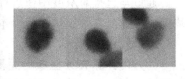

(d) 图（c）的边缘检测图　　(e) 经GVF Snake模型分割后的二值化图　　(f) 分割出的最终前景图像

图 5-31　宫颈脱落细胞图像分割过程效果图

边缘，因此可以加快 GVF Snake 模型逼近目标曲线。图 5-31（e）为经 GVF Snake 模型分割后的二值化图，由于 GVF Snake 模型是基于求解能量泛函使得初始轮廓曲线不断向目标边缘逼近，且改进后的 GVF Snake 模型对凹陷状的边缘收敛效果较好，因此通过对比图 5-31（c）与图 5-31（e）可以发现，原本粘连在一起的细胞群被准确地分割开。图 5-31（f）为分割出的最终前景图像，为方便后期处理，图像大小统一设置为 70*70。

2. 基本特征提取

通过以上实验完成了从完整的宫颈脱落细胞核图像中分割出细胞核图像，下面对细胞核图像分别从色度、形态、纹理方面进行特征提取。

1）色度特征提取

分别提取色度特征三通道均值 AR、AG、AB，方差 SR、SG、SB，偏差 VCR、VCG、VCB。得到的特征值见表 5-6。

表 5-6　示例图像色度特征值

细胞核	AR	AG	AB	SR	SG	SB	VCR	VCG	VCB
a	114.9	114.7	127.0	16.8	13.4	4.2	53.0	48.3	9.2
b	82.4	90.4	103.1	38.0	31.7	5.4	112.4	95.6	16.9
c	69.5	71.5	98.6	39.9	38.6	9.8	118.2	115.7	29.1

通过上述数据发现，B 颜色通道的均值较高，且该通道内的方差和偏差更低，说明 B 颜色分量占比较高，且分布均匀，像素值随机跳动较少，因此在三个颜色通道里，B 通道最具代表性。

此外，设计以下对比实验，即对原图不进行三通道特征提取，而是直接进行灰度化处理，然后提取灰度图的灰度均值 AG、灰度方差 SG 和灰度偏差 VCG。以上特征值与 B 通道相应的特征值对比见表 5-7。

表 5-7　是否选择颜色通道数据对比表

细胞核	AG	AB	SG	SB	VCG	VCB
a	114.0	127.0	13.2	4.2	40.6	9.2
b	89.5	103.1	30.0	5.4	83.4	16.9
c	74.0	98.6	35.1	9.8	93.6	29.1

通过与直接对灰度图像进行特征提取的结果对比可知，B 通道提取的色度特征分布更加均匀，在针对宫颈脱落细胞样本提取色度特征时更具有代表性。

2）形态特征提取

为方便计算 ROI 区域的面积，先将图 5-14（a）、（b）、（c）中的图像进行二值化处理，如图 5-32 所示。然后统计连通域面积 A 见表 5-8。通过边界链码技术获得的周长 L，以及随后求得的细胞核圆度 C、矩形度 R、椭圆度 E、类癌细胞形态度 LC 见表 5-8，其特征数据能准确地表征其形态特征。

 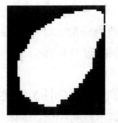 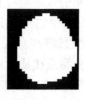

图 5-32 示例细胞核图二值化效果

表 5-8 示例图像形态特征值

细胞核	A	L	C	R	E	LC
a	1 573	130	1.17	0.59	0.89	0.57
b	1 152	114	1.11	0.55	0.72	0.62
c	504	71	1.26	0.54	0.83	0.43

3）纹理特征提取

通过 MATLAB 工具可以查看图像中任何一个像素点的灰度值。图 5-33（a）为原图局部像素的灰度值大小，图 5-33（b）为灰度级经压缩后的图像局部灰度值。灰度级被压缩至 8 级后，原本 256*256 大小的灰度共生矩阵将变为 8*8 大小，极大地降低了计算量，提高了特征提取效率。

（a）原图灰度值 （b）压缩后的灰度值

图 5-33 细胞核图像的局部像素灰度值展开图

通过式（5-39）～式（5-42），对细胞核 a、b、c 的对比度 CON、能量 ENE、熵 ENT、同质度 HOM 进行计算，计算结果见表 5-9。

表 5-9 实验细胞核纹理特征值

细胞核	CON	ENE	ENT	HOM
a	1.025 02	0.032 90	3.659 27	0.488 03
b	1.247 96	0.057 17	3.403 72	0.563 47
c	1.483 25	0.053 37	3.281 06	0.537 26

通过表 5-9 的纹理特征值，对比细胞核 a 与细胞核 b 可知，当能量值 ENE 较小但熵值 ENT 较大时，图像中的元素分布较为分散，如细胞核 a；当对比度 CON 与同质度 HOM 较大时，说明细胞的边缘较明显、内部纹理较粗糙。

3. 分类器分类及类比实验

下面验证基于人工鱼群算法参数优化的随机森林分类器的有效性。首先对数据进行选取，为保证分类器不向任何一方数据倾斜，现从淋巴细胞样本库中随机抽取淋巴细胞样本 400 个，从 Herlev 样本集中抽取宫颈上皮细胞样本 400 个，其中正常宫颈上皮细胞样本 240 个，癌变宫颈上皮细胞 160 个。具体的样本选择情况见表 5-10。

表 5-10　随机森林算法分类器样本选择

数据集	样本具体类别	数量	数据总计
淋巴细胞	—	400	400
上皮细胞	正常上皮细胞	240	400
	癌变上皮细胞	160	

同时设置分类器的参数 popsize = 10、max gen = 20、try_number = 6、$\delta = 0.62$、visual = 3。将经过参数优化后的 RF 分类器分类效果与参数未做优化时的分类器进行对比，比较的主要指标包括分类边距 Margin、几何均值 G-mean 及前面提到的 OOBerror。数据结果见表 5-11，其中，未做参数优化的随机森林分类器 nTree = 150，k 值分别为 1，$\sqrt{M}$，$\text{lb}M + 1$。

表 5-11　改进随机森林分类器分类结果

指标	$k = 1$	$k = \sqrt{M}$	$k = \text{lb}M + 1$	AFSA-RF
nTree	150	150	150	273
k	1	3	4	3
Attribute	10	10	10	6
Margin	0.839 0	0.860 9	0.855 1	0.882 4
G-mean	0.952 8	0.935 2	0.960 4	0.962 7
OOBerror	0.062 5	0.057 4	0.069 0	0.031 4

通过柱状图对表 5-11 数据进行对比，如图 5-34 所示。

通过图 5-34 可知，参数选择优化后的随机森林分类器与选择不同参数的经典随机分类器相比，两者的 G-mean 值相差不大，但是前者的 Margin 值明显高于后者，且 OOBerror 更小，说明优化后的随机森林分类器对数据分类结果的置信度更高，整体分类器泛化能力更强。

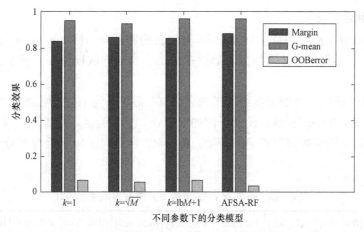

图 5-34　不同参数配置下随机森林分类器效果对比图

5.4.3　基于强特征 CNN-SVM 的癌变上皮细胞识别实验

1. 强特征提取实验

利用 Gabor 滤波器对细胞核进行强特征提取实验，设置滤波器的尺度 f 分别为 0、1、2、3、4，频率角度 θ 分别为 0、$\pi/8$、$\pi/4$、$3\pi/8$、$\pi/2$、$5\pi/8$、$3\pi/4$、$7\pi/8$，示例细胞核图像经过以上 40 个 Gabor 滤波器滤波后，得到如图 5-35 所示的 40 幅 Gabor 特征图。

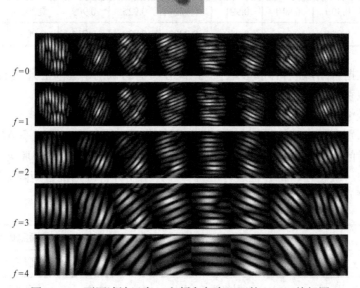

图 5-35　不同滤波尺度 f 和频率角度 θ 下的 Gabor 特征图

通过图 5-35 可以发现，Gabor 核可以较好地抓取细胞核图像局部区域里不同方向的空间频率及图像局部区域的一些结构特征，说明 Gabor 核对图像进行特征提取，具有很好的空间局部性与方向选择性。且随着尺度 f 的增加，提取的特征也更加抽象，这也使得计算机能够挖掘一些无法用肉眼观察到的特征，这对于癌变上皮细胞的识别十分有益。

2. 多特征融合实验

将强特征和 CNN 提取特征进行多融合,得到新的特征 $W = (w_1, w_2, \cdots, w_{mn}) = (\alpha X_1, \beta X_2)$,其中 $\alpha + \beta = 1$。为得到最佳分类性能,通过多组类比实验选取权值 α、β 值大小,具体实验如下。

抽取样本集里正常、癌变上皮细胞图像各 2 500 幅,分为 10 个测试集,每个测试集包括 250 幅正常、癌变上皮细胞图像。设置不同的权值 α、β 实验组,将其送入强特征 CNN-SVM 分类器,其中 SVM 核函数选取高斯核函数。表 5-12 为不同 α 和 β 组合下分类器的识别率统计结果。

表 5-12　不同 α、β 组合下分类器的识别率统计

编号	[0.1, 0.9]	[0.2, 0.8]	[0.3, 0.7]	[0.4, 0.6]	[0.5, 0.5]	[0.6, 0.4]	[0.7, 0.3]	[0.8, 0.2]	[0.9, 0.1]
1	0.899	0.912	0.938	0.939	0.932	0.912	0.909	0.799	0.681
2	0.907	0.918	0.928	0.932	0.922	0.913	0.901	0.782	0.672
3	0.899	0.916	0.928	0.926	0.921	0.922	0.898	0.799	0.692
4	0.903	0.932	0.933	0.934	0.929	0.921	0.902	0.801	0.601
5	0.902	0.920	0.939	0.948	0.939	0.913	0.901	0.803	0.703
6	0.903	0.913	0.925	0.930	0.921	0.920	0.910	0.798	0.718
7	0.901	0.913	0.932	0.938	0.931	0.901	0.903	0.795	0.693
8	0.902	0.916	0.920	0.921	0.921	0.913	0.902	0.803	0.702
9	0.890	0.911	0.931	0.934	0.924	0.911	0.898	0.801	0.691
10	0.906	0.910	0.921	0.932	0.925	0.909	0.902	0.799	0.679
平均值	0.901	0.916	0.930	0.933	0.927	0.914	0.903	0.798	0.683

通过以上数据可知,随着 α 和 β 取值均衡,分类器的识别率逐渐上升,当 $\alpha = 0.4$,$\beta = 0.6$ 时,分类器的识别率最高。

3. 分类器分类及类比实验

医学图像识别有异于其他领域分类,医学图像分类时不仅要求准确率 ACC 高,同时由于分类结果与患者的生命健康紧密相连,因此也要求分类的敏感性 SEN、特异性 SPE 高。为了对分类的准确率、敏感性、特异性进行准确计算,给出评价准则混合矩阵见表 5-13。

表 5-13　评价准则混合矩阵

	预测正例（P'）	预测负例（N'）
实际正例（P）	真正例（P_T）	假正例（N_F）
实际负例（N）	假负例（P_F）	真负例（N_T）

根据上述评价准则混合矩阵,准确率 ACC、敏感性 SEN 和特异性 SPE 的计算公式定义如下:

$$\text{ACC} = \frac{P_T + N_T}{P_T + N_T + P_F + N_F} \tag{5-67}$$

$$\text{SEN} = \frac{P_{\text{T}}}{P_{\text{T}} + N_{\text{F}}} \tag{5-68}$$

$$\text{SPE} = \frac{N_{\text{T}}}{N_{\text{T}} + P_{\text{F}}} \tag{5-69}$$

通过上述定义公式可知，准确率 ACC 指正确分类的样本占样本总量的比例；敏感性 SEN 指被正确分类为健康细胞的样本数占实际所有健康细胞的比例，该比例又被称为真阳性；特异性 SPE 是指被正确分类为癌变细胞的样本数占实际所有癌变细胞的比例，该比例又被称为真阴性。因此，在对分类效果进行评价时，除了分类准确率 ACC、相应时间 T 外，还应加入敏感性 SEN 和特异性 SPE 评价标准。

抽取样本集里正常、癌变上皮细胞图像各 2 000 幅作为训练样本集，设置权值参数 $\alpha = 0.4$，$\beta = 0.6$，SVM 核函数选取高斯核函数，对基于强特征 CNN-SVM 分类器进行训练。同时，使用同一训练样本集合及相同的初始化参数训练不带有强特征提取通路的 CNN-SVM 分类器及经典 CNN 分类器。取剩余 904 幅正常上皮细胞图像、1 000 幅癌变上皮细胞图像作为测试样本集，对以上 3 个分类器进行测试，测试数据见表 5-14。

表 5-14　3 种不同分类器数据对比

评价标准	ACC/%	SEN/%	SPE/%	T/ms
经典 CNN	92.35	88.37	89.20	50
CNN+SVM	94.19	90.43	90.61	38
强特征 CNN+SVM	94.92	93.26	93.32	43

同时选取多特征融合 α、β 选值实验中的训练和测试数据对 3 种网络进行训练和测试，得出 3 种网络下敏感性 SEN 和特异性 SPE 对比曲线图分别如图 5-36 及图 5-37 所示。

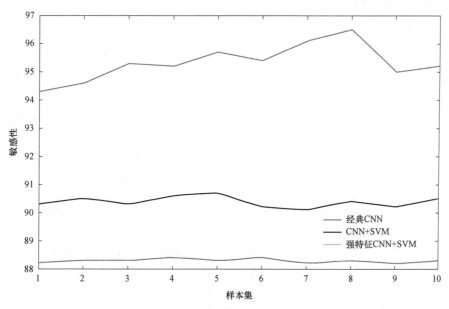

图 5-36　3 种网络下的敏感性曲线图

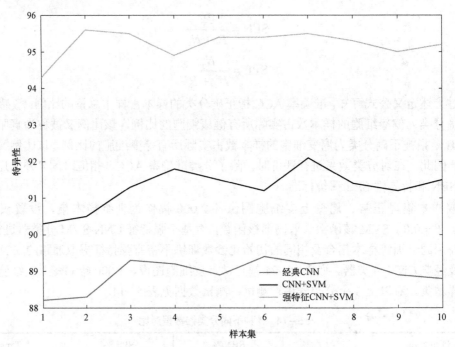

图 5-37　3 种网络下特异性曲线图

通过表 5-14 及图 5-36、图 5-37 可知，基于强特征的 CNN-SVM 网络分类器虽然在处理时间上不占有明显优势，加入强特征提取通路牺牲了部分效率，但是尽可能地提高了其分类准确度、敏感性及特异性。

6 基于改进 SSD 网络的宫颈细胞分类检测系统

6.1 显微镜成像自动扫描系统设计

为了识别病变的鳞状上皮细胞，首先要通过光学显微镜系统扫描得到一系列的图像数据，用于后面的标注、训练、分类。传统的光学显微镜对焦过程需要技术人员手眼协调来实现，而研究中需要大量的细胞图像作为原始数据，所以开发了显微镜成像自动扫描系统，以减少对技术人员的依赖。这套系统针对宫颈鳞状上皮细胞形态学特点进行设计，对于提高图像清晰度、获取更多图像信息、更加智能快速地扫描整个样本有着非常重要的作用，并能为后续的细胞识别分析提供高清、丰富的图像信息。

6.1.1 宫颈鳞状上皮细胞形态学特点

宫颈细胞病变一般发生在子宫颈管黏膜、阴道部黏膜的上皮层内。鳞状、柱状上皮细胞构成了上皮层细胞，其中鳞状上皮细胞具有一定的保护作用。上皮层细胞（即上皮细胞）有着易脱落的特点，做涂片时，经常使用脱落的上皮细胞。上皮细胞是分层存在的，从子宫颈管延伸到阴道上皮，由几层具有不同形态特征的细胞组成[71]。组织学家采用 CIN 来描述病变程度。CIN 是连续的变化范围，其中上皮细胞变化范围更大，表 6–1 显示了鳞状上皮细胞的变化通常与不同程度的异常有关。

表 6–1 CIN 的分级及宫颈癌的分期

阶段	组织学描述
CIN Ⅰ：轻度异常	上皮层的下三分之一出现病变异常
CIN Ⅱ：中度异常	上皮层的下二分之一至三分之二出现病变异常
CIN Ⅲ：重度异常或原位癌	几乎全部上皮层都出现病变异常，仅余一至两层表面正常的鳞状上皮细胞

常用的宫颈细胞学涂片制片方法有两种，分别是巴氏涂片法及薄层液基细胞学制片法。巴氏涂片法是将脱落的细胞在载玻片上沿着同一方向，均匀且非常薄地涂抹；而薄层液基细胞学制片方法则是利用离心器械对液基进行处理，从中分离得到上皮细胞，最终制成涂片。

TBS–2001 系统将鳞状上皮细胞异常分为：不典型鳞状细胞（ASC）、鳞状上皮内病变（SIL）和鳞状细胞癌（SCC）。其中不典型鳞状细胞分为无明确诊断意义的不典型鳞状细胞（ASC-US）、不能排除高级别鳞状上皮内病变的不典型鳞状细胞（ASC-H）两种。鳞状上皮内病变（SIL）分为低级别鳞状上皮内病变（LSIL）和高级别鳞状上皮内病变

（HSIL）。

经查阅文献，通过提取以下代表性特征如细胞大小、细胞形态、细胞簇形式、细胞质边界清晰程度、细胞成熟度、深染程度、细胞核大小、细胞核形态、核膜规则、染色质形态等对以上异常程度细胞进行总结分类，得到表6-2。

表6-2　鳞状上皮异常细胞分类

特征	A	B	C	D	E
细胞大小	细胞体积中等大小	细胞体积中等大小	细胞体积较小	细胞体积较小	细胞体积较小
细胞形态	似成熟的中层细胞	—	—	如三角形、梭形	如梭形、蝌蚪形或拖尾现象
细胞簇形式	单个散在，数量少	单个或者片状排列	单个散在或不超过10个，细胞片状排列	单个散在的异常细胞更常见	奇形怪状
细胞质边界清晰程度	胞界不清	胞界清晰	胞界不清	胞界清晰	胞界清晰
细胞成熟度	成熟	成熟	不成熟	常为不成熟	—
深染程度	轻度深染	深染	不足	常常明显深染	深染不均
细胞核大小	2.5～3.0倍	3.0倍以上	1.5～2倍	2～4倍	增大
细胞核形态	轻度不规则	明显不规则	轻度不规则	明显不规则	明显不规则
核膜规则	不明显	轻度不规则	轻度不规则	不规则	明显不规则
染色质形态	无粗颗粒状改变	轻度增粗	轻度增粗	染色质聚集、增加	分布不规则，粗糙颗粒状

表6-2中，A为ASC-US，B为LSIL，C为ASC-H，D为HSIL，E为SCC。

结合宫颈鳞状上皮细胞形态学的以上特点，参考TBS-2001分类系统将其分为四大类：正常细胞、低级别鳞状上皮异常（包括无明确诊断意义的不典型鳞状细胞、不能排除高级别鳞状上皮内病变的不典型鳞状细胞和低级别鳞状上皮内病变）、高级别鳞状上皮异常（高级别鳞状上皮内病变）及鳞状细胞癌。

总结表6-2，判断鳞状上皮细胞异常程度主要使用以下3个指标。

（1）细胞成熟度：包括细胞的分化程度、核质比（细胞核与细胞质大小之比），其中核质比越高，病变程度越高。

（2）细胞核形态：包括细胞核大小、核膜规则及染色质的深染程度。

（3）异型细胞数量：异型细胞数量越多，上皮内病变可能越典型。

6.1.2　显微镜成像自动扫描系统整体架构

整个显微镜成像自动扫描系统由硬件部分和软件算法组成，如图6-1所示。

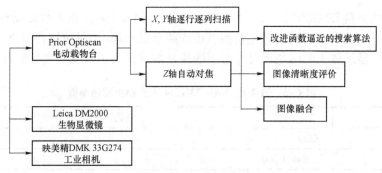

图 6-1 显微镜成像自动扫描系统的整体架构

本系统采用 Leica MD2000 生物显微镜作为观测主体，其规格参数见表 6-3。这款显微镜的聚焦旋钮高度可调，同时可根据放大倍率自动调节光强、聚光镜，并且可以直接通过连接计算机进行控制操作，方便后续的自动扫描。采集到的图像具有高清晰、高亮度、高对比度的特点，十分适合细胞学等方面的临床应用和学术研究。

表 6-3　Leica MD2000 生物显微镜规格参数

项目	参数
电源	30 W/可在 90～250 V 之间自动调节的内置电源
照相镜筒	三目 Ergo 倾斜镜筒 50/50 22FOV22、三目 Ergo 倾斜镜筒 100/100 25FOV22、三目 Ergo 倾斜镜筒 50/50 FOV25、BDT25 0/50/100 双端口选件 FOV25、三目 50/50 FOV 22
聚焦	5 档调焦：2 齿轮或 3 齿轮调焦、聚焦限位、可调扭矩
物镜	亮度同步物镜系列 4×、10×、40×
载物台	超硬陶瓷台面、左手或右手操作、无暴露齿条 伸缩式 X-Y 驱动装置、扭矩可调、可旋转/用于 2 个载玻片的载物台
聚光器	标准聚光镜 CL/PH，彩色标注（2.5×～100×）、Achr.Apl. 翻转盖式聚光镜，标注上色标（1.25×～100×）、通用聚光镜 UCL BF/相位/DF
对比法	BF、DF、PH、POL、DIC
照明装置	12 V/100 W 卤素灯

系统采用 Prior Optiscan 电动载物台进行扫描对焦控制，其规格参数见表 6-4。这款载物台可控制 16 个轴，包括电动平台、聚焦设备、3 个滤色片转轮、3 个关闸。利用其超高的移动精度和定位精度对载物台进行精调，并且厂家提供 SDK 开发包，方便用户后续通过接口在计算机端控制载物台。

表 6-4　Prior Optiscan 电动载物台规格参数

项目	参数
行程	114 mm×75 mm（最大可达 500 mm×500 mm）
分辨率	0.04 μm（可达 0.01 μm）
重复率	±0.2 μm
连接计算机	USB 或 RS232

系统采用映美精 DMK 33G274 工业相机组成硬件部分，其规格参数见表 6-5。这款相机将光学显微镜与工业摄像机通过光电转换有机地结合在一起，不仅可以在目镜上做显微观察，还可以在计算机显示器上实时显示显微镜下图像，实现单张、连续采集显微图像。

表 6-5　映美精 DMK 33G274 工业相机规格参数

项目	参数
接口	GigE
分辨率	1 600*1 200
帧速率	20 fps
光感组件类型	CCD
像素	水平：4.4 μm，垂直：4.4 μm
视频输出格式	8-bit monochrome，12-bit packed monochrome，16-bit monochrom

载物台部分，首先在 X、Y 轴方向逐行逐列扫描，将得到的图像通过工业相机传输给计算机，计算机通过自动对焦算法得到清晰度良好的图像，以便进一步分析。自动对焦算法包括 3 个方面：首先确立图像清晰度评价机制，其次使用改进函数逼近的搜索算法得到最佳的对焦平面，最后采用图像平移拼接技术生成整个样本的完整图片，便于回溯问题细胞。

6.1.3　自动对焦算法

在电动载物台随 X、Y 轴逐行逐列扫描的过程中，由于整张样本玻片被放大了 200 倍，造成不同区域细胞对焦平面不在同一平面的现象，因此在电动载物台沿 X、Y 轴移动的过程中，在 Z 轴方向进行对焦，即设计自动对焦算法辅助显微镜成像自动扫描。本书采用拉普拉斯算子与局部方差结合的对焦算法中的图像清晰度评价函数，同时改进对焦平面的搜索算法，即先采用爬山搜索算法进行粗对焦，再采用函数逼近算法进行细对焦。

1. 图像清晰度评价

对于显微镜成像自动扫描系统，选取图像清晰度评价函数时要满足：函数曲线只有一个全局最大值，且处于整个对焦范围的正焦位置；曲线在最大值左侧满足单调递增，右边满足单调递减，同时靠近峰值处梯度变化较大；抗噪性强，鲁棒性好；因为要应用到工程中，所以要求计算时间短，进而实现快速对焦，为后面图像存储、识别分类留下时间[72]。

目前的图像清晰度评价函数，主要基于 Brenner 对焦评价函数、拉普拉斯对焦评价函数、局部方差法、傅里叶变换、小波变换这几种方法。这些方法多是采用基于梯度或者灰度类的函数，有的也采用频域变换类函数[73]。基于梯度或者灰度类的评价函数，在自动对焦的过程中处理速度很快，但是对噪声十分敏感。如果图像的噪声较大，会影响对焦结果的准确性。而基于频域变换类函数的对焦评价函数，虽然具备一定的抗噪性，但是处理速度较慢，难以应用于实际对焦的工程场合中。

根据鳞状上皮细胞的形态学特点，本书提出一种拉普拉斯算子和局部方差相结合的图像清晰度评价函数。整体思路包括以下几个步骤。

步骤 1：首先将图像通过高斯滤波进行卷积，以实现图像的平滑处理，滤除孤立的噪声点。

$$f_g(m,n) = [g(m,n) * f(m,n)] \tag{6-1}$$

式中，$f(m,n)$ 为原始灰度图像，$f_g(m,n)$ 为经过高斯滤波后的原始灰度图像，$g(m,n)$ 为高斯

滤波函数，计算公式为

$$g(m,n) = \frac{1}{2\pi\sigma^2} \exp\left(-\frac{m^2 + n^2}{2\sigma^2}\right) \tag{6-2}$$

式中，σ 为高斯滤波器的宽度。

步骤 2：考虑到鳞状上皮细胞的边缘大部分近似为椭圆形，所以增加无方向性的拉普拉斯算子完成图像的边缘检测，计算公式为

$$h(m,n) = \nabla^2 f_g(m,n) \tag{6-3}$$

式中，$h(m,n)$ 为经拉普拉斯算子处理后的值。

步骤 3：利用对焦后的清晰图像比未对焦的图像有更大灰度差异的特性，采用局部方差信息 F_{GLOG} 来描述图像清晰程度和镜头的对焦状态，计算公式为

$$F_{GLOG} = \frac{1}{NM} \sum_m^M \sum_n^N [h(m,n) - \bar{h}(m,n)]^2 \tag{6-4}$$

式中，$\bar{h}(m,n)$ 为处理后的全局平均值。

2. 基于改进函数逼近的搜索算法

函数逼近法的本质是曲线拟合的数学方法，理想的对焦曲线需要具有近似对称性。在这个特性的基础上，可以利用曲线拟合的方法，选择一个合适的二阶或者三阶函数去逼近对焦曲线。其中逼近函数的极值点可以运用解析方法得到，所以原函数的极值点可用逼近函数来表示。函数逼近法更适用于小范围内使用。用图像清晰度评价函数计算得出对焦评价曲线，在极值点附近使用函数逼近法能够较好地拟合出对焦位置。但是在非极值点，即在图像离焦较大的情况下，拟合的曲线收敛性较差，所求得的极值点误差也很大[74]。

爬山搜索法是在对焦中常用的搜索算法，利用反馈信息辅助决策，启发性地选择部分节点，最终生成局部最优解。整体算法分为以下几个步骤。

步骤 1：初始化物镜及载物台的位置，设置一个较大步长 w_1 和最大搜索次数 m_{max}。

步骤 2：通过电机驱动载物台以步长 w_1 沿着 Z 轴向上（或向下）运动搜索峰值。每移动一个单位的步长，比较当前位置与上一位置图像清晰度评价值的大小。

步骤 3：若图像清晰度评价值逐次递增，则当前搜索方向正确，沿着该方向继续搜索，执行步骤 2，如图 6-2 中的过程 $A \rightarrow B \rightarrow C$。若图像清晰度评价值先增高后降低，则证明从小于上一位置评价值处，电动载物台已经越过对焦平面，对应于函数图像中即为对焦评价函数已经越过极值点。此时减小步长至 w_2，并改变方向开始反方向查找，如图 6-2 中的过程 $C \rightarrow D \rightarrow E$。

步骤 4：重复步骤 3，多次搜索后，当图像清晰度评价值达到初始设定的阈值范围或搜索次数达到初始设定的最大搜索次数 m_{max} 时，得到对焦评价函数曲线的近似极值，即最佳对焦位置，如图 6-2 中的 P 点。

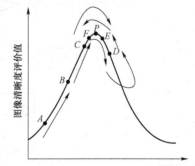

图 6-2 爬山搜索算法示意图

爬山搜索算法可以避免遍历[75]，通过反馈信息来选择部分节点进行计算和比较，可以提高效率。但是对于本书中的图像采集场景，还存在以下 2 个方面的问题。

（1）理想中的对焦评价函数曲线具有单一峰值的特性，但是在实际的宫颈鳞状上皮细

的采集中，存在细胞、杂质在不同层的情况，导致对焦时有多处焦点，从而使得对焦曲线多峰化。而爬山搜索法是一种局部择优的方法，求解多峰对焦曲线能否求得全局最优解取决于载物台初始化的位置，容易陷入局部最优解，得到其他杂质、垃圾细胞的最佳对焦面，如图6-3所示，严重影响后续对图像进行逐行逐列采集。

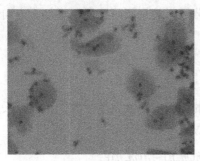
(a) 细胞对焦平面（预期）

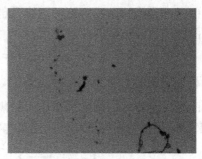
(b) 杂质、垃圾细胞对焦平面（干扰）

图6-3　对焦平面

（2）搜索到极值处的步长不断变小，需采集大量位置处的图像进行计算，故效率不高，难以用于本书的实时采集分析中。

结合以上分析，做出以下2点改进。

（1）将搜索算法分为粗对焦与细对焦。首先使用爬山搜索法确定一个小范围的对焦区间，然后再采用三次函数逼近的搜索算法进行细对焦，这样可以大大提高对焦位置效率。

（2）利用离焦位置评价函数导数值小的特点，对杂质、垃圾细胞的干扰对焦平面进行排除。

改进后的搜索算法详细步骤如下，算法流程如图6-4所示。

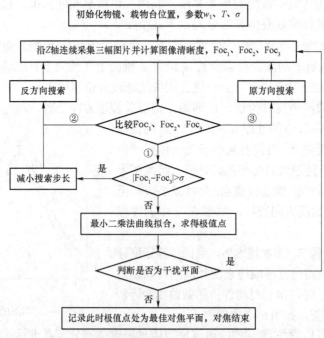

图中①为 $Foc_1 > Foc_2$ 且 $Foc_2 < Foc_3$　②为 $Foc_1 > Foc_2 > Foc_3$
③为 $Foc_1 > Foc_2$ 且 $Foc_2 < Foc_3$ 和 $Foc_1 < Foc_2 < Foc_3$

图6-4　改进后的搜索算法流程

步骤 1：初始化物镜及载物台的位置，设置一个较长步长 w_1，导数判定阈值 T，对焦区间阈值 σ。

步骤 2：通过电机驱动载物台以步长 w_1 沿着 Z 轴向上（或向下）连续采集 3 幅图像，分别使用改进的图像清晰度评价函数进行计算，分别记为 Foc_1、Foc_2、Foc_3。

步骤 3：若 $\text{Foc}_1 < \text{Foc}_2 < \text{Foc}_3$，或 $\text{Foc}_1 > \text{Foc}_2$ 且 $\text{Foc}_2 < \text{Foc}_3$，则当前搜索方向正确，未跨过对焦函数峰值，在该方向上继续搜索。

步骤 4：若 $\text{Foc}_1 > \text{Foc}_2 > \text{Foc}_3$，则当前搜索方向与理想对焦方向相反，改变方向继续搜索。

步骤 5：若 $\text{Foc}_1 > \text{Foc}_2$ 且 $\text{Foc}_2 < \text{Foc}_3$，则得到对焦区间 $[\text{Foc}_1, \text{Foc}_3]$。当 $|\text{Foc}_1 - \text{Foc}_3| > \sigma$ 时，执行步骤 6；否则执行步骤 7。

步骤 6：在此区间内进行反向搜索，同时步长减小至 w_2（$w_2 = w_1/3$），连续采集 2 幅图像。比较此 3 张图像，重复步骤 3 至步骤 5。

步骤 7：使用最小二乘法拟合出对焦函数，求出拟对焦平面 p_c，对 p_c 上、下 20 μm 处分别求导得 Foc'_m 和 Foc'_n。当 $\text{Foc}'_m > T$ 且 $\text{Foc}'_n > T$ 时，则当前解非局部最优解，记录此时拟对焦平面为最佳对焦平面，对焦结束；否则当前解为局部最优解，重新执行所有步骤直到满足阈值 T，对焦结束。

6.1.4 图像平移拼接

宫颈鳞状上皮细胞样本的全部区域远大于显微镜的视野，在上述内容中，显微镜成像自动扫描系统生成了带有冗余部分的多幅细胞图像，为了方便辅助医师进行后续判断，本书采取图像平移拼接技术，以便医师可以更加直接地通观整个样本，回溯问题细胞。

显微镜下数百张甚至上千张马赛克式的图片拼接，与一般的图像拼接有所不同。针对显微镜电动载物台的平移机械特性，本书设计的拼接算法的思路为：首先计算相邻图像之间的平移量和冗余量，其次优化平移部分以减少拼接图像中的拼接错误，最后产生基于平移的显微拼接图像。

影响图像对之间平移计算的误差源主要包括：采集图像过程中的信噪比；重叠区域中的信号量；相对于平台的信号分布重叠区域中的移动；自动显微镜载物台的机械缺陷（载物台可重复性等）。

根据傅里叶移位定理，计算出两个图像之间的空间位移作为频域中的相移。由于频域的周期性，在二维图像中，每个峰对应于 4 种不同的可能平移。使用相邻图像之间的重叠区域的归一化互相关系数来评估每个峰值的这 4 种可能平移，最后选择具有最高数值的候选平移作为两个相邻图像之间的平移，生成拼接图像。

6.2 基于改进 SSD 网络的细胞分类检测算法

6.2.1 SSD 网络模型

2016 年，Liu 提出了基于 SSD 网络的目标检测算法[76]，其网络结构如图 6-5 所示。由于目前已有的 R-CNN 系列在速度方面有所不足，难以达到实时检测的效果，而 YOLO 网络虽然能够加快运算识别速度，但是在准确度上差强人意。YOLO 网络准确度低的原因主要有以下几点：首先，YOLO 网络的每一个网格只能预测一个物体，这容易造成漏检，从而降低了准确度；其次，该算法对于物体的尺度比较敏感，也就是说，面对尺度变化较大的物体，该算法的泛化能力差。针对这些问题，本书在前人 R-CNN 网络的基础上利用 YOLO 网络的思路对 FasterR-CNN 进行改进，得到了基于改进 SSD 网络的目标检测算法。

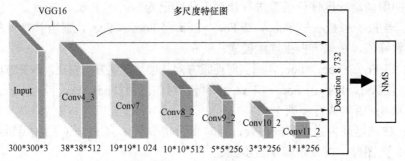

图 6-5　SSD 网络结构

在之前的 FasterR-CNN 网络中，只从最后一层的特征图中得到特征向量，没有对前几层卷积特征网络进行利用，这种方法使得感受野十分有限。而在本书提出的 SSD 网络模型中，从 Conv4_3 特征层开始，将后续的特征层全部组合，以此作为分类和回归的依据，达到了预期的多尺度效果。

经过对 FasterR-CNN 进行改进得到的基于改进 SSD 网络的目标检测算法具有以下几个方面的优点。

（1）与前人的 FasterR-CNN 网络相比，计算速度更快；与 YOLO 网络相比，计算结果的准确度更高。在兼顾速度的同时，提高了精度。

（2）为了提高准确度，SSD 网络采用金字塔特征结构，使用多层特征图进行分类和回归。

（3）采用了端到端的训练方式，对于分辨率比较小的图片，也可以得到较为准确的分类结果。

1. VGG 16 网络层

VGG 16 网络是从 AlexNet 网络改进得到的[77]，其网络结构如图 6-6 所示。作为基础网络，VGG 16 的分类性能很好，同时网络结构十分整齐，便于修改。在目标检测领域有很多机构使用 VGG 16 作为基本网络，效果都不错。与 AlexNet 比较，VGG 16 网络最大的改进是将大尺寸的卷积核（5*5，11*11）用连续的几个小卷积核（3*3）代替，增加了网络深度，降低了学习代价。

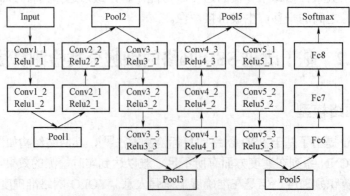

图 6-6　VGG 16 网络结构

2. 激活函数

原本的神经网络每一层输出都是上层输入的线性组合，所以引入激活函数可以给神经元引入一些非线性因素，这样神经网络就可以逼近非线性函数，从而被用于非线性模型当中。

深度学习中常用的激活函数有 Sigmoid、tanh 及 ReLU 等[78]。

Sigmoid 函数是一种使用很广泛的激活函数，函数定义为

$$f(x) = \frac{1}{1 + e^{-x}} \tag{6-5}$$

Sigmoid 函数的优点为：输出映射范围为 $(0,1)$，是单调连续函数，其输出范围有限且优化稳定，在物理意义上与生物的神经元最为接近，同时求导容易。但同时，Sigmoid 函数的输出不以 0 为中心，即输出均值不为 0，该激活函数在定义域范围内处处可导，是一种软饱和激活函数。这种特性使得在后向传递过程中，在向下传导的梯度中包含了 $f'(x)$ 因子，当输入落入饱和区时，$f'(x)$ 会变得接近于 0，此时传递到底层的梯度变得非常小，这种现象被称为梯度消失。一般情况下，Sigmoid 函数在 5 层左右就会产生这种现象，导致网络参数难以进行有效训练。

tanh 函数定义为

$$f(x) = \frac{1 - e^{-2x}}{1 + e^{-2x}} \tag{6-6}$$

该激活函数的输出映射范围为 $(-1,1)$，同时也具有软饱和性质，与 Sigmoid 函数相比，其收敛速度更快，函数的输出以 0 为中心，即输出均值为 0。所以 tanh 函数比 Sigmoid 函数更具备优势，但还是没有解决由于软饱和性而产生的梯度消失问题。

ReLU 函数定义为

$$y = \begin{cases} x, & x \geqslant 0 \\ 0, & x < 0 \end{cases} \tag{6-7}$$

与 Sigmoid 函数和 tanh 函数相比，ReLU 函数在 $x \geqslant 0$ 范围内，导数值为 1，这保证了该函数在 $x \geqslant 0$ 范围内梯度不会逐渐消减，缓解了由于软饱和性而产生的梯度消失的问题。同时由于 ReLU 函数是线性、非饱和的形式，所以能够加快 SGD 中的收敛速度，在无监督与训练中也能有很好的表现。除此之外，ReLU 函数的定义式中没有指数形式的计算，与 Sigmoid 函数和 tanh 函数相比，可以更简洁地实现功能，也提供了神经网络的稀疏表达。所以本书中延续 VGG 16 网络中的 ReLU 激活函数。

3. 特征金字塔网络

如图 6-7 所示，相比于 SSD 网络，YOLO 网络和 FasterR-CNN 网络在卷积层后直接连接全连接层，即检测时只用到了最高层的特征图，这样的网络结构难以满足多尺度图像检测的需求。CNN 是自上而下的前馈计算，将特征图通过卷积核进行计算，通常使特征图尺寸越来越小，也有一些特征层的输出和原来大小一样，即相同网络阶段。而 SSD 网络模型对每个阶段定义一个金字塔级别，并选用该阶段的最后一层输出作为特征图的参考集。SSD 网络采用特征金字塔网络结构进行改进，对各层不同大小的特征图进行计算，产生位置信息和类别信息，从而确定默认框，即对一张图像进行一个尺寸的单一输入，经过多次卷积和池化，得到尺寸大小不一的特征图，将这些特征图分别进行预测，然后对所有预测结果进行综合计算判定，这就是特征金字塔网络。在不同层级选用尺寸不一、比例不一的默认框，可以找到最

佳匹配的默认框进行训练，从而提高整个结构的精确度。

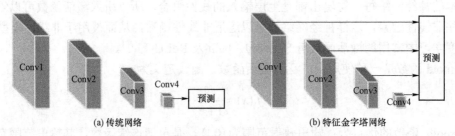

图 6-7　传统网络与特征金字塔网络对比

该网络将特征图的数据流分为 3 个部分，分别用于分类、位置回归及先验框，如图 6-8 所示。其中 Conv4_3 由于大小问题需要先经过归一化操作（normalization），其他特征层不需要。

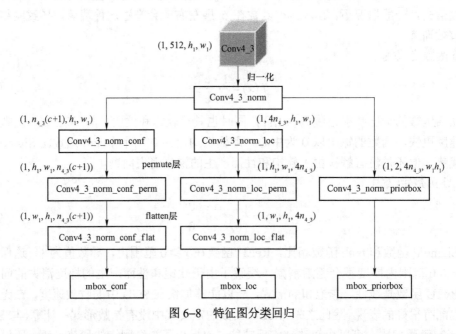

图 6-8　特征图分类回归

（1）分类：设分类类别数量为 c，Conv4_3 特征图的默认框数量为 n_{4_3}（其他特征图的默认框数量设置见图 6-8），则卷积核数量为 $n_{4\_3}(c+1)$，其他特征图同理。卷积后经过 permute 层和 flatten 层进行交换和相乘，最终和其他特征层的数据一起并入 mbox_conf 进入 softmax 层进行分类。

（2）位置回归：每个默认框都要回归出 4 个位置量，则 Conv4_3 特征图用于位置回归的卷积核数量为 $4n_{4\_3}$。卷积后同样经过 permute 层和 flatten 层进行交换和相乘，最后和其他特征层的数据一起进入 mbox_loc 进行位置回归。

（3）先验框：卷积核数量为 n_{4_3}，卷积后和数据层生成先验框。

4. 默认框的设置与应用

SSD 默认框的设置有以下 2 个特点。

1）每个单元设置默认框

在 YOLO 网络模型中，每个单元都预测若干个相对于这个单元本身的边界框，但是实际上，目标的形状是多种多样的，YOLO 网络模型需要在训练过程中自适应目标的形状。SSD 网络借鉴了 FasterR-CNN 网络中的默认框，对于每个单元都设置尺度或者长宽比不同的默认框，预测的边框都是以此为基础的，这样可以在一定程度上降低训练的难度[79]。

对于默认框的尺寸选择，采用以下方法，如图 6-9 所示。首先每个点都会有 2 个正方形默认框，小正方形边长用 a_{min} 表示，大正方形边长用 a_{max} 表示，其中每层 a_{min} 与 a_{max} 大小都有所不同，m 为用于回归的层数，第 k 层 a_{min} 大小为 S_k，第 $k+1$ 层 a_{max} 大小为 S_{k+1}，$k \in (1, m)$，计算公式为

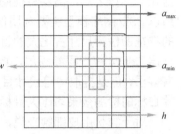

$$S_k = S_{min} + \frac{S_{max} - S_{min}}{m-1}(k-1) \qquad (6-8)$$

式中，S_{min}、S_{max} 和输入图像尺寸有关，对于本书中尺寸为 300*300 的图像，$S_{min} = 0.2$，$S_{max} = 0.95$。

图 6-9 单元默认框设置

其次，每个点都会存在多个长方形默认框，设长方形的宽为 w，高为 h，计算公式分别为

$$w = \sqrt{r} \times a_{min}$$

$$h = \frac{1}{\sqrt{r} \times a_{min}} \qquad (6-9)$$

式中，r 为图像比例尺度。

2）每个层级的特征图设置默认框

仅仅靠一个层上的多个默认框做回归还远远不够，因为很有可能这层上所有默认框的交并比（候选框与原标记框的交叠率，即两者交集与并集之间的比值，理想状态是二者完全重叠，即比值为 1）都比较小，也就是所有的默认框与真值都相差较远，此时训练误差很大。层级较低的因为特征图的尺寸比较大，默认框的覆盖范围就相对较小，远小于真实尺寸，所以这层上所有默认框对应的交并比都比较小；层级较高的因为特征图的尺寸比较小，默认框的覆盖范围相对较大，远超过真实尺寸，所以交并比也很小。所以 SSD 网络采用同时计算多个层级默认框的交并比，以此找到与真实尺寸位置最接近的默认框，完善训练时的精度。每个层级默认框数如图 6-10 所示，对于本书中尺寸为 300*300 的图像，总共有 38×38×4+19×19×6+10×10×6+5×5×6+3×3×4+1×1×4=8 732 个默认框[80]。

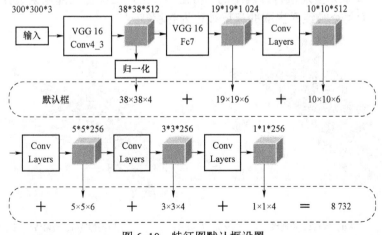

图 6-10 特征图默认框设置

6.2.2 正反向特征融合

SSD 网络模型还存在诸多问题，网络逐层抽象提取特征，低层特征图对应于细节信息，高层特征图对应于抽象的语义信息。对于在原图中占比过小的目标，其特征信息在层层卷积、池化等操作之后，高层特征图上保留的会越来越少，因此对于尺寸小的目标检测不够敏感。所以 SSD 网络模型主要利用低层高分辨率的特征图检测尺寸占比小的目标，用高层低分辨率的特征图检测尺寸占比大的目标。但是在对小尺寸占比目标的检测中，SSD 网络模型中仅有一层 Conv4_3 低层卷积层，特征表达能力不尽如人意，细节信息不够充足，高层卷积层虽然有多层，但是提取中等尺寸目标的特征不够充分，这导致 SSD 网络模型对于中等目标和小尺寸目标的检测效果均比大目标差。

对于鳞状上皮细胞来说，很多特征十分细微，而在 SSD 网络模型中，对于小尺寸的目标多用较低层级的默认框来训练，而这种较低层级的特征难以满足非线性程度，所以无法训练到足够的精确度。同时，因为在 SSD 网络模型中，不同层的特征图都作为分类网络的输入，所以相同物体有可能被不同大小的框同时检测出来。

本节主要利用分类网络，通过不断增加不同层之间特征图的联系，巧妙地增加特征图中的通道数来减少同一物体被不同默认框检测出来的情况，同时因为分类网络中的参数可以实现共享，减少了需要训练的参数，训练速度也有所提升。

1. 卷积、池化、反卷积与反池化

1）卷积

采用人工神经网络处理图像时，通常直接将图像的每个像素变换成一个一维向量代替图像处理中的三维矩阵作为输入，然后对模型进行训练和预测。这种做法会带来局部特征丢失和参数数量爆炸这两个问题[81]。

为了解决以上问题，常用的神经网络结构中都加入了卷积层，作用是提取局部特征。卷积层的局部感知功能是模拟大脑皮层对图像从局部扩展到整体的认知过程，在神经网络识别图像时，单个神经元不需要对整体图像做出一个全面的认知，仅仅需要感知局部图像，然后经过层层信息的传递、合并和处理，得到最终的全局认知[82]。

图 6-11（a）为全连接二维网络，图 6-11（b）为局部连接二维网络。以一张 1 000*1 000 通道数为 1 的图像为例，每个神经元只与 10*10 像素块相连作为输入，那么权重参数的数量就从 10^{12} 变为 10^{8}，减少为全连接神经网络的万分之一。上述对图像局部像素进行提取的过程就是图像的卷积，而每个神经元提取的权重被称为卷积核。

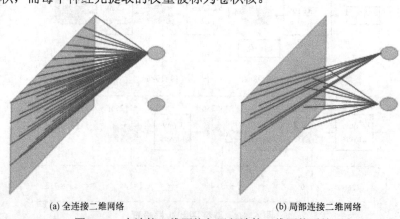

(a) 全连接二维网络　　　　　　　　　　(b) 局部连接二维网络

图 6-11　全连接二维网络与局部连接二维网络对比

设卷积核为 $n×n$ 的矩阵 C，输入图像为 $m×m$ 的矩阵 M，偏置为 b_x，卷积核的移动步长为 1，得到 $(m-n+1)×(m-n+1)$ 的卷积特征图 F，计算公式为

$$F_{ij} = \int_{u-i}^{i+n-1} \int_{v-j}^{j+n-1} \left(M_{uv} C_{uv} \right) + b_x \qquad (6-10)$$

虽然卷积层采用局部感知将神经网络权重参数的个数大幅度减少，但是参数数量依然很多。为了进一步降低参数数量，卷积层通过共享所有相同卷积核的权重，将图 6-11 中的参数数量从 10^8 变为 100，如图 6-12 所示。

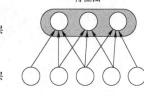

图 6-12　权值共享

从特征提取的角度来看，卷积核相当于对相应轮廓或形状的提取。以一个弧形卷积核为例，利用该卷积核检测图像中存在的所有弧形，采用该卷积核对图像的每一个像素块进行提取。在卷积网络中，通过共享权值，每个稀疏过滤器都会覆盖整个可视区域。

2）池化

图像通过卷积层提取特征之后，为了压缩特征图大小、减少冗余特征和防止过拟合，需要通过神经网络对这些特征进行分类合并，形成能代表该区域总体特征的新特征，这个过程就是池化[83]。

在较大的图像区域内，卷积核提取到特征后，如果不进行归类合并，这些特征会直接成为下一层网络的输入，下一层网络就需要处理所有的特征，从而造成大量的信息冗余。卷积神经网络通过加入池化层将特征进行合并，使下一层网络只接收较强的特征，同时也可以起到防止过拟合的作用。

经典的池化模型有 2 种：平均池化和最大池化。平均池化是指在池化的过程中，求出区域内所有元素的平均值作为池化后的特征值，可以降低因在特征提取过程中领域的大小限制导致的估计值方差增大的误差，较好地保存图像的背景信息，如图 6-13 所示。最大池化是指在池化的过程中采用区域所有元素的最大值作为池化后的特征值，可以用来降低因卷积层参数误差导致的估计值偏移，较好地保存图像的纹理信息，如图 6-14 所示。

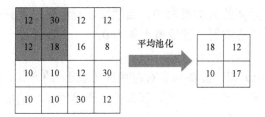

图 6-13　平均池化

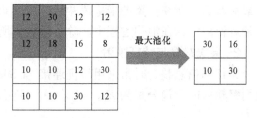

图 6-14　最大池化

3）反卷积与反池化

卷积操作是将图片与卷积核卷积得到特征图，而反卷积操作恰恰相反，反卷积的正向传播相当于卷积的反向传播，如图 6-15 所示。

由矩阵的运算性质可知，反卷积过程相当于与卷积核的转置做卷积，并且能将图像放大。本书中将利用反卷积操作对高层级低分辨率的特征图进行上采样，与低层级高分辨率的特征图级联。设输入图像尺寸为 i、卷积核大小为 k、步长为 s、边缘填充为 p、输出特征图的尺寸为 o，那么卷积操作的计算公式为

$$o = \left| \frac{i + 2p - k}{s} \right| + 1 \qquad (6-11)$$

现通过反卷积将特征图放大，计算公式为

$$i = s(o-1) + k - 2p \qquad (6-12)$$

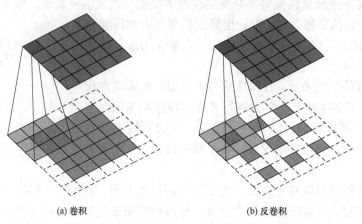

(a) 卷积   (b) 反卷积

图 6-15 卷积与反卷积

反池化是为了解决池化不可逆而采取的近似操作，通过反池化可以实现上采样，如图 6-16 所示。

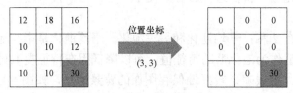

图 6-16 反池化

在最大池化过程中，记录最大激活值的坐标位置。然后在反池化时，只把最大池化过程中最大激活值所在位置的坐标值激活，将其余元素的值都置为 0。当然这个反池化过程只是一种近似，因为在池化过程中，除了最大值所在的位置，其他值不都为 0。

2. 层次级联与特征映射

特征图信息整合时常采用特征连接（Concat）或特征图元素对应相加（Add）的方式。假设两路输入的通道分别为 X_1，X_2，…，X_c 和 Y_1，Y_2，…，Y_c。那么特征连接的单个输出通道为

$$Z_{\text{Concat}} = \sum_{i=1}^{c} X_i \otimes K_i + \sum_{i=1}^{c} Y_i \otimes K_{i+c} \qquad (6-13)$$

而特征图元素对应相加的单个输出通道为

$$Z_{\text{Add}} = \sum_{i=1}^{c} (X_i + Y_i) \otimes K_i = \sum_{i=1}^{c} X_i \otimes K_i + \sum_{i=1}^{c} Y_i \otimes K_i \qquad (6-14)$$

其中本书采用特征连接，主要对通道数进行合并，在每一特征的信息没有增加的情况下，通过增加维度来增加图像本身的特征。

以 Conv4_3 层与 Conv7 层的上采样特征融合为例，首先将 Conv7 层进行反卷积，然后进

行归一化，在通道上直接进行连接，如图 6-17 所示。

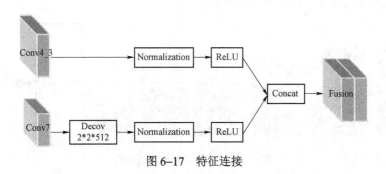

图 6-17 特征连接

接下来在特征金字塔的不同检测分支上通过以下 3 个步骤完成层次级联与特征映射，连接方法如上所述，以此提高特征图的通道数，使分类网络能够更好地利用不同尺度特征图层之间的关联性，增强特征金字塔结构特征层，扩大底层网络感受野范围，增强高层网络几何信息表征能力。

步骤 1：正向将低层级高分辨率的特征图做池化后，依次与下一层特征图级联，对融合后的特征图继续做池化，正向传播，如图 6-18 所示。在高层检测分支上，特征图可以在具有很大感受野的同时，获得低层级特征图传递过来的细节信息，结合自身，组合进入分类网络中，改善了小物体的目标检测。

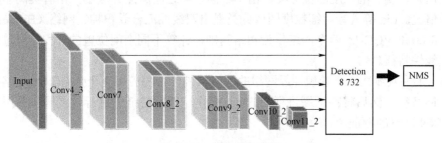

图 6-18 池化特征融合

步骤 2：反向将较高层级低分辨率的特征图做反卷积之后，与上一层特征图级联，对融合后的特征图继续进行反卷积，反向传播，如图 6-19 所示。类似 FPN 的网络结构选择，每次尺寸变化的后一层作为特征层，通过上采样提取更强烈的语义信息，将原始的特征信息侧向连接，整合到右侧上采样特征层，兼顾低层特征和抽象语义。

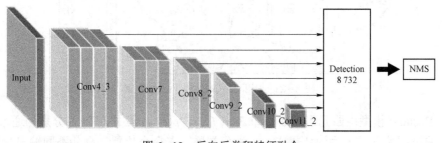

图 6-19 反向反卷积特征融合

步骤 3：结合步骤 1 与步骤 2，将上两个步骤中所有高层级低分辨率的特征图、低层级高分辨率的特征图级联起来，如图 6-20 所示。

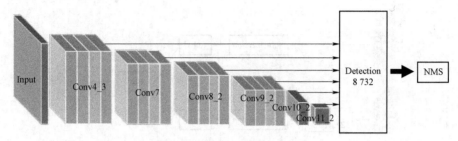

图 6-20　池化反卷积特征融合

改进后的网络模型实现了信息流的双向传递，高层级低分辨率的特征图与低层级高分辨率的特征图中的信息做到了融会贯通。同时为防止因不同特征层上激活值尺度大小不一而淹没某些特征层上的特征，在级联前，做一个批标准化的操作，将隔层特征首先正则化，以便统一尺度。

6.2.3　双线性汇合特征分析

细粒度图像分类是指在同一大类图像中分离出具体子类，而本书旨在将鳞状上皮细胞分类中的正常细胞、低级别鳞状上皮异常、高级别鳞状上皮异常及鳞状细胞癌四大类细胞从图像中检测出来，属于细粒度图像分类。由于不同子类之间的差异较小，常有类间差异比类内差异小的情况。Lin 等人针对细粒度图像分类提出双线性汇合卷积神经网络（Bilinear CNN），使用 VGG-D 和 VGG-M 两个网络作为网络基础，计算不同空间位置的外积，经过平均汇合以得到双线性特征。

图 6-21 为双线性汇合卷积神经网络的网络架构，首先应用两个 VGG 16 网络提取图像的两个不同特征，然后将特征图进行 Bilinear 操作，即将特征图进行转置操作并用外积来组合两个 CNN 网络的特征图。

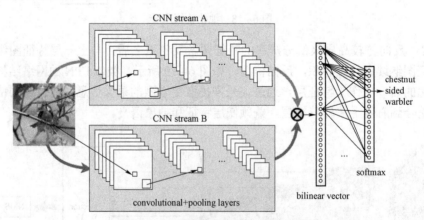

图 6-21　Bilinear CNN 用于图像分类

一个 Bilinear 模型由四元组组成，即 $\boldsymbol{B}=(f_A, f_B, p, c)$，其中 f_A 和 f_B 分别为通过 CNN 网络后得到的不同特征，p 为池化操作，c 为分类器。在每个位置上合并不同输出特征的外积从而得到双线性特征，表示为

$$\text{Bili}(l, I, f_A, f_B) = f_A(l, I)^{\text{T}} f_B(l, I) \tag{6-15}$$

将一张图像上所有位置的特征进行求和可以得到整个图像的特征，即

$$\Phi(I) = \sum_{l \in L} \text{Bili}(l, I, f_A, f_B) = f_A(l, I)^{\text{T}} f_B(l, I) \tag{6-16}$$

式中，f_A 和 f_B 特征维度分别为 $K \times M$ 和 $K \times N$（K 必须相同），此时池化函数的输出矩阵尺寸为 $M \times N$。

$$A = \frac{1}{n}\left(\sum_{i=1}^{n} x_i x_i^{\text{T}}\right) \tag{6-17}$$

由式（6-17）得到双线性特征后，对其进行归一化操作。首先对双线性特征进行以下运算：

$$y = \text{sign } x\sqrt{|x|} \tag{6-18}$$

然后采用 L_2 归一化，如式（6-19），最后进入 softmax 分类器进行分类。L_2 归一化是可微的，所以可以采用端到端的方式训练整个网络。

$$Z = \frac{Y}{\parallel Y \parallel^2} \tag{6-19}$$

双线性汇合卷积神经网络能对细粒度图像提取高层语义特征，通过对训练网络模型中的卷积参数的迭代，过滤掉图像中不相关的背景信息。

下面对上述 Bilinear CNN 网络进行改进，如图 6-22 所示。

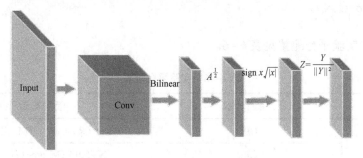

图 6-22　改进后的 Bilinear CNN 网络

首先进行矩阵平方根归一化。矩阵对数映射将非线性缩放应用于矩阵的特征值。

在奇异值分解中，$A = U \Sigma_{ij} U^{\text{T}}$，其中 U 仅在对角线上有值。虽然原有的 L_2 归一化元素补偿了视觉中的突发性，但是因为相关特征以类似方式贡献特征值，所以谱归一化适用于协方差矩阵。综上所述，考虑将其归一化应用于矩阵频谱的方案。例如将元素平方根用于 Σ 的矩阵平方根，$A^{1/2} = U \Sigma_{ij}^{1/2} U^{\text{T}}$。

其次，双线性特征的表征能力是以非常高维的特征表示为代价的，这增加了计算负担，并且需要大量的训练数据来拟合。为了减小模型尺寸，本书采用对称网络模型，只训练一个卷积网络过程，以降低计算量。这意味着，不需要明确地计算双线性特征，因此在某些情况下（如当信道数大于空间大小时），计算时间可以大大减少，这可以提高分类性能，缩小模型尺寸并加快测试时的前馈计算。

为了进一步压缩用于多路分类任务的模型，本书提出了一种简单的协同分解方法来分解分类器参数的联合集合以获得更紧凑的表示。这种多线性协同分解可以使用两个单独的线性

卷积层来实现。建议基于特征映射激活统计数据进行简单而有效的初始化，而不是首先训练一组分类器，然后对参数进行协同分解，从而实现直接的端到端训练。

设为 K 个分类训练了 F-范数分类器，则用下式进行分解

$$\min \sum_{k=1}^{K} \|U_k - PV_k\|_F^2 \qquad (6-20)$$

式中，P 是 $c×m$ 的投影矩阵，将特征维数由 c 降到 m。V_k 是第 k 类的低维分类。

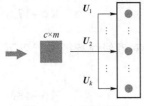

图 6-23　协同分解

在诸如细粒度分类的许多应用中，训练大量分类器并执行 k 路分类，如图 6-23 所示。可以合理地预期这些分类器应该共享一些共同的结构（如对于给定的 k 路分类任务，一些特征映射信道可以或多或少地提供信息）。因此，可以通过在分类器集合上执行协同分解来进一步减少模型参数的数量，以便隔离共享结构，类似于多任务学习框架。

6.3　图像数据处理及模型训练

本节首先对深度学习训练平台进行介绍，选择在 Ubuntu16.04 系统下，搭建 Pytorch 环境，采用 GPU 进行加速训练。训练前，对样本量有限的宫颈鳞状上皮细胞进行数据增强并对样本进行数据标注，制作样本集。最后介绍改进后网络模型的训练方法，为后续实验做准备。

6.3.1　实验平台介绍

本节所用的实验平台配置见表 6-6。

表 6-6　实验平台配置

资源类	资源名称	版本/配置/型号
硬件	CPU	Intel（R）Core（TM）i7-8700 CPU
	GPU	NVIDIA GeForce GTX1060 6 GB
	内存	固态硬盘 125 GB、机械硬盘 3 TB
软件	OS	Ubuntu16.04
	Pytorch	1.0
	Python	2.7
	CUDA	8.0
	cuDNN	7.0
	Anaconda	2.0

常用的深度学习框架有 TensorFlow、Keras、Caffe 等。TensorFlow 最初是由 Google 机器智能研究部门开发的图模型计算框架，继承于 Theano，具有非常强大的可视化功能，同时在高级模型开发中拥有多个可供选择的框架。它一方面具有用于生产的部署选项，以及对移动平台的支持，但是另一方面，其设计有些复杂，接口和文档不够完备。Keras 构建在 TensorFlow

的基础上，具有更加简洁、容易上手的特点，但是灵活性更低，程序运行速度较慢。Caffe 同样具有简洁快速的优点，但是由于 Caffe 中最主要的抽象对象是层，每实现新的一层，都必须要利用 C++完成前向传播和反向传播的代码，同样缺失了灵活性。

Pytorch 是 2017 年由 Facebook 团队公布的工具包，遵循高维数组张量（tensor）—自动求导变量（variable）—神经网络（nn.Module）由低到高 3 个抽象层次，采用最少的封装，便于修改和操作，在提高灵活性的同时保证速度。API 设计和模块接口设计符合人们思维，让用户更加便捷地实现自己的想法。所以本节选用 Ubuntu16.04 系统搭建 Pytorch 环境进行训练。

CUDA 是一种能够利用英伟达 GPU 并行计算引擎的通用技术架构，它可以比 CPU 更高效地解决许多复杂的计算任务。cuDNN 是用于深度神经网络的 GPU 加速库，注重性能、易用性和低内存开销。本节通过配置 CUDA8.0 与 cuDNN7.0 对深度神经网络的训练进行加速。

6.3.2　数据处理

1. 数据增强

在训练深度神经网络时，需要大量的训练样本图像作为输入，用以保证网络模型良好的泛化能力。而实际上，宫颈鳞状上皮细胞的训练样本数量有限，容易使训练后的模型对样本特征的表达能力下降，从而发生过拟合现象。本书共获得了 1 620 张样本图像，不能满足训练一个复杂卷积神经网络需求的样本量。针对这一现象，本书采用数据增强方法，人工增加训练样本的数据量，从而提高分类识别的准确率。

常用的数据增强方法有很多，结合宫颈鳞状上皮细胞图像采集及细胞形态学的特点，采用以下方法进行数据增强。

（1）位置尺度方面，对图像进行水平、竖直翻转和平移变换，尺度长宽比增强变换。

（2）颜色方面，对图像亮度、色彩饱和度、色彩对比度等进行增强变换。

（3）对图像进行模糊处理，模拟对焦偏差情况。

（4）对类别不平衡的数据重点进行数据增强。

经过上述方法进行数据增强后，样本量扩大了 24 倍，此时得到 38 880 张样本图片。

2. 数据标注

本节中所用的软件配置见表 6-7。

表 6-7　软件配置

OS	Ubuntu16.04
Python	3.5
PyQt	5.0
lxml	—
LabelImg	—

虽然 Python 标准库中自带了 xml 模块，但是由于缺少常用的 API 接口等原因，性能不够好，所以本书在做数据标注时，添加了第三方库 lxml。本节图像数据通过 6.1 节中显微镜成像自动扫描系统采集得到，在 Windows10 系统下搭建 PyQt 5.0 的环境，使用 LabelImg 标注

工具进行数据标注。针对本书鳞状上皮细胞多分类的任务，使用 LabelImg 软件能够便捷地标注多类别目标，同时直接生成 xml 文件。然后制作样本集，并将其分为 3 部分，分别为训练集 23 328 张图像、验证集 7 776 张图像、测试集 7 776 张图像。

整个数据集的文件结构分为以下 3 部分。

（1）Annotations：这个文件夹主要用来存放标注数据，即.xml 格式的文件，每张图像都有与之相对应的.xml 文件。

（2）ImageSets：这个文件夹主要存放 main 文件夹，main 文件夹中写着分别用于测试、验证、训练所用的图片文件名的集合。

（3）JPEGImage：这个文件夹用于存放所有.jpg 格式的图片，与 Annotations 中的标记数据相对应。

6.3.3　Loss 函数的定义与改进

1. Loss 函数

SSD 网络采用多任务学习策略，损失函数包括 2 部分，分别是边框回归损失函数及分类损失函数（包括前景分类损失和背景分类损失）。计算公式为

$$L(x,c,l,g) = \frac{1}{N}\big(L_{\text{conf}}(x,c) + \alpha L_{\text{loc}}(x,l,g)\big) \tag{6-21}$$

式中，α 为边框回归损失函数与分类损失函数的权重系数，一般为 1。N 表示被选择用作前景分类的默认框的数目，即训练中正样本默认框的数量。若 N 为 0，则总损失为 0。x 定义为 $x_{ij}^p = \{0,1\}$，代表第 i 个默认框和第 j 个类别标签为 p 的目标框匹配情况，若匹配成功则 $x_{ij}^p = 1$，且视该默认框为正样本，类别标签为 p；若匹配不成功则 $x_{ij}^p = 0$，且视该默认框为负样本，类别标签为 0。c 为类别置信度预测值。l 为默认框所对应边界框的位置的预测目标框。g 是真实目标框的位置参数。

对于类别置信度误差，采用 softmax 损失函数，即

$$L_{\text{conf}}(x,c) = -\sum_{i \in \text{pos}}^{N} x_{ij}^p \lg\big(\hat{c}_i^p\big) - \sum_{i \in \text{neg}} \lg\big(\hat{c}_i^0\big) \tag{6-22}$$

式中，$\hat{c}_i^p$ 由下式得到

$$\hat{c}_i^p = \frac{\exp\big(c_i^p\big)}{\sum\limits_{p} \exp\big(c_i^p\big)} \tag{6-23}$$

式中，当 $i \in \text{pos}$ 时，表示第 i 个默认框为正样本；当 $i \in \text{neg}$ 时，表示第 i 个默认框为负样本。c_i^p 表示第 i 个正样本的默认框被预测为类别 p 的置信度，$\hat{c}_i^0$ 表示第 i 个负样本的默认框被预测为类别 p 的置信度。

位置误差计算公式为

$$L_{\text{loc}}(x,l,g) = \sum_{i \in \text{pos}}^{N} \sum_{m \in [c_x,c_y,w,h]} x_{ij}^k \text{smooth}_{L1}\big(l_i^m - \hat{g}_j^m\big) \tag{6-24}$$

式中，$\hat{g}_j^m$ 的计算公式为

$$\hat{g}_j^{c_x} = \frac{g_j^{c_x} - d_i^{c_x}}{d_i^{w}}$$

$$\hat{g}_j^{c_y} = \frac{g_j^{c_y} - d_i^{c_y}}{d_i^{h}}$$

$$\hat{g}_j^{w} = \lg\left(\frac{g_j^{w}}{d_i^{w}}\right) \tag{6-25}$$

$$\hat{g}_j^{h} = \lg\left(\frac{g_j^{h}}{d_i^{h}}\right)$$

式中，d 表示默认包围框，$m \in \{c_x, c_y, w, h\}$，表示边框回归损失函数中的参数，(c_x, c_y) 为默认框中心坐标的位置，w 为默认框的宽度，h 为默认框的高度。$l_i^m \in \{l_i^{c_x}, l_i^{c_y}, l_i^{w}, l_i^{h}\}$，表示第 i 个正样本的默认框预测到目标框的中心、高度和宽度相对于该默认框的偏移量。$g_i^m \in \{g_i^{c_x}, g_i^{c_y}, g_i^{w}, g_i^{h}\}$，表示第 j 个真实框的 4 个参数与第 i 个正样本默认框位置的偏移量。

采用 smooth_{L1} 损失函数，即

$$\text{smooth}_{L1}(x) = \begin{cases} 0.5x^2, & |x| < 1 \\ |x| - 0.5, & |x| \geqslant 1 \end{cases} \tag{6-26}$$

经过迭代训练，以减少预测框与真实框之间 4 个参数偏移量的回归差，调整预测框的位置和大小。这里把交并比大于 0.5 的默认框都用于前景分类。因为背景默认框的数目一般远远大于前景默认框的数目，为避免大量背景默认框弱化前景损失函数，造成定位不准确的现象，本节只选择部分交并比小于 0.5 的默认框作为背景分类，数量上 3 倍于前景分类。

2. Loss 函数的改进

本书旨在将鳞状上皮细胞分类至正常细胞、低级别鳞状上皮异常、高级别鳞状上皮异常及鳞状细胞癌，属于从同一大类图像中分离出具体子类的情况，常出现类内差别大于类间差别的情况。针对这一特点，本节引入中心损失这一函数，采用 SSD 损失函数和中心损失函数相结合的方法对分类损失函数进行改进，中心思想是：对每一个类都维护一个类的中心 C，然后在特征层如果该样本离类中心太远，就进行惩罚。

中心损失的公式为

$$L_C = \frac{1}{2}\sum_{i=1}^{m}\|x_i - c_{y_i}\|_2^2 \tag{6-27}$$

这里采用 SSD 损失函数和中心损失函数相结合的方法，式（6-28）中 λ 用于权衡 2 个损失函数的比重，即

$$L = L_S + \lambda L_C = L_S + \frac{\lambda}{2}\sum_{i=1}^{m}\|x_i - c_{y_i}\|_2^2 \tag{6-28}$$

式中，c_{y_i} 表示第 y_i 个类别的特征中心，x_i 表示第 i 张图像的特征值。理想情况下 c_{y_i} 应该随训练而更新位置，此时如果将整个训练都考虑在内并平均每个类的特征，将会大大提高计算量，降低整个训练的效率。不同于更新整个训练集，这里采用小批量更新 x_i 表示经过全连接层之前的特征。m 表示后续使用的 mini-batch 的大小。式（6-28）的作用是使得每个样本的特征与特征中心距离的平方和越小越好，即类内距离越小越好。

然后得到对应梯度的公式分别为

$$\frac{\partial L_C}{\partial x_i} = x_i - c_{y_i}$$（6-29）

及

$$\Delta c_j = \frac{\sum_{i=1}^{m} \delta(y_i = j) \cdot (c_j - x_i)}{1 + \sum_{i=1}^{m} \delta(y_i = j)}$$（6-30）

式中，条件表达式 $\delta(y_i = j)$ 的含义为：当括号中 $y_i = j$ 满足时，$\delta(y_i = j) = 1$，不满足时 $\delta(y_i = j) = 0$。即在 y_i 和 c_j 类别不同时，c_i 不需要更新 c_{y_i} 的值，只有当 y_i 和 c_j 类别相同时才需要更新，即

$$c_j^{t+1} = c_j^t + \Delta c_j^t$$（6-31）

式中，c_j^t 表示样本在 t 时刻的类别特征中心，在训练网络的过程中，不断地对特征中心进行更新。所以在中心函数中引入动量进行更新，这个方法是将梯度和上一次的权重更新进行线性组合来更新特征中心。

$$\Delta c_j^t = \eta \Delta c_j^{t-1} - \rho \nabla L_j^t(c_j^t + \eta \Delta c_j^{t-1})$$（6-32）

式中，$\rho \in [0,1]$，表示学习率，∇L_j^t 为 c_j 在该批次的梯度，η 表示上一次更新的权重，需要根据经验通过调整这 2 个参数得到更好的结果。

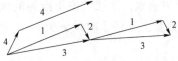

图 6-24　特征中心更新方法示意图

如图 6-24 所示，首先，按照上一次的更新方向更新一步（如 1 线所示），然后在该位置计算梯度值（如 2 线所示），最后用这个梯度值更改最后的更新方向。图 6-24 中描述了 2 步更新过程，其中 4 线为标准动量更新路径。

6.3.4　防止过拟合

训练网络模型时，将数据集分为训练集、测试集和验证集 3 种。在模型参数拟合的过程中，由于训练集中的数据包含抽样误差，训练时容易同时考虑复杂模型的抽样误差，当对这种抽样误差也进行拟合时，就会出现最终模型在训练集上效果良好，但是在测试集上效果很差的情况，此时模型的泛化能力弱，是一种过拟合现象。数据增强和 L_2 正则化，都属于常用的防止过拟合的手段，除此以外，本书还用到早停止和剪枝的方法。

训练过程中，理想情况是训练误差降低时测试误差也降低，有时出现训练误差降低但是测试误差出现反向增加、泛化能力降低的情况，标志着网络训练过拟合，如图 6-25 所示。

早停止的方法是将训练集划分出四分之一作为验证集用来检测训练出的模型在验证集上的验证误差是否随训练误差的下降而下降，当验证误差不再下降而出现增长且达到一定阈值时，则提早停止训练。

具体计算为：设监视周期为 T，即每 T 次判定一次停止条件。设一个周期内训练误差向量为 e_t，而一个周期内验证误差

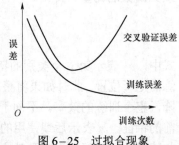

图 6-25　过拟合现象

向量为 e_v，当前最好的检验精度为 e_{vopt}，用以下公式分别定义损失比率 L_T 和泛化损失比率 L_G：

$$L_T = \frac{\mathrm{mean}(e_t)}{\mathrm{min}(e_t)} - 1 \qquad (6-33)$$

$$L_G = \frac{\mathrm{mean}(e_v)}{e_{vopt}} - 1 \qquad (6-34)$$

当损失和泛化损失之比大于阈值时，提早停止训练。本书为了增大早停止的容忍度，设置上述策略 10 次后再停止训练。

剪枝法如图 6-26 所示，在训练神经网络的过程中每一次迭代以设定的概率 p 随机抛弃不同的神经元，使这些神经元的输出为 0，而在测试过程中，预先在参数上乘以概率 p 后使用全部的神经元进行计算。这种方法可以在训练过程中减少神经网络中神经元对数据的共适应性，防止神经元之间的参数相互过分依赖。

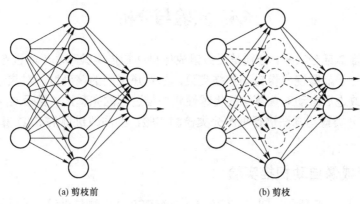

(a) 剪枝前   (b) 剪枝

图 6-26　剪枝法

剪枝法可以看作是训练了多个仅有部分单元的神经网络，而每个半数网络都可以得到一个分类结果，这些结果有对有错。在训练的过程中，大多数这种半数网络能够给出正确的分类结果，剩下的少数错误的分类结果对最终结果的影响较小。

从模型集成的角度来看，剪枝法相当于平均了多个分类过程中裁剪后的神经网络，增强了网络模型的泛化能力；从数据增强的角度看，剪枝与在数据集中添加噪声类似，增强了数据集的多样性和层间连接的稀疏性。从这两个角度看，剪枝法有效地控制了过拟合的问题。

6.3.5　模型训练

1. 配对策略

Erhan 等人在配对真实框与默认框时，使用最高的交并比能保证一个真实框仅与一个默认框相对应[109]。本书的做法与之不同，只要真实框与默认框的交并比大于 0.5，就认为配对成功。如果 $x_{ij}^p = 1$，则第 i 个默认框与第 j 个类别为 p 的真实框匹配成功；如果 $x_{ij}^p = 0$，则第 i 个默认框与第 j 个类别为 p 的真实框匹配失败。按照这个匹配策略，会出现一个真实框与多个默认框匹配的情况。在训练的过程中，将图像的真实框与默认框对应，以端到端的方式进行损失函数的计算及反向传播的计算更新。

在生成预测结果之后，不符合真实框的预测框数量通常远远超过符合真实框的预测框数量，这样容易产生正负样本数量不均衡的情况，造成训练难以收敛。所以本书采用排序的方法，将特征图上每个位置上预测框与真实框的交并比小于 0.5 的负样本按照置信度大小排序，从最高的开始取值，保证最后正负样本之间的比例在 1:3 左右。

2. 训练方法

步骤 1：按照 6.2 节中构建的改进后的网络模型，同时初始化网络权值层参数、训练次数 n 及最大训练次数 n_{max}。

步骤 2：对训练集进行数据增强。

步骤 3：根据配对策略，将默认框和真实框配对，得到预测值，同时进行难区分样本挖掘。

步骤 4：根据 6.3.3 节中改进的 Loss 函数进行计算。采用 6.3.4 节中的策略判断是否需要早停止。

步骤 5：判断训练次数 n 是否达到最大训练次数 n_{max}，若是，则结束训练，否则 i 取值为 $i+1$，返回步骤 3 继续训练。

6.4　实验与分析

本节主要进行 2 部分实验，分别是显微镜成像自动扫描实验和基于改进 SSD 网络的细胞分类检测实验。对于显微镜成像自动扫描实验，从对焦平面的精确度、对焦速度、采集图片的清晰度来验证改进后自动对焦算法的优越性和扫描过程的完整性。然后对 6.2 节基于改进 SSD 网络的细胞分类检测算法进行细胞分类检测实验，并与改进前的 SSD 算法及 YOLO 算法进行对比。

6.4.1　显微镜成像自动扫描实验

实验平台如图 6-27 所示，图中右侧为 Leica MD2000 生物显微镜，用于放大观察宫颈鳞状上皮细胞；右上方为映美精 DMK 33G274 工业相机，负责将显微镜下照片传输到计算机中；右下方为 Prior Optiscan 电动载物台，用于控制载物台和物镜的位置；左上方为计算机，完成对整个实验的软件计算和对电动载物台下达命令。

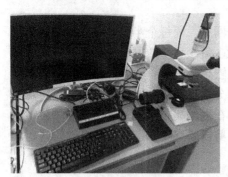

图 6-27　实验平台

1. 自动对焦算法实验

针对宫颈鳞状上皮细胞形态学特点，对传统算法进行了改进，本节主要针对改进后的自动对焦算法进行实验。在离焦和对焦时，改进后的图像清晰度评价函数评价值有很大差异，同时靠近极值处梯度变化较大，能够较好地满足自动对焦系统中的需求。如图 6-28 所示，其中镜头位置为 0 μm，代表初始位置而非实际位置。在爬山搜索法的粗对焦阶段，能够较快地找准对焦区间，为下一步曲线拟合做准备。

若对全局采用二次函数进行曲线拟合，在极值处偏离较大，如图 6-29 所示，黑色点为采用爬山搜索时镜头位置及对应的图像清晰度评价值，实线为全局二次函数曲线拟合的结果。求得的对焦平面在 276.5 μm，明显不是最佳对焦平面。

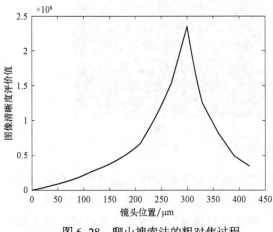

图 6-28　爬山搜索法的粗对焦过程

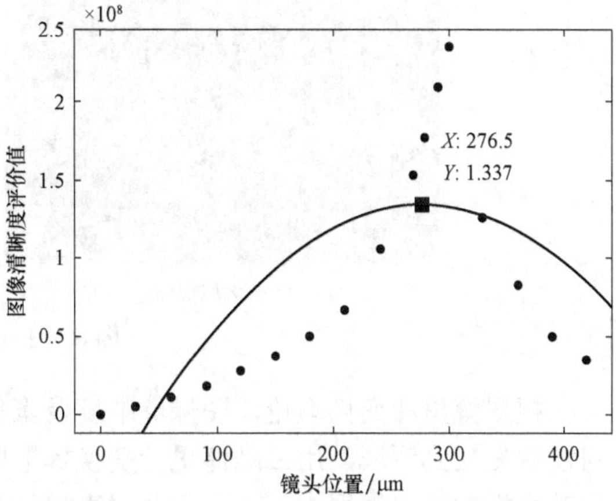

图 6-29　全局曲线拟合细对焦示意图

按照本书提出的自动对焦算法，在使用爬山搜索法粗对焦所确定的对焦区间中，使用二次函数进行曲线拟合可以得到较好的结果，如图 6-30 所示，黑色点为采用爬山搜索法时镜头位置及对应的图像清晰度评价值，实线为全局二次函数曲线拟合的结果，对此逼近函数求极值可得到更为准确的对焦平面。改进后的对焦算法避免了原有爬山搜索算法在极值点附近步长不断变小循环往复的搜索，极大地提高了对焦算法的效率，同时对焦的精确度不再受爬山搜索算法最短步长的限制，可以精确到小数点后几位，此时的精确度只受电动载物台步长的约束。与爬山搜索算法相比，改进后的对焦算法在保证效率的同时，精确度也有所提高。

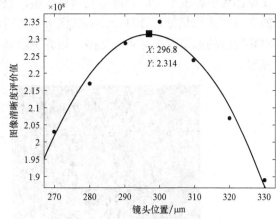

图 6-30　曲线拟合细对焦示意图

为了比较改进前后算法在效率上的优劣，对 5 组宫颈鳞状上皮细胞样本分别进行对焦实验，表 6-8 统计了 2 种对焦算法平均所用时间，可以看出，本书提出的算法在对焦速度上优于传统算法。

表 6-8　2 种对焦算法平均耗时对比

算法类别	样本 1 平均耗时/ms	样本 2 平均耗时/ms	样本 3 平均耗时/ms	样本 4 平均耗时/ms	样本 5 平均耗时/ms
传统算法	3 945.86	4 232.76	3 816.75	4 149.22	3 943.51
本书所提算法	935.54	1 015.37	950.35	985.12	963.28

图 6-31 为分别采用本书所提算法和传统算法（拉普拉斯评价函数+爬山搜索算法）得到的对焦图像，经过对比可以看出，采用本书所提算法得到的对焦图像更为清晰。为了科学比较这 2 种图像，下面采用频域变换的方法进一步对比。

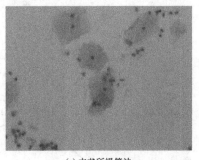 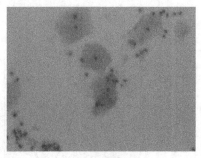

(a) 本书所提算法　　　　　　　　　　　　(b) 传统算法

图 6-31　对焦结果对比

根据傅里叶变换理论，图像清晰度及聚焦程度主要取决于图像中高频分量的数量。首先将图像变换到频域，用二维傅里叶变换提取图像的高频分量。一般来说，对一幅图像进行傅里叶变换的计算量很大，不利于公式直接计算，所以虽然这种评价方法灵敏度高，但是难以满足实时性要求，不宜用于自动对焦系统中。

在傅里叶变换后的频谱图中存在明暗不一的点，代表着原图像的点与其邻域点差异的强弱，即梯度的大小。对于细胞图像来说，频谱中亮度强的点在原图像中梯度大，亮度弱的点在原图像中梯度小，即频谱中亮的点数多，整幅图像边界更加清晰分明。对如图 6-31 所示的 2 幅对焦图像分别计算，得到如图 6-32 所示的 2 幅频谱图，显然采用本书所提算法所得对焦图像的频谱图中亮点数更多，边界更清晰，由此可得在准确度上本书所提算法优于传统算法。

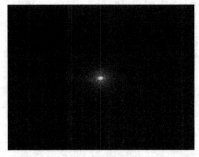 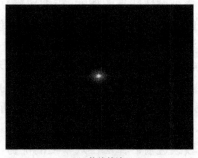

(a) 本书所提算法　　　　　　　　　　　　(b) 传统算法

图 6-32　频谱图对比

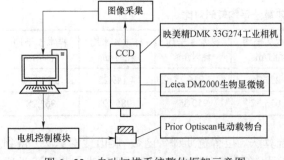

图 6-33　自动扫描系统整体框架示意图

2. 自动扫描系统实验

自动扫描系统整体框架如图 6-33 所示。首先由显微镜对样本进行图像采集，由工业相机将其传输到计算机中，接下来计算机计算图像清晰度评价值，并由电动载物台配合软件搜索算法调节物镜与显微镜之间的距离，得到当前位置的最佳对焦平面，同时将采集到的图像保存在设定目录下。然后按照设定好的 X 轴步长和 Y 轴步长控制电动载物台，对下一张图像进行采集，过程与 6.1 节中的叙述相同，以此完成逐行逐列扫描。

　　显微镜成像自动扫描软件界面如图 6-34 所示,左侧用于显示细胞图像,右侧网格用于显示当前扫描位置,同时设有平台设置选项,可以对测量半径、步长进行设定,方便调试及添加平台水平方向和垂直方向移动的控制按钮。首先设定好扫描中心,随后将围绕设定的中心从左顶点开始扫描,X 轴方向步长设置为 340 μm,Y 轴方向设置为 250 μm,通过自动对焦逐行逐列采集图像。

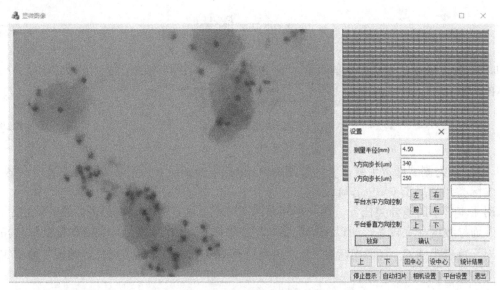

图 6-34　显微镜成像自动扫描软件界面

　　本节对 30 组样本进行了实验,得到 100 张图像,每张图像的平均扫描时间为 1.857 min,将图像清晰度与传统算法下的进行了比较和论证,整体系统耗时满足后续实验需求,有着较好的准确性和快速性。

6.4.2　细胞分类检测实验

1. 评价指标

　　本书中细胞分类检测的主要功能分为 2 部分:首先检测出目标的位置,其次识别出该位置中目标的类别。本节主要引入交并比 IoU(intersection over union)、均值平均准确率 mAP(mean average precision)、每秒检测帧数 FPS(frame per second)对图像目标检测性能进行评价。

　　交并比 IoU 用于在目标检测中评估定位精度,表示预测框与真实框之间的重叠度,也就是其交集和并集之间的比值。计算出的 IoU 值越大,代表两者相关度越高,预测框的位置越准确。最理想的情况是两者完全重叠,此时比值为 1。如图 6-35 所示,对图像中的细胞检测结果进行分析。深色框为预测框位置,而浅色框为细胞真实框位置,此时有

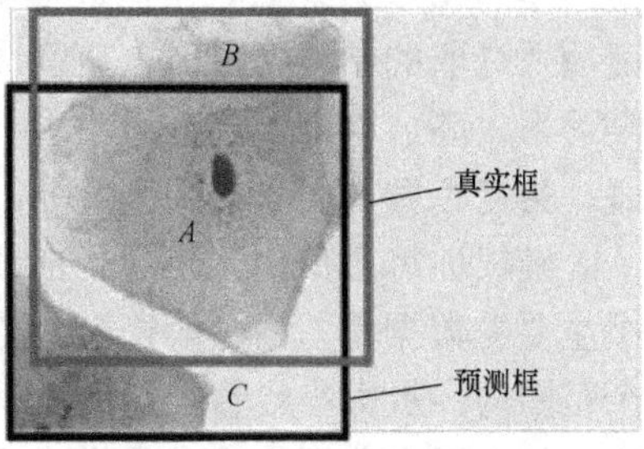

图 6-35　IoU 计算示意图

$$IoU = \frac{S_A}{S_A + S_B + S_C} \qquad (6-35)$$

在二分类图像分类任务中，一般使用精准率 PRE（模型判断为正的所有样本中实际正样本的比率）和召回率 REC（所有实际为正样本的被模型判断为正样本的比率，即 5.4.3 节中的敏感性 SEN）作为目标检测的评价指标，同时也可使用准确率 ACC 衡量分类正确的比率。

$$PRE = \frac{P_T}{P_T + P_F} \tag{6-36}$$

$$REC = \frac{P_T}{P_T + N_F} \tag{6-37}$$

式中，P_T 为正确划分为正样本的个数，P_F 为错误划分为正样本的个数，N_F 为错误划分为负样本的个数。

$$ACC = \frac{1}{n_{sample}} \sum_{i=1}^{n_{sample}} \delta(\hat{y}_i = y_i) \tag{6-38}$$

式中，n_{sample} 为测试样本个数，$\hat{y}_i$ 为预测的第 i 个样本类别，y_i 为实际类别，当满足预测类别等于实际类别时，$\delta(\hat{y}_i = y_i) = 1$。

对于本书中的多分类任务，精准率和召回率并不适用，而准确率在多标签的问题上很严格，从而导致区分度较差，所以采用均值平均准确率 mAP 作为衡量分类准确性的评价指标。

对于特定类别 C，其平均精度 AP 为该类所有精度值和与含有该类目标的图像数量 N_C 之比，即

$$AP_C = \frac{\sum PRE_C}{N_C} \tag{6-39}$$

则 mAP 为所有类别的平均精度值均值，即

$$mAP = \frac{\sum AP_C}{N} \tag{6-40}$$

检测速度是衡量目标检测算法的另一个重要评价指标，本书采用每秒检测图像数量 FPS 进行评价。在对比不同算法的 FPS 时，需保证在同一硬件环境下，FPS 越高，代表算法的效率越高，模型性能越好。

2. 实验结果与分析

本书在数据集上对模型进行了迭代训练，初次训练时出现了损失函数缓慢下降的问题，证明所选取的学习率过低，重新调整学习率之后，损失函数曲线出现不再下降的现象，表明学习率太高，陷入了局部最小值。由于不同权重的梯度值差别很大，选取全局学习率较为困难，最后设置初始学习率为 10^{-3}，在 5×10^{-3} 次迭代训练之后，将学习率调整为 10^{-4}。

继续训练之后，又出现了曲线震荡幅度较大的情况。分析原因为批大小设置过小。批大小主要受数据量、内存等影响，当数据量过大、内存不够时，批大小需要适当减小，而在这个范围内，批大小设置得越大，其确定的下降方向就越准确，引起的损失函数曲线震荡就越小。结合以上分析，本书将批大小设置为 4。

其余参数设置分别为：动量设置为 0.9，权重衰减系数设置为 0.000 5，dropout 层概率设置为 0.5。采用以上训练参数之后，开始对改进后的网络进行不断的迭代训练，得到如图 6-36 所示的损失函数变化曲线。

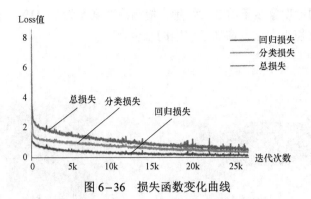

图 6-36　损失函数变化曲线

　　按照 6.2 节中对 SSD 算法的改进与 6.3 节中的数据处理和模型训练方法，得到了较好的分类检测结果，下面对每一类细胞检测进行分析。

　　正常的宫颈鳞状上皮细胞体积为中等大小，形状规则，细胞核体积较小，核质比很小。对于这种十分规则的细胞，本书所提算法的识别率很高，效果很好，准确率达到 91.01%，部分检测结果如图 6-37 所示。对于个别重叠、折叠细胞，有漏检或错检现象。

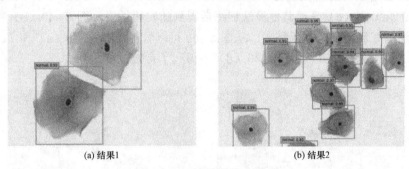

|(a) 结果1|(b) 结果2|

图 6-37　正常细胞识别结果

　　低级别鳞状上皮异常细胞的细胞质体积有所缩小，细胞核轻微变大，核质比大于正常细胞，部分检测结果如图 6-38 所示。高级别鳞状上皮异常细胞细胞核与细胞质的变化程度较低，病变更大，核质比显著增大。对于这两类细胞，本书所提算法的识别效果也很好，准确率分别达到 82.24% 和 81.75%。

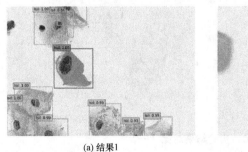 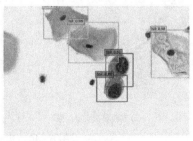

(a) 结果1　　　　　　　　　　　　　　　(b) 结果2

图 6-38　低级别鳞状上皮异常细胞与高级别鳞状上皮异常细胞识别结果

　　鳞状癌细胞粘连现象比较严重，形态也更加不规则，部分检测结果如图 6-39 所示。对于此类别细胞，变形度较高，本书所提算法虽优于 SSD 网络和 YOLO 网络，但是细胞簇形态多种多样，所以漏检现象多于前 3 种细胞，检测的准确率为 71.11%。同时，鳞状癌细胞的核质比极高，细胞体积小，这也增加了识别的难度。

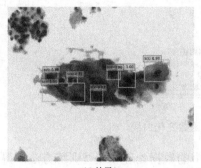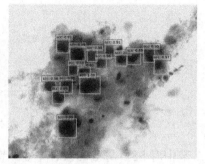

(a) 结果1　　　　　　　　　　　　　　　　　(b) 结果2

图 6-39　鳞状癌细胞识别结果

目前主流的深度学习框架为 YOLO、SSD。本节采用对比实验与这些算法进行比较分析，部分识别结果如图 6-40、图 6-41 所示。

图 6-40（a）和（c）是经其他算法训练后得到的实验结果，图 6-40（b）和（d）是经本书所提算法训练后得到的实验结果。从图 6-40 可以看出，图 6-40（a）和（c）存在漏检的现象，而这种情况在图 6-40（b）和（d）中得到了有效改善。

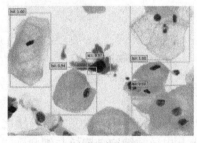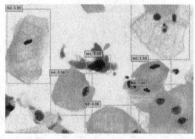

(a) 其他算法实验结果1　　　　　　　　　　　(b) 本书所提算法实验结果1

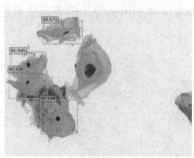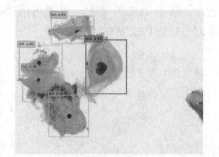

(c) 其他算法实验结果2　　　　　　　　　　　(d) 本书所提算法实验结果2

图 6-40　实验结果对比（一）

图 6-41（a）和（c）是经其他算法训练后得到的实验结果，图 6-41（b）和（d）是经本书所提算法训练后得到的实验结果。从图 6-41 可以看出，图 6-41（a）和（c）存在重复检测的现象，而这种情况在图 6-41（b）和（d）中得到了有效改善。

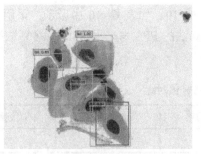

(a) 其他算法实验结果1

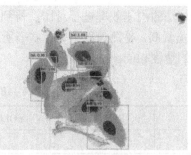

(b) 本书所提算法实验结果1

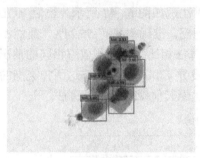

(c) 其他算法实验结果2

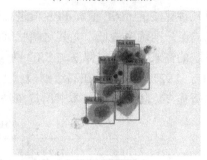

(d) 本书所提算法实验结果2

图 6-41　实验结果对比（二）

对改进前后算法与其他算法的准确率进行统计，包括每个细胞类别的准确率和 mAP 值，得到表 6-9。

表 6-9　各个类别检测的准确率对比

类别	SSD 网络	YOLO 网络	改进网络	改进网络+Loss
正常细胞	88.92%	88.60%	90.52%	91.01%
低级别鳞状上皮异常	79.33%	78.45%	81.79%	82.24%
高级别鳞状上皮异常	76.61%	73.67%	80.37%	81.75%
鳞状细胞癌	61.58%	55.24%	69.63%	71.11%
mAP 值	76.61%	73.99%	80.58%	81.53%

从以上实验结果可以得到以下结论。

（1）采用改进网络和 Loss 函数后，对于每一种细胞，分类准确率都高于原有算法，mAP 值较 SSD 网络提高 4.92%，较 YOLO 网络提高 7.54%。

（2）本书所提算法针对占比小的物体检测及细粒度图像分类进行了改进。实验结果显示，改进后的网络模型在高级别鳞状上皮异常和鳞状细胞癌这两种类型的检测上的准确率有了显著提高。这说明小目标检测分类的准确率确实有所提高。

（3）个别图像存在细胞簇大量重叠，细胞制作涂片时操作不当而导致的细胞结构不完整等干扰因素还是会对整体结果产生干扰。

（4）由于鳞状细胞癌这类细胞形态多变，细胞核极度不规则，细胞簇十分紧密，重叠细胞较多，因此检测难度高。改进后的网络检测准确率虽然有所提高，但还是比其他类别细胞的检测结果效果差。

将几种算法的检测效率进行对比，得到表 6–10。如表 6–10 中所示，采用 YOLO 网络算法的 FPS 值最高，检测速度最快。本书所提算法的 FPS 与采用 SSD 网络算法的 FPS 相同，即检测图像的速度相同。

表 6–10　FPS 值对比

算法	SSD 网络	YOLO 网络	改进网络	改进网络+Loss
FPS/（张/s）	8	12	8	8

下面对几种算法的 mAP 值和 FPS 值进行对比，如图 6–42 所示，虽然 YOLO 网络的检测速度最高，但是准确率最低，尤其对鳞状细胞癌，准确率只有 55.24%，显然不能满足本书检测病变细胞的需求。而本书算法与 SSD 网络算法相比，在检测效率相同的情况下，前者的 mAP 值提高了 4.92%，尤其是在高级别鳞状上皮异常和鳞状细胞癌这两种类型的检测上，准确率有了显著提高。综上所述，本书所提算法优于其他现有的常见算法。

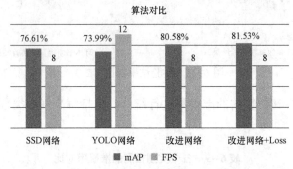

图 6–42　算法 mAP 值和 FPS 值对比

7 基于改进 ResNet 的宫颈癌细胞识别

7.1 深度学习与宫颈癌细胞

7.1.1 深度学习概述

目前，深度学习已经成为一个越来越多研究者关注和具有众多实际应用的领域，并正在迅猛地发展。它广泛应用于计算机视觉、自然语言处理和语音识别等多个领域，人们期望通过深度学习来帮助人们自动地处理图像和语音信息，代替部分常规、重复的工作。深度学习是机器学习领域中新兴的技术，它在数据特征提取和数据建模上都有相对于浅层网络模型得天独厚的优势。它善于从大量图像和语音数据中挖掘出有实际意义和抽象的特征信息，其核心思想是采用数据驱动的方式，通过大量非线性变换，从原始数据中提取由浅层到深层、由简单到复杂、由具体到抽象的特征。

近年来，计算机视觉是深度学习几个应用中最为重要的研究方向之一，它广泛应用于人脸识别、自动驾驶、视频监控、医学辅助诊断和工业机器人等领域。

7.1.2 卷积神经网络

卷积神经网络在计算机视觉领域中的许多研究理论，都离不开对大脑视觉认知原理的研究。人类视觉系统的信息处理是分级的，从低级的 V1 区提取边缘特征，到 V2 区提取形状或者目标的部分区域等，再到更高层，完成整个目标行为的分辨过程。高层的特征是低层特征的组合，从低层到高层的特征表示越来越抽象，越来越能表现语义或者意图。卷积神经网络作为模仿人类大脑视觉的一种多层神经网络，在计算机视觉领域中有广泛的应用。

卷积神经网络中最重要的就是卷积运算。卷积在二维图像中的运算示意图如图 7-1 所示。

卷积运用了两个重要的思想——稀疏交互和参数共享来简化网络参数规模，从而改进卷积神经网络学习系统。

（1）在卷积神经网络中，相邻的两个

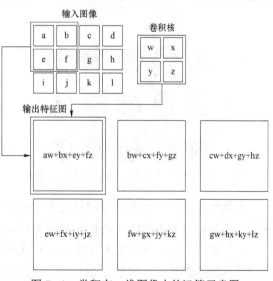

图 7-1　卷积在二维图像中的运算示意图

网络层之间是稀疏连接的，称之为稀疏交互。稀疏交互的图形化示意图如图 7-2 所示，x 为输入单元，s 为输出单元。图 7-2（a）表示当 s 是由卷积核为 3 的卷积运算得出时，只有 s_2、s_3、s_4 的输出受到 x_3 的影响，当 s 是由全连接运算得出时，s_1、s_2、s_3、s_4、s_5 的输出都会受到 x_3 的影响。图 7-2（b）表示当 s 是由卷积核为 3 的卷积运算得出时，只有 x_2、x_3、x_4 的输入影响 s_3，当 s 是由全连接运算得出时，x_1、x_2、x_3、x_4、x_5 的输入都会影响 x_3。

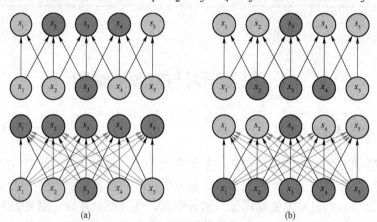

图 7-2　稀疏交互的图形化示意图

在整个卷积神经网络中，处于深层的网络单元尽管没有与输入图像直接相连，但它可以间接地感知输入图像中的绝大多数信息，如图 7-3 所示。处于深层的网络单元，它们的感受野要比处在浅层的感受野更大，这使得卷积神经网络能够在通过稀疏交互的方法大大降低整个网络参数量的同时实现输入信息的复杂交互。

（2）参数共享是指输入共享同一权重，卷积层中的卷积核同时作用于上一层输入的每一块域[84]。参数共享的具体实现如图 7-4 所示。黑色箭头表示在卷积运算中对卷积核中间参数的使用。图 7-4 中上半部分因为参数共享，这个参数被用于输入图像的所有位置。图 7-4 中下半部分是全连接模型，该参数只用于一个位置的输入信息 x_3。

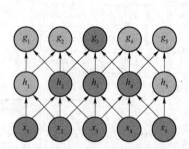

图 7-3　深层网络的单元感受野大小示意图

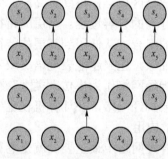

图 7-4　网络参数共享示意图

在卷积运算中，参数共享同样降低了整个网络的参数量，保证了网络只需要学习一套权重，而不是针对输入的每一个位置都需要学习一个权重。

卷积神经网络由多个卷积层组成，每个卷积层又由多个不同的卷积核组成，卷积核即为图像特征提取的算子，每层卷积核的个数为该卷积层的通道数，每层卷积核的 kernel 数一般大小为 3*3、5*5，称之为感受野。用这些卷积核去逐个像素地扫描输入图像，做卷积运算得到特征图，网络靠前的卷积层捕捉的是图像的局部信息、细节纹理信息，后面的卷积层提取的特征图尺寸逐渐减小，感受野逐渐增大，捕捉到输入图像的信息更加复杂、抽象。经过多个卷积层后，特征图能够浓缩成一个向量或一个值，代表整个图像的信息。

7.1.3 基于深度学习的目标检测算法

目标检测是计算机视觉领域中基本的任务之一，随着深度学习的发展，基于深度学习的目标检测涌现出了很多优秀的算法，有 FasterR-CNN、YOLO、SSD 等。这些算法在数据集上的检测效果和性能都在一步步地提升。下面详细介绍最优秀的 SSD 算法。

SSD 为单步多框预测算法。它是以 VGG 16 作为特征提取网络，加上目标边框建议策略和边框回归算法构建的一个端到端的物体识别检测网络。SSD 网络结构如图 7-5 所示。

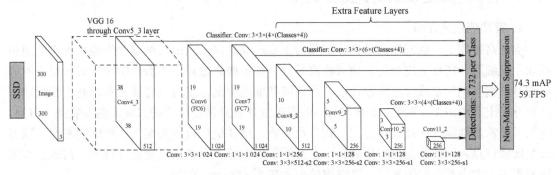

图 7-5　SSD 网络结构图

首先 VGG 16 是在 ILSVRC CLS-LOC 数据集预训练得到的，然后分别将 VGG 16 的全连接层 FC6 和 FC7 转换成卷积核为 3*3 的卷积层 Conv6 和卷积核为 1*1 的卷积层 Conv7。最后移除 dropout 层和 FC8 层，并新增一系列卷积层，在检测数据集上进行训练。其中 Conv6 的卷积采用膨胀卷积，在不增加参数与模型复杂度的条件下指数级地扩大卷积核的感受野。

SSD 网络将边界框的输出空间映射为一组默认框，每个映射位置具有不同的纵横比（ratio）和比例（scale）。在预测时，网络为每个默认框中每个对象可能的类别进行评分，并对该默认框进行调整以更好地匹配对象的形状。SSD 算法相比于 FasterR-CNN 流程较为简单，因为它完全消除了建议生成和随后的像素或特征重采样阶段，并将所有计算封装在一个网络中。这使得 SSD 易于训练，并且易于集成到需要检测组件的系统中。在 PASCAL、VOC、COCO 和 ILSVRC 数据集上的实验结果证实，SSD 具有较高的准确性，而且运行速度快，同时为训练和推理提供了统一的框架。对于 300*300 的输入图像，SSD 在 NVIDIA Titan X 上以 59 帧每秒的速度在 VOC2007 测试中实现了 74.3% 的 mAP，对于 512*512 的输入图像，SSD 实现了 76.9% 的 mAP，超过了同类最先进的 FasterR-CNN 模型。

SSD 网络是一个前向卷积神经网络，该网络生成一个固定大小的边界框集合和这些框中对象类别的得分，然后执行非最大抑制步骤来生成最终的检测。SSD 的基础网络是基于用于高质量图像分类的特征提取网络，然后在网络中添加辅助结构以生成检测结果。其中有以下 3 个重要策略。

（1）用于检测的多尺度特征映射图。在特征提取网络后加入卷积特征层进行多尺度特征映射检测。这些层的大小逐渐减小，可以在多个尺度上预测探测结果。每个卷积层对不同大小的物体进行探测。

（2）用于检测的卷积预测器。每个添加的特征图可以使用一组卷积滤波器生成固定的检测预测，如图 7-5 所示。对于具有 k 通道的 $m*n$ 大小的特征图，有一个大小为 $3*3*k$ 的卷积层，用于生成类别的分数和相对于默认框坐标的形状偏移量，在特征图的每个点都会产生一组输出值。

（3）默认框和横纵比。用每一个特征图单元格连接一组默认框。默认框以卷积的方式平铺特征图，使每个框的位置相对于其对应的单元格是固定的。在每个特征映射单元格上，相对于单元格中的默认框，预测偏移量并计算出每个类的得分。具体来说，对于每一个默认框都要计算 p 个类别分数 $\left(\text{conf}: c_1, c_1, \cdots, c_p \right)$ 和相对于默认框的 4 个偏移量 $(\text{loc}: c_x, c_y, w, h)$，如果特征图大小为 $m*n$，应该产生 $(p+4) \times k \times n \times m$ 个输出值。

7.1.4 宫颈癌细胞及识别数据集制作

1. 宫颈癌细胞介绍

女性宫颈癌变一般发生在子宫颈黏膜的上皮层细胞内。上皮层细胞分为柱状上皮细胞和鳞状上皮细胞，统称上皮细胞。通常将宫颈脱落细胞做成涂片，其涂片制片方式一般采用薄层液基细胞学制片法或者巴氏涂片法。薄层液基细胞学制片采用离心器械对液基进行处理，从而分离出其中的上皮细胞，制成涂片。而巴氏涂片法直接将脱落的宫颈细胞沿着同一方向，均匀且非常薄地涂抹在载玻片之上。通过显微镜、摄像机等设备采集上皮细胞的图像，观察细胞图像特点，判断其是否发生癌变。在其幼稚、成熟、衰老、癌变的过程中，宫颈上皮细胞的形态、大小都在发生变化，其细胞核大小在 $5 \sim 13 \ \mu\text{m}$ 不等[85]。

在宫颈脱落细胞图像中包含上皮细胞、淋巴细胞、线性粒细胞和杂质。根据上皮细胞癌变的程度可以分为轻度鳞状异常上皮细胞、中度鳞状异常上皮细胞、重度鳞状异常上皮细胞和原位鳞状癌细胞。宫颈脱落细胞图像中各类细胞图像如图 7-6 所示，由左至右分别为癌变上皮细胞、正常上皮细胞、淋巴细胞、线性粒细胞和杂质。

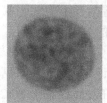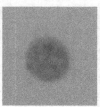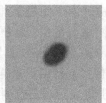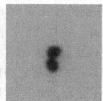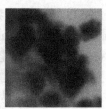

图 7-6 宫颈脱落细胞图像中各类细胞图像

在宫颈癌细胞识别中，我们只关注癌变上皮细胞和正常上皮细胞。为了便于观察和总结癌变上皮细胞特征，图 7-6 中癌变上皮细胞截取自重度癌变上皮细胞，图像较正常上皮细胞有明显的区别。由图 7-6 可以看出，癌变上皮细胞细胞核面积比正常上皮细胞大，其中细胞核内染色体明显增多，核内纹理特征较复杂，灰度值均值较低。

2. 宫颈癌细胞识别数据集制作

用于本书研究的宫颈癌细胞图像来自广东省某大型医院提供的宫颈脱落细胞数据集。该数据集中有 100 张经过特殊染色的宫颈脱落细胞病理切片图像，图像尺寸为 1 600*1 200，共有 15 243 个细胞被标记出来，类别分为癌变上皮细胞、正常上皮细胞、淋巴细胞、线性粒细胞和杂质，其中每张图像有相应的.xml 文件用来记录图像中所有被标记细胞的类别和细胞所在位置的信息。

由于图像数量过少，为了提高癌细胞识别的泛化能力，需要对原始宫颈脱落细胞数据集进行数据集扩增，使得宫颈脱落细胞的样本能够覆盖得更加全面，并且提供充足的细胞样本供网络模型进行训练。通过对 100 张图像进行适当的仿射变换，扩增出一系列具有实际意义的原始图像映射图像。简单的仿射变换有图像旋转变换、图像翻转变换、图像放缩变换、图像平移变换、图像色彩对比度、饱和度和亮度变换、图像弹性畸变变换等。

在数据集扩增时，应采用良性仿射方式，即对新扩增的细胞图像保持形态、纹理、面积等原始特征不变。例如对细胞进行图像旋转变换、图像翻转变换、图像平移变换等，变换后的细胞图像仍然与原始细胞图像特征及属性保持一致，即正常上皮细胞和癌变上皮细胞的类别、形状、面积等特征均未发生变化。而采用恶性仿射方式将破坏原始细胞图像的性质，例如，对细胞进行图像放缩变换、图像弹性畸变变换等，细胞图像的面积明显被改变，破坏了细胞图像的原始特征，因此在对细胞图像进行恶性仿射变换后有可能会出现细胞类别发生变化，破坏了原始细胞图像特征与细胞标签——对应的关系。因此不能采用恶性仿射变换。

本节主要采取以下几种方法对宫颈脱落细胞图像数据集进行扩增。

1）图像旋转变换

对宫颈脱落细胞图像按顺时针方向进行旋转，旋转角度为 $\theta, \theta \in (0°, 360°)$。$\theta$ 分别取 $0°$、$90°$、$180°$、$270°$ 对原始数据集进行旋转变换。

图 7-7 表示当 θ 分别取 $0°$、$90°$、$180°$、$270°$ 时对细胞核进行旋转变换的结果。图像经旋转变换后，100 张宫颈脱落细胞图像原始数据集扩增为 400 张。

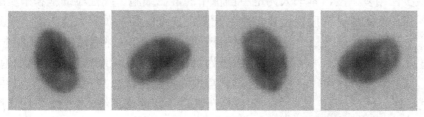

图 7-7　细胞核旋转图

2）图像翻转变换

常用的图像翻转变换主要在垂直和水平两个方向上进行，前者将图像上下两部分以水平中轴线为中心线进行逐像素对换，后者将图像左右两部分以图像中轴线为中心线进行逐像素变换。细胞在进行图像翻转变换后，对细胞核的纹理、面积、灰度值等信息都未做出任何改变，因此该变换可以作为宫颈脱落细胞数据集扩增的方式[86]。

以水平翻转变换为例，假设某一细胞核图像高度为 H，宽度为 W，则原图像像素点所在坐标 (x_0, y_0) 经过水平翻转变换后变为 $(W - x_0, y_0)$，该变换过程矩阵表达式为

$$\begin{pmatrix} x_1 \\ y_1 \\ 1 \end{pmatrix} = \begin{pmatrix} -1 & 0 & W \\ 0 & 1 & 0 \\ 0 & 0 & 1 \end{pmatrix} \begin{pmatrix} y_0 \\ x_0 \\ 1 \end{pmatrix} \qquad (7-1)$$

式中，x_1、y_1 分别表示水平翻转变换后的像素点坐标。上式的逆运算矩阵表达式为

$$\begin{pmatrix} x_0 \\ y_0 \\ 1 \end{pmatrix} = \begin{pmatrix} -1 & 0 & W \\ 0 & 1 & 0 \\ 0 & 0 & 1 \end{pmatrix} \begin{pmatrix} x_1 \\ y_1 \\ 1 \end{pmatrix} \tag{7-2}$$

原细胞核图像与翻转后图像的像素点对应关系为

$$\begin{cases} x_0 = W - x_1 \\ y_0 = y_1 \end{cases} \tag{7-3}$$

细胞核图像经过垂直翻转、水平翻转变换后的图像如图 7-8 所示。变换后的细胞核图像样本数量扩增到了原来的 3 倍。

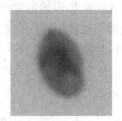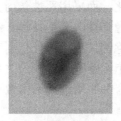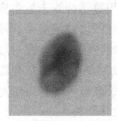

图 7-8　细胞核翻转转换图

通过对宫颈脱落病理切片图像进行两种扩增，得到 1 200 张图，达到了训练集图片数量的要求，为后续宫颈癌细胞识别网络模型训练，提高网络模型的泛化能力做了重要铺垫。

在宫颈癌细胞识别中，为了便于癌变上皮细胞与正常上皮细胞的区分，以及深度学习网络训练和减少网络复杂度，本书人为地将图像中的淋巴细胞、线性粒细胞和杂质统一归为杂质，这样图像中的细胞分为癌变上皮细胞、正常上皮细胞和杂质三大类。由于受到硬件条件和网络模型的制约，本书将原数据集图像进行裁剪，截取大小为 300*300 的图像制作成宫颈癌细胞数据集，最终得到宫颈癌细胞图像总共 20 000 张，其中 18 000 张图像用于深度学习网络训练，1 000 张图像用于网络的验证，1 000 张图像用于对网络模型的测试。图 7-9 为裁剪之后的数据集图像。

3. 细胞特征提取网络数据集制作

在对宫颈癌细胞识别网络中特征提取网络进行预训练时，需要精确地提取细胞图像特征，因此不能在 ILSRC CLS-LOC、ImageNet 等数据集上训练，而需要手工制作细胞特征提取网络数据集。将上述宫颈脱落细胞病理切片图像进行人工截取获取细胞图像块，数据集制作标准如下。

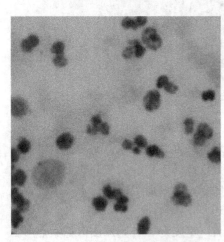

图 7-9　宫颈癌细胞数据集图像

（1）细胞特征提取网络数据集图片大小尺寸为 70*70 。

（2）细胞尽可能位于细胞图像块的中心区域。

（3）细胞图像块中有且仅有一个细胞。

（4）训练集细胞图像一共 30 000 张，其中癌变上皮细胞图像 10 000 张，正常上皮细胞图像 10 000 张，杂质图像 10 000 张。

（5）验证集细胞图像一共 3 000 张，其中癌变上皮细胞图像 1 000 张，正常上皮细胞图像 1 000 张，杂质图像 1 000 张。

（6）测试集细胞图像一共 3 000 张，其中癌变上皮细胞图像 1 000 张，正常上皮细胞图像 1 000 张，杂质图像 1 000 张。

（7）训练集、验证集、测试集细胞图像块顺序随机打乱。

7.2　基于改进 ResNet-SSD 网络的宫颈癌细胞识别

本节的主要任务是对癌变上皮细胞、正常上皮细胞和杂质进行识别。由于细胞图像中细胞面积小、密度大，针对宫颈细胞这种特殊场景，本节引入了一种基于改进 ResNet 的特征提取网络，该网络能够集中抓取宫颈脱落细胞图像的特征；然后引入一种基于改进 SSD 算法的宫颈癌细胞识别，使得网络能够针对宫颈癌细胞提高识别的精准度。

7.2.1　特征提取网络

在基于深度学习的细胞识别算法中，首先需要特定的特征提取网络对细胞图像进行特征提取，目前常用的特征提取网络有 VGGNet、ResNet、DenseNet 等。一个好的特征提取网络能够学习到强有力的特征信息，这对后面的细胞分类和检测框回归任务能够起到决定性的作用。本节提出了一种基于改进 ResNet 的特征提取网络，该网络能够集中抓取细胞大小的特征信息，并且将细胞图像的浅层特征和深层特征融合，将底层的细胞细节纹理信息与高层的语义信息相结合，得到综合特征并送入到后面的分类回归网络中。

1. VGGNet

VGG 是牛津大学科学工程系视觉几何组在 2014 年 ImageNet 比赛获得亚军的卷积神经网络，网络以研究机构命名。VGG 网络结构见表 7-1。

VGG 相比之前的卷积神经网络，主要改进是使用了更小的卷积核，并且增加了网络深度。在保证具有相同感受野的条件下，采用连续 2 个 3*3 的卷积核替代 5*5 的卷积核，连续 3 个 3*3 的卷积核替代 7*7 的卷积核，这样既能够保证网络的非线性，增加了网络的拟合能力，又能减少网络的参数量。假设特征图通道数为 c，连续 3 个卷积核为 3*3 的参数量为 27，1 个卷积核为 7*7 的参数量为 49。

以 VGG 19 为例，由表 7-1 中第 E 列可以看出，VGG 19 的网络深度达到了 19 层（16 个卷积层和 3 个全连接层）。VGG 网络结构简洁一致，从头到尾全部使用了卷积核为 3*3 的卷积和 2*2 的最大池化层。

表 7-1　VGG 网络结构

A	A-LRN	B	C	D	E
11 weight layers	11 weight layers	13 weight layers	16 weight layers	16 weight layers	19 weight layers
input (224*224 RGB image)					
Conv3_64	Conv3_64 LRN	Conv3_64 Conv3_64	Conv3_64 Conv3_64	Conv3_64 Conv3_64	Conv3_64 Conv3_64

续表

A	A-LRN	B	C	D	E
maxpool					
Conv3_128	Conv3_128	Conv3_128 Conv3_128	Conv3_128 Conv3_128	Conv3_128 Conv3_128	Conv3_128 Conv3_128
maxpool					
Conv3_256 Conv3_256	Conv3_256 Conv3_256	Conv3_256 Conv3_256	Conv3_256 Conv3_256 Conv1_256	Conv3_256 Conv3_256 Conv3_256	Conv3_256 Conv3_256 Conv3_256
maxpool					
Conv3_512 Conv3_512	Conv3_512 Conv3_512	Conv3_512 Conv3_512	Conv3_512 Conv3_512 Conv1_512	Conv3_512 Conv3_512 Conv3_512	Conv3_512 Conv3_512 Conv3_512 Conv3_512
maxpool					
Conv3_512 Conv3_512	Conv3_512 Conv3_512	Conv3_512 Conv3_512	Conv3_512 Conv3_512 Conv1_512	Conv3_512 Conv3_512 Conv3_512	Conv3_512 Conv3_512 Conv3_512 Conv3_512
maxpool					
FC-4096					
FC-4096					
FC-1000					
softmax					

2. ResNet

ResNet（深度残差网络）在 2015 年的 5 项比赛（ImageNet 分类、ImageNet 检测、ImageNet 定位、COCO 检测、COCO 分割）中均获得了第一名。ResNet 主要的贡献是解决了深度卷积神经网络模型难以训练的问题。在图 7-10 中，柱状图表示网络的层数，折线图表示网络的错误率，由图可知，ResNet 凭借 152 层网络深度达到了非常高的准确率[87]。

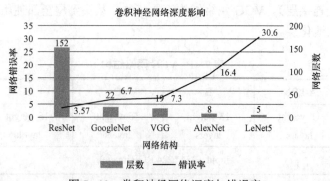

图 7-10　卷积神经网络深度与错误率

在 ResNet 之前，网络模型最深的才达到 22 层。从经验来看，增加网络的深度能够提高模型的表达能力，对提升网络的性能至关重要，理论上增加网络的深度能够取得更好的结果。但实验表明，深度卷积神经网络出现了退化的问题：随着网络深度的增加，网络准确率达到了饱和，并出现了明显的下降，网络出现了梯度消失、爆炸。深度卷积神经网络的退化问题说明了深度卷积神经网络不容易训练。

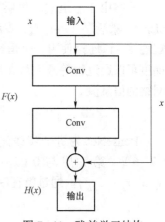

图 7-11 残差学习结构

针对网络退化问题，何凯明提出了残差学习。残差学习结构如图 7-11 所示。

如 2.3.4 节中所述，残差结构的连接方式叫作捷径连接，除了经过卷积层得到输出外，还有一个分支把输入直接连接到输出上。残差学习结构表达式为

$$H(x) = F(x) + x \qquad (7-4)$$

$H(x)$ 为该结构的输出，x 为输入，$F(x)$ 为经过卷积层得到的输出。可以证明，当卷积层参数为 0 时，式（7-4）变为 $H(x) = x$，为恒等映射。残差学习结构人为地添加了恒等映射，网络性能不会因为深度的增加而越来越差，随着训练次数的增加，在恒等映射的基础上，卷积层能够不断更新权重，朝着梯度下降的方向迭代。ResNet 是一种颠覆性的网络结构，从全新的角度（残差结构）来提高网络的性能，使得网络深度能够达到 100 多层。

3. DenseNet

如 2.3.5 节中所述，DenseNet（密集连接卷积网络）的核心内容是在网络中的任意两个层之间创建短连接，对于有 L 层卷积的网络结构，DenseNet 有 $L^*(L+1)/2$ 个短连接。对于每一层网络，前面所有层的特征映射都会成为它的输入，同时该层的特征映射会作为后面所有层的输入。DenseNet 网络结构见表 7-2。

表 7-2 DenseNet 网络结构

Layers	DenseNet-121	DenseNet-169	DenseNet-201	DenseNet-264
Convolution	7*7, Conv, stride 2			
Pooling	3*3 max pool, stride 2			
Dense Block	$\begin{bmatrix}1*1, \text{Conv}\\3*3, \text{Conv}\end{bmatrix}*6$	$\begin{bmatrix}1*1, \text{Conv}\\3*3, \text{Conv}\end{bmatrix}*6$	$\begin{bmatrix}1*1, \text{Conv}\\3*3, \text{Conv}\end{bmatrix}*6$	$\begin{bmatrix}1*1, \text{Conv}\\3*3, \text{Conv}\end{bmatrix}*6$
Transition Layer	1*1 Conv			
	2*2 average pool, stride 2			
Dense Block	$\begin{bmatrix}1*1, \text{Conv}\\3*3, \text{Conv}\end{bmatrix}*12$	$\begin{bmatrix}1*1, \text{Conv}\\3*3, \text{Conv}\end{bmatrix}*12$	$\begin{bmatrix}1*1, \text{Conv}\\3*3, \text{Conv}\end{bmatrix}*12$	$\begin{bmatrix}1*1, \text{Conv}\\3*3, \text{Conv}\end{bmatrix}*12$
Transition Layer	1*1 Conv			
	2*2 average pool, stride 2			
Dense Block	$\begin{bmatrix}1*1, \text{Conv}\\3*3, \text{Conv}\end{bmatrix}*24$	$\begin{bmatrix}1*1, \text{Conv}\\3*3, \text{Conv}\end{bmatrix}*32$	$\begin{bmatrix}1*1, \text{Conv}\\3*3, \text{Conv}\end{bmatrix}*48$	$\begin{bmatrix}1*1, \text{Conv}\\3*3, \text{Conv}\end{bmatrix}*64$
Transition Layer	1*1 Conv			
	2*2 average pool, stride 2			
Dense Block	$\begin{bmatrix}1*1, \text{Conv}\\3*3, \text{Conv}\end{bmatrix}*16$	$\begin{bmatrix}1*1, \text{Conv}\\3*3, \text{Conv}\end{bmatrix}*32$	$\begin{bmatrix}1*1, \text{Conv}\\3*3, \text{Conv}\end{bmatrix}*32$	$\begin{bmatrix}1*1, \text{Conv}\\3*3, \text{Conv}\end{bmatrix}*48$
Classification Layer	7*7 global average pool			
	1000D fully-connected, softmax			

网络由 L 层组成，每层实现一个非线性变换 H，L 为对该层的索引。H 是批量归一化（BN）、激活层（ReLU）、卷积层等操作的复合函数。x 表示每层的输出。ResNet 添加了一个短连接，该连接使用一个恒等函数绕过了非线性变换，参见式（7-5）。ResNet 的一个优点是梯度可以通过恒等函数从高层流向底层。但是，恒等函数与 H 输出直接求和，这可能会阻碍网络的信息流。

$$x_L = H_L(x_{L-1}) + x_{L-1} \qquad (7-5)$$

DenseNet 为进一步改进层与层之间的信息流，提出了一种不同的连接模式，参见式（7-6），第 L 层与 $0,1,2,\cdots,L-1$ 层直接连接。第 L 层接受前面所有层的特征映射 $x_0, x_1, x_2, \cdots, x_{L-1}$，通过特征映射串联的方式进行组合。

$$x_L = H_L([x_0, x_1, \cdots, x_{L-1}]) \qquad (7-6)$$

式（7-6）中各个卷积层输出的特征图大小是相同的，当经过池化层时，特征图的大小会发生变化，为了便于网络进行下采样，DenseNet 被划分为多个密集连接的密集块，如图 7-12 所示。密集块之间的层为过渡层，包括 1*1 卷积层和 2*2 平均池化层，它执行卷积和池化操作。

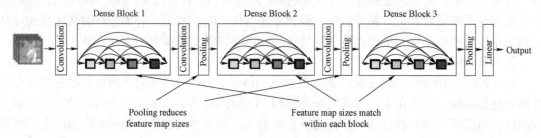

图 7-12　DenseNet 结构示意图

4. 基于改进 ResNet 的特征提取网络

对于宫颈脱落细胞图像，待检测区域为细胞，无须考虑复杂的背景。整个图像尺寸为 70*70，其中单个细胞区域的尺寸在 10*10～70*70 范围内。

将宫颈脱落细胞图像送入基于改进 ResNet 的特征提取网络中提取细胞特征，改进 ResNet 网络结构图如图 7-13 所示。

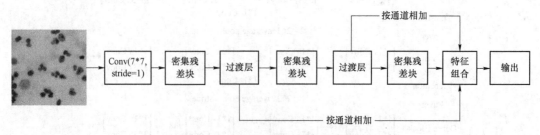

图 7-13　改进 ResNet 网络结构图

基于改进 ResNet 的特征提取网络做了以下几方面修改。

（1）去除池化层。在 ResNet 中，图像首先会经过 kernel = 7 * 7，stride=2 的卷积层，特征图大小变为 35*35，再经过 kernel=3*3，stride=2 的最大池化层，特征图大小变为 35*35。对于细胞区域的特征图来说，损失掉了 15/16 的像素点，虽然卷积操作和池化操作能够提取区域内重要的信息，浓缩到特征图中，但该操作将会损失掉细胞图像的大量信息，在网络前期，细胞的每个像素都至关重要，保留完整的细胞特征图信息将有助于后面的宫颈癌细胞识别工作。因此，在特征提取网络的前半段，本书去除了池化层，并且将卷积层的参数 stride 改为 1。

（2）引入密集残差块（dense residual block，DR block）。结合深度残差网络中短连接的思想和密集连接网络中密集块的思想，本书提出一种新型的网络连接结构——密集残差块。该结构的示意图如图 7-14 所示。

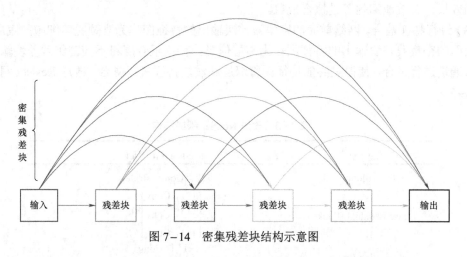

图 7-14　密集残差块结构示意图

其中密集残差块中的残差块采用图 7-15 中的右侧结构，该结构叫作瓶颈。

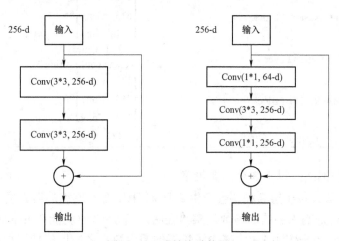

图 7-15　残差块结构图

假设输入特征图通道数为 256，先加入 1*1 的卷积对输入进行降维，通道数变为 64，然后在低维度下做 3*3 卷积，最后用 1*1 的卷积对输出进行升维，通道数变为 256。该结构与左边结构相比能够明显降低参数量，使用右侧结构的参数量为 $1\times1\times256\times64+3\times3\times64\times64+1\times1\times64\times256=69\ 632$，使用左侧结构的参数量为 $3\times3\times256\times256\times2=1\ 179\ 648$。

当输入、输出的通道数不一致时，残差结构的表达式变为

$$H(x)=F(x)+Wx \tag{7-7}$$

式中，W 为卷积核是 1*1 的卷积操作，用来改变 x 的通道数，使其与 $F(x)$ 的通道数一致。密集残差块在每个残差块中加入了恒等映射，同时和密集连接块相同，将每个残差块与它们前面的残差块直接连接。

密集残差卷积网络的引入缓解了梯度消失[89]，增强了特征的传递，鼓励特征重用，并且大大减少了参数量。梯度消失是由于输入信息与损失之间有很多卷积层传递而导致的，密集残差卷积网络将所有层直接连接起来，保证了网络中层与层之间的信息传输。每一层都能够与输入图像和损失直接相连，因此能够大大缓解梯度消失问题。同时密集残差卷积网络有正则化的效果，有效地抑制了过拟合现象。

（3）进行特征融合。网络前面的密集残差块输出的特征图作为宫颈脱落细胞的底层信息，网络后面的密集残差块输出的特征图作为高层信息。特征组合层将不同密集残差块输出的特征图按通道进行组合，使得最终的特征图将深层和浅层特征进行融合。改进 ResNet 网络结构见表 7-3。

表 7-3　改进 ResNet 网络结构

Layers	Modified ResNet
Convolution	7*7，Conv，stride 1
Dense Residual Block	$\begin{bmatrix} 1*1, \text{ Conv} \\ 3*3, \text{ Conv} \\ 1*1, \text{ Conv} \end{bmatrix}$ *9
Transition Layer	1*1　Conv 2*2　average pool，stride 2
Dense Residual Block	$\begin{bmatrix} 1*1, \text{ Conv} \\ 3*3, \text{ Conv} \\ 1*1, \text{ Conv} \end{bmatrix}$ *6
Transition Layer	2*1　Conv 2*2　average pool，stride 2
Dense Residual Block	$\begin{bmatrix} 1*1, \text{ Conv} \\ 3*3, \text{ Conv} \\ 1*1, \text{ Conv} \end{bmatrix}$ *6
Concat	1*1　Conv

密集残差卷积网络有以下 3 个重要策略。

（1）增长率。假设每一层卷积层会产生 k 个特征图，那么网络的第 L 层就会有 $k_0 + k(L-1)$ 个输入特征图，k_0 是输入层的通道数。实验证明，当 $k=12$ 时就能在 ImageNet 数据集中取得很好的效果，相比于残差网络大大减少了每层的通道数。之所以能使用很小的通道数取得较好的效果，原因是前面卷积层积累的特征图可以被看作是网络学习到的总内容，那么 k 就表示把该层学习到的新内容添加到总的学习内容里，总的学习内容可以在网络每一层中被使用，不像传统卷积网络中那样每层学习到的内容只是前面一层的输出。

（2）瓶颈层。虽然每层只产生 k 个特征图，但随着卷积层数的增多，积累的特征图数量会成线性增长。在每个卷积层之前加入 1*1 的卷积层作为瓶颈层，减少输入特征图的数量，能够提升计算效率。实验表明，加入瓶颈层对密集残差卷积网络特别有效。由于每层得到的特征图存在大量冗余信息，通过 1*1 的卷积层，可以对每层卷积层的输入特征图进行提炼，筛出有用的信息，这样既能减少计算量，又能够融合各个特征图的信息。

（3）网络压缩。为了进一步压缩网络的结构，在过渡层中可以加入同样的 1*1 卷积层来减少特征图的数量。压缩比为 θ，如果一个密集块输出 m 个特征图，紧接着过渡层产生 θm 个特征图。

7.2.2 基于改进 SSD 算法的宫颈脱落细胞识别

改进 SSD 算法结构图如图 7-16 所示。

1. 先验框设计

对数据集中所有细胞的大小进行统计，细胞大小在 10～70 之间，其中 30 和 50 为两个峰值，分别对应于杂质和上皮细胞。

因宫颈脱落细胞的图像大小特征，在改进 SSD 算法网络中，不同特征图中的每个单元设置成不同尺寸且横纵比相同的先验框，特征图 1 中对应的先验框尺寸为 20*20；特征图 2 中对应的先验框尺寸为 40*40；特征图 3 对应的先验框尺寸为 60*60。为了能够更加细致地匹配宫颈脱落细胞，对不同特征图每个单元的先验框的尺寸分别乘以不同的因子，特征图 1 中

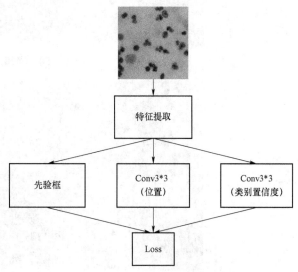

图 7-16 改进 SSD 算法结构图

先验框因子为{1/2，1，3/2}，对应先验框大小为 10*10、20*20、30*30；特征图 2 中的先验框因子为{3/4，1，5/4}，对应先验框大小为 30*30、40*40、50*50；特征图 3 中的先验框因子为{5/6，1，7/6}，对应先验框大小为 50*50、60*60、70*70。每个单元的中心即为先验框的中心点。由于细胞图像尺寸大小在 30 和 50 有两个峰值，因此对尺寸为 30 和 50 的先验框做了 2 次提取，使得对尺寸为 30 和 50 附近的细胞实现了重点匹配，减少了漏检率。

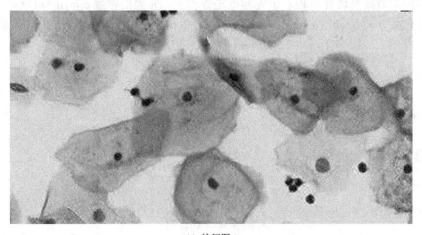

(a) 特征图 1

图 7-17 宫颈脱落细胞特征图

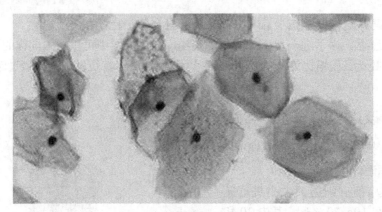

(b) 特征图 2

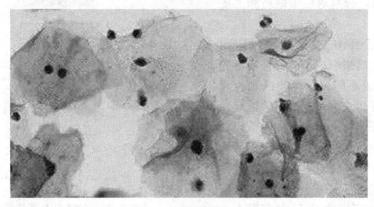

(c) 特征图 3

图 7-17　宫颈脱落细胞特征图（续）

对于每层特征图的每个单元中的每个先验框，对应于边界框，都会输出一系列检测值。检测值分为两部分，第一部分是癌变上皮细胞、正常上皮细胞和杂质类别的置信度；第二部分是细胞边界框的位置信息，其中包含默认框的中心横坐标、纵坐标、宽、高（c_x，c_y，w，h），但真实预测值需要边界框相对于先验框进行转换。先验框位置 $d = \left(d^{c_x}, d^{c_y}, d^w, d^h\right)$，它对应的默认框位置 $b = \left(b^{c_x}, b^{c_y}, b^w, b^h\right)$，那么边界框的预测值 l 为 b 相对于 d 的转换值。

$$l^{c_x} = \left(b^{c_x} - d^{c_x}\right) / d^w \tag{7-8}$$

$$l^{c_y} = \left(b^{c_y} - d^{c_y}\right) / d^h \tag{7-9}$$

$$l^w = \lg\left(b^w / d^w\right) \tag{7-10}$$

$$l^h = \lg\left(b^h / d^h\right) \tag{7-11}$$

从预测值 l 中得到边界框的值 b：

$$b^{c_x} = d^w l^{c_x} + d^{c_x} \tag{7-12}$$

$$b^{c_y} = d^h l^{c_y} + d^{c_y} \tag{7-13}$$

$$b^w = d^w \exp\left(l^w\right) \tag{7-14}$$

$$b^h = d^h \exp\left(l^h\right) \tag{7-15}$$

假设 n 为特征图中每个单元的先验框数量，类别置信度的卷积通道数为 $3n$（细胞种类数量为 3），边界框位置信息的卷积通道数为 $4n$。因为各个特征图的每个单元中的先验框都会预测一个边界框，所以基于改进 SSD 网络一共需要预测 $38 \times 38 \times 3 + 19 \times 19 \times 3 + 10 \times 10 \times 3 = 5\ 715$ 个边界框。

2. 先验框与真实目标匹配原则

在训练中，边界框负责预测与它相匹配的先验框来与要训练数据集中的真实目标配对。基于改进 SSD 算法的先验框与真实目标的匹配原则如下[90]。

（1）首先确定图像中的真实目标（癌变上皮细胞、正常上皮细胞、杂质）。

（2）找到与真实目标 IoU 最大的先验框，将该先验框与真实目标匹配。因为先验框能够覆盖整个图像区域，所以能够保证一定有某一个先验框与图像中的每一个真实目标相匹配。其中 IoU 表示先验框与真实目标重合的程度，其计算公式为

$$IoU = \frac{先验框面积 \bigcap 真实目标面积}{先验框面积 \bigcup 真实目标面积} \tag{7-16}$$

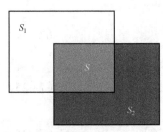

图 7-18 IoU 计算示意图

IoU 计算示意图如图 7-18 所示。其中白色所在方框面积 S_1 为先验框面积，深色所在方框面积 S_2 为真实目标面积，灰色方框面积 S 为它们重叠的面积。IoU 计算公式为

$$IoU = \frac{S}{S_1 + S_2 - S} \tag{7-17}$$

（3）经过以上步骤，只有个别先验框与真实目标匹配，对于剩余的先验框，同样与所有的真实目标计算 IoU 值，如果 IoU 值大于某个阈值，默认为 0.5，那么将该先验框与其进行匹配。这意味着真实目标可以匹配多个先验框，但先验框不能匹配多个真实目标。

（4）与真实目标匹配的先验框被当作候选正样本，没有与任何真实目标匹配的先验框被当作候选负样本。可以想象到候选正样本的数量相对于候选负样本要少很多，造成正负样本数据不均衡，导致负样本对损失的贡献度远大于正样本对损失的贡献度，影响了梯度更新的最优方向，以至于模型无法学习到对于分类和先验框回归有用的信息，使得模型难以收敛。

在宫颈脱落细胞中，正样本与负样本有明显的差别，可以对先验框求梯度来筛选出正样本。梯度公式为

$$k = A \otimes \begin{pmatrix} 0 & -1 & 0 \\ -1 & 0 & 1 \\ 0 & 1 & 0 \end{pmatrix} \tag{7-18}$$

式中，A 表示先验框的矩阵形式，每个先验框的梯度值为 k，通过标志位 m_A 给每个先验框做标记。

$$m_A = \begin{cases} 1, & k > 1000 \\ 0, & k \geqslant 1000 \end{cases} \tag{7-19}$$

在训练过程中，着重训练带有标记的正样本先验框，从而使模型更加有针对性，模型收敛更加迅速。

3. 针对宫颈癌细胞的损失函数设计

为了能够更好地区分各个宫颈脱落细胞，下面对 SSD 算法的损失函数进行优化，主要是对置信度误差项中添加带权重的定位损失项（localization loss）、类别置信度损失项（confidence loss）和 center loss 损失项。

$$L = L(x,c,l,g) + \eta L_c \tag{7-20}$$

带权重的定位损失项和类别置信度损失项表达式见式（7-21）~式（7-28）。其中 $\hat{c}_i^a$、$\hat{c}_i^b$、$\hat{c}_i^c$ 分别表示癌变上皮细胞、正常上皮细胞和杂质的置信度。N 为匹配的默认框数，如果 $N=0$，则损失函数为 0。p 为真实边界框的类别，c 为类别预测值。l 为先验框所对应边界框的位置预测值，g 是真实边界框的位置参数。默认框中心坐标为 (c_x, c_y)，其宽度为 w，高度为 h。

$$L(x,c,l,g) = \frac{1}{N}\left(L_{\text{conf}}(x,c) + aL_{\text{loc}}(x,l,g)\right) \tag{7-21}$$

$$L_{\text{conf}}(x,c) = -\left(4\lg\left(\hat{c}_i^a\right) + 2\lg\left(\hat{c}_i^b\right) + \lg\left(\hat{c}_i^c\right)\right) - \sum_{i\in\text{Neg}}\lg\left(\hat{c}_i^0\right) \tag{7-22}$$

$$\hat{c}_i^a = \frac{\exp\left(c_i^a\right)}{\sum\exp\left(c_i^p\right)} \tag{7-23}$$

$$\hat{c}_i^b = \frac{\exp\left(c_i^b\right)}{\sum\exp\left(c_i^p\right)} \tag{7-24}$$

$$\hat{c}_i^c = \frac{\exp\left(c_i^c\right)}{\sum\exp\left(c_i^p\right)} \tag{7-25}$$

$$L_{\text{loc}}(x,l,g) = \sum_{i\in\text{Pos}}^{N}\sum_{m\in\{c_x,c_y,w,h\}} x_{ij}^k \,\text{smooth}_{L_1}\left(l_i^m - \hat{g}_j^m\right) \tag{7-26}$$

$$\hat{g}_j^{c_x} = \left(g_j^{c_x} - d_i^{c_x}\right)/d_i^w$$

$$\hat{g}_j^{c_y} = \left(g_j^{c_y} - d_i^{c_y}\right)/d_i^h$$

$$\hat{g}_j^w = \lg\left(\frac{g_j^w}{d_i^w}\right) \tag{7-27}$$

$$\hat{g}_j^h = \lg\left(\frac{g_j^h}{d_i^h}\right)$$

$$\text{smooth}_{L_1}(x) = \begin{cases} 0.5x^2, & |x|<1 \\ |x|-0.5, & \text{其他} \end{cases} \tag{7-28}$$

因为在一张宫颈脱落细胞图像中，人们更关注或者更难区分的是正常上皮细胞和癌变上皮细胞。因此可以通过调解各个细胞判断错误的代价，迫使模型重视类别中宫颈癌细胞的分类。同时，为了提高宫颈癌细胞的召回率，癌细胞错分为正常细胞的代价要高于正常细胞错分为癌细胞的代价。因此在训练中癌变上皮细胞、正常上皮细胞、杂质错分的代价比设为 4:2:1。

为了减少误分类情况的发生，在损失函数中添加 Center loss，表达式为

$$L_c = \frac{1}{2}\sum_{i=1}^{m}\left\|x_i - c_{y_i}\right\|_2^2 \tag{7-29}$$

式中，m 表示训练时的批处理大小，c_{y_i} 为第 i 个样本的中心点。

式（7-29）可以转换成向量内积的表示形式，即

$$L_c = \frac{1}{2} \sum_{i=1}^{m} \sum_{j=1}^{K} \left(x_j^i - c_j^{y_i} \right)^2 \tag{7-30}$$

式中，x_j^i 表示第 i 个先验框中分类为 j 的置信度，$c_j^{y_i}$ 表示分类为 j 的中心点，其中第 i 个先验框的中心点是 y_i 类别的中心点。c 值在每次训练中通过梯度下降法都会被不断更新。

该损失项能对损失函数增加新约束，迫使神经网络能学习到具有内聚性的特征，使得各种细胞的类内距离减小，类间距离增大，进而增强算法的鲁棒性。

7.2.3　网络模型训练

1. 训练策略

首先将基于改进 ResNet 的特征提取网络在 ImageNet 数据集上进行预训练，预训练完成之后，会生成改进 ResNet 的网络模型。然后将特征提取网络的最后几层去掉，加上改进 SSD 目标提取检测网络，在预训练模型上进行微调，得到最终的模型。

2. 测试策略

在测试阶段，根据每一个预测框的类别置信度来确定它的类别，将所有的预测框分为 3 个种类（癌变上皮细胞、正常上皮细胞、杂质）。在各个种类的预测框中通过每个预测框的置信度值过滤掉小于置信度阈值的预测框，然后再通过对预测框的置信度值降序排列，保留各个种类预测框中前 K 个预测框。通过对剩下的预测框进行转换，得到与预测框真实对应的位置参数，最后对各个种类的预测框进行 NMS 算法计算，过滤掉重叠度较大、极度相似的预测框，最后剩下的预测框就是最终的检测结果。

NMS 算法计算的具体步骤如下：

步骤 1：从各个种类预测框中找出置信度最高的 M 预测框；

步骤 2：将 M 预测框从总预测框中删除，并且放到最终的预测框 D 中；

步骤 3：计算剩余预测框与 M 预测框的 IoU 值，若 IoU 值大于阈值 NT，则将其删除；

步骤 4：重复上述步骤 1～步骤 3。

7.3　宫颈癌细胞识别网络的压缩和加速

7.2 节解决了对宫颈癌细胞识别的网络优化工作，本节的主要内容是对宫颈癌细胞识别网络进行压缩和加速。由于 ResNet 特征提取网络中的参数存在大量的冗余，因此本节提出了两种新型的网络压缩和加速的方法：基于 OD-FWSI 算法和基于全局逐步网络剪枝算法的宫颈癌细胞网络压缩和加速，使得网络能够在保持识别准确率的情况下，大量减少模型的参数量和运算时间。

7.3.1　网络压缩和加速的必要性及可能性

深度卷积神经网络尽管能够在宫颈癌细胞识别任务中取得优异成果，但该网络的实际应用通常受限于计算机的运算能力和内存存储空间大小。例如，对于 VGG 网络，该网络有 1.39 亿的浮点数参数，共占用超过 500 MB 的存储空间，测试一张 300*300 尺寸大小的图像需要大约 1.25×10^9 次的浮点计算量，如此庞大计算量的卷积神经网络目前只能在高性能的硬件设备上运行，并且在运行更深的网络时（如 ResNet），仍然无法做到实时。

由于高性能的硬件设备价格昂贵、体积庞大、功耗巨大，在医院等特殊场合无法使用，这无疑是深度学习这门技术在医学检测应用中的一大障碍。因此对深度卷积神经网络进行压缩和加速，以减少该神经网络所需的计算需求及其对高性能硬件设备的依赖性，成为深度学习在医学检测中应用的必要条件。

深度学习的压缩和加速不但具有必要性，也具有可能性。首先，深度卷积神经网络中通常网络深度越深，效果越好，但针对医疗方面的应用场景和需求，庞大的网络结构和计算量使其无法实现广泛的应用。目前深度卷积神经网络有大量的参数，但在实际检测中，并不是每个参数都能对检测起到作用，有些支路中的卷积核不起任何作用，有些支路的卷积核的作用则相同。因此深度卷积神经网络中参数存在大量的冗余量，删除这些冗余量既能保持网络的整体性能，又能压缩网络模型，间接实现网络加速，同时深度卷积神经网络中卷积运算和网络结构还有待优化。

针对卷积神经网络的压缩和加速，常用的有针对卷积核张量的低秩分解、网络剪枝、降低网络模型参数的精度、优化卷积运算、稀疏矩阵优化等多种方法。

7.3.2 网络压缩和加速

1. 基于低秩分解卷积核的网络压缩

基于低秩分解卷积核的网络压缩主要是降低卷积核内部及同一卷积层中卷积核之间的冗余度。其核心内容是将卷积核中的张量分解为低秩张量的组合，这样能够直接减少张量的总参数量，从而有效减少每层卷积层的计算量。

卷积核用 4 维张量表示为 (N, C, d, d)，其中 N 表示卷积核个数，C 表示卷积核的通道数，d 表示卷积核的高度/宽度。在卷积神经网络中，相比于其他层，卷积层的参数量和计算量更大，并且卷积层的数量也更多。通过对卷积核的低秩分解，能够有效降低整个卷积网络的参数量和计算量。

卷积神经网络中卷积操作示意图如图 7-19 所示，其中输入图像张量为 $(C_{input}, D_{input}, D_{input})$，卷积核为 $(N, C_{kernel}, D_{kernel}, D_{kernel})$，输出图像张量为 $(C_{output}, D_{output}, D_{output})$。

$$D_{output} = D_{input} - d_{input} + 1 \tag{7-31}$$

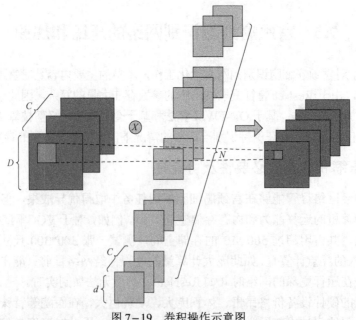

图 7-19　卷积操作示意图

其中该卷积总的计算量为 $N \times C_{\text{kernel}} \times d_{\text{kernel}} \times d_{\text{kernel}}$。首先对卷积核进行低秩分解，分解示意图如图 7-20 所示。卷积核 $\boldsymbol{W}$：$(N, C_{\text{kernel}}, d_{\text{kernel}}, d_{\text{kernel}})$ 可以分解为卷积核 $\boldsymbol{V}$：$(K, C_{\text{kernel}}, d_{\text{kernel}}, 1)$ 和卷积核 $\boldsymbol{H}$：$(N, K, 1, d_{\text{kernel}})$，其中假设 $C_{\text{kernel}} = 3, K = 4, N = 3$。卷积核分解后卷积操作示意图如图 7-21 所示。

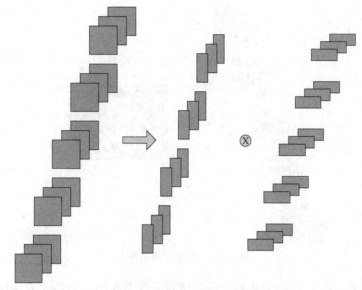

图 7-20　卷积核分解示意图

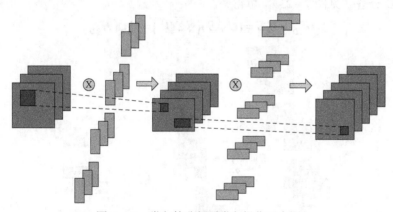

图 7-21　卷积核分解后卷积操作示意图

用 $\boldsymbol{Z}$ 表示输入图像的特征图，卷积核分解前后的卷积运算的等效公式见式（7-32），通过化简式（7-32）能够得到式（7-33），即得到 $\boldsymbol{W}$、$\boldsymbol{H}$ 和 $\boldsymbol{V}$ 的关系式

$$\boldsymbol{W}_n * \boldsymbol{Z} = \sum_{k=1}^{K} \boldsymbol{H}_n^k \left(\sum_{c=1}^{C} \boldsymbol{V}_k^c * \boldsymbol{Z}^c \right) = \sum_{c=1}^{C} \left(\sum_{k=1}^{K} \boldsymbol{H}_n^k \left(\boldsymbol{V}_k^c \right)^{\text{T}} \right) * \boldsymbol{Z}^c \tag{7-32}$$

$$\boldsymbol{W}_n^c = \sum_{k=1}^{K} \boldsymbol{H}_n^k \left(\boldsymbol{V}_k^c \right)^{\text{T}} \tag{7-33}$$

卷积核分解前后的压缩比为

$$\frac{(N+C)K}{NCd} \tag{7-34}$$

因此，可以定义损失函数为

$$E(\boldsymbol{H},\boldsymbol{V}) = \sum_{n,c} \boldsymbol{W}_n^c - \sum_{k=1}^{K} \boldsymbol{H}_n^k \left(\boldsymbol{V}_k^c \right)^{\mathrm{T}} \tag{7-35}$$

下面通过 SVD 分解法对上述函数进行优化。

首先，将 4 维张量 $\boldsymbol{W}$ 的卷积核变换为一个 2 维张量 $\boldsymbol{W}_{2D}$，如图 7-22 所示。

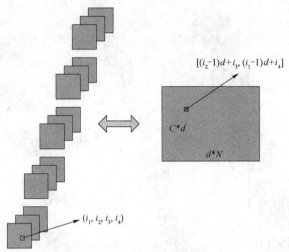

图 7-22 张量变换示意图

其中 4 维张量点 (i_1, i_2, i_3, i_4) 转换到 2 维张量对应的点为 $[(i_2 - 1)d + i_3, (i_1 - 1)d + i_4]$。将张量 $\boldsymbol{W}_{2D}$ 进行 SVD 分解（见图 7-23），可得

$$\boldsymbol{W}_{2D} = \boldsymbol{U}\boldsymbol{\Sigma} = (\boldsymbol{U}\sqrt{\boldsymbol{\Sigma}})\left(\sqrt{\boldsymbol{\Sigma}}\boldsymbol{Q}^{\mathrm{T}}\right) = \boldsymbol{V}_{2D}\left(\boldsymbol{H}_{2D}\right)^2 \tag{7-36}$$

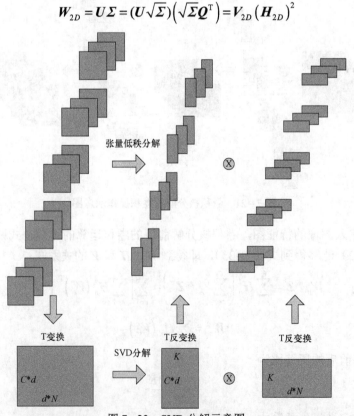

图 7-23 SVD 分解示意图

由图 7-23 可以明显看出，将 4 维张量 W 进行低秩分解与 2 维张量 W_{2D} 进行 SVD 分解是等价的，4 维张量 W 做完低秩分解得到的 2 个 4 维张量可以由 2 维张量 W_{2D} 经 SVD 分解得到的 2 个 2 维张量转换得到。

$H = T'(H_{2D})$， $V = T'(V_{2D})$，其中 T' 为 T 的逆运算，$V \in \mathbf{R}^{K*C*d*1}$ 、$H \in \mathbf{R}^{N*K*1*d}$。$W_{2D} = V_{2D}H_{2D}^{\mathrm{T}}$ 与 $W = VH^{\mathrm{T}}$ 是一个等效过程，所以

$$V(k,c,j,1) = V_{2D}[(c-1)d+j,k] \tag{7-37}$$

$$H(n,k,1,j) = H_{2D}[(n-1)d+j,k] \tag{7-38}$$

为函数式（7-35）的全局最优解。

在式（7-35）中，K 为 V_{2D} 和 H_{2D} 的秩，由式（7-35）可得，K 的大小能够直接决定卷积层的压缩比，减小 K 能够使得卷积层参数量和计算量减少。然而 K 的大小由 PCA 能量决定，PCA 能量与卷积神经网络的准确率呈正相关，因此，在保证整个网络准确率的情况下，在 PCA 能量为 90%～99% 的范围内能找到一个合适的 K 值，这样既能降低卷积神经网络的参数量和计算量，又能保证网络的准确率。

2. 基于稀疏矩阵运算的卷积优化方法

在卷积神经网络中，为了防止网络过拟合，通常会加入一些正则化项和激活函数，这就使得网络中出现大部分参数为零的卷积核。可以将卷积核转换为稀疏矩阵，通过用三元组向量表示稀疏矩阵对矩阵乘法进行优化来替代原始卷积神经网络中卷积的计算，减少卷积神经网络中卷积运算所需乘法的次数，减少模型的参数量，从而实现对卷积运算的优化。

1）卷积运算

在卷积神经网络中，输入特征图和卷积核都可以转换成矩阵形式，通过矩阵乘法可以代替卷积操作。图 7-24 为卷积神经网络中对输入特征图进行求卷积的过程。

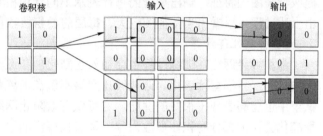

图 7-24　卷积过程

输入特征图的大小为 4*4，卷积核大小为 2*2，由图 7-24 可以看出输入特征图中的每块 2*2 的区域都会与卷积核做卷积，可以将输入特征图的每块区域单独提取出来转换成特征向量，将所有特征向量组合起来变成特征矩阵。特征图转换示意图如图 7-25 所示。

同理，也可以将卷积核中的参数变成一维列向量 $(1,0,1,1)^{\mathrm{T}}$。卷积核转换示意图如图 7-26 所示。

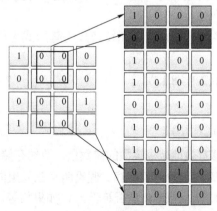

图 7-25　特征图转换示意图

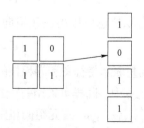

图 7-26　卷积核转换示意图

通过矩阵与列向量的乘法，可以得到一个卷积核对特征图的卷积结果。其中卷积运算的矩阵乘法计算过程如图 7-27 所示。

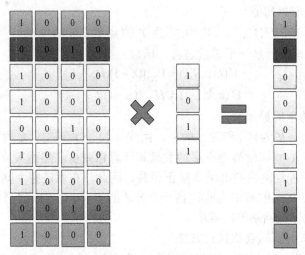

图 7-27　卷积运算的矩阵乘法计算过程

对于多个卷积核的卷积运算，可以对应地在卷积核向量中添加列向量，同时矩阵计算结果也会增添相应的列向量。在多个卷积核卷积矩阵运算中，输出矩阵的每列表示一种卷积核提取特征图的特征，输出矩阵的每行表示不同卷积核对于同一特征图区域提取的不同特征。由上述过程可以看出当特征图较大、每层的卷积核数量较多时，会带来大量的计算量。

2）稀疏矩阵计算

卷积神经网络在训练过程中会加入正则化项和激活函数，使得卷积神经网络中部分神经元被抑制，将模型稀疏化。这能够让网络不仅在训练数据集上能够有较高的性能，而且在测试集中也能够表现出很好的性能，这可以有效防止网络过拟合，使得网络更具泛化性。模型稀疏化会让大部分卷积核参数为零，稀疏化模型的卷积可以通过优化稀疏矩阵的乘法来减少卷积的计算量。

稀疏矩阵可以由三元组向量表示，即

$$F = (\langle x_1, y_1, v_1 \rangle, \langle x_2, y_2, v_2 \rangle, \cdots, \langle x_c, y_c, v_c \rangle) \tag{7-39}$$

式中，c 为稀疏矩阵中非零项的个数，在每个三元组中 x 表示非零项所在行数，y 表示非零项所在列数，v 表示非零项的数值。

在图 7-25 中，值为 0 的元素占总元素的大多数，因此特征图转换成矩阵形式为稀疏矩阵，可以用三元组向量表示该稀疏矩阵，即

$$F = (\langle 0, 0, 1 \rangle, \langle 5, 3, 1 \rangle, \langle 6, 2, 1 \rangle, \langle 8, 1, 1 \rangle) \tag{7-40}$$

同理，卷积核也可以由三元组向量表示，即

$$C = (\langle 0, 0, 1 \rangle, \langle 1, 0, 1 \rangle, \langle 1, 1, 1 \rangle) \tag{7-41}$$

三元组向量表示特征图和卷积核的这种形式能够有效地减少模型的参数量，节约存储内存。

在卷积运算中，同样可以用三元组向量乘法运算来代替卷积运算。假设两个三元组向量为 $\langle x_1, y_1, v_1 \rangle$ 和 $\langle x_2, y_2, v_2 \rangle$，三元组向量乘法运算规则如下：判断 y_1 是否等于 x_2，如果相等，则运算结果为 $\langle x_1, y_2, v_1 \times v_2 \rangle$；如果不相等，则不进行运算。三元组向量乘法运算流程图如图 7-28 所示。

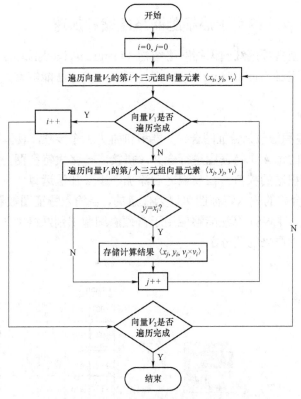

图 7-28 三元组向量乘法运算流程图

图 7-29 为矩阵和三元组向量的乘法运算对比图，可以看出矩阵乘法完成卷积运算需要 36 次乘法，而三元组向量乘法完成卷积运算仅需要 3 次乘法。该卷积运算的优化方法能够明显降低卷积层的参数量，大大提高卷积层的运算速度，从而实现了对网络结构的压缩和加速。

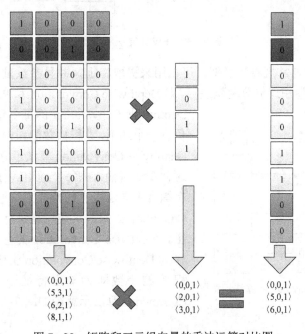

图 7-29 矩阵和三元组向量的乘法运算对比图

7.3.3 基于 OD-FWSI 的宫颈癌细胞网络压缩和加速

本节提出一种新型宫颈癌细胞识别网络结构（feature weight sharing increased，FWSI）和一种卷积神经网络加速器（optimizing depthwise，OD）。该方法能够有效减少网络模型中的参数，降低计算复杂度。

1. 算法基本原理

FWSI 算法将原卷积修改为特征图合并、卷积和加法 3 个步骤，具体算法示意图如图 7-30 所示。将输入特征图的每 4 个特征图进行合并，拼接成一张大特征图，实现了 4 个通道间的权值共享，减小了卷积层的权值。在卷积之后添加了少量加法运算，总的计算复杂度几乎与之前的结构相同。要合并的输入特征图可以为任意的，当输入特征图数量不能整除组合数时，则可以填充零值。上述 FWSI 算法能够应用于宫颈癌细胞识别网络中的任意卷积层中，其中每层的网络参数降低为原来的四分之一。

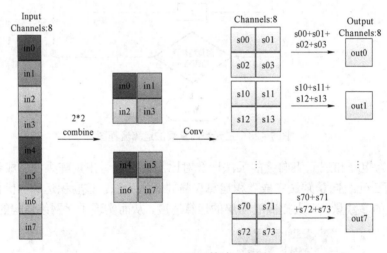

图 7-30 FWSI 算法示意图

Depthwise 卷积与常规卷积类似，可以用来提取特征，并且参数量和计算复杂度较低。Depthwise 算法完成卷积运算分两步进行，即 Depthwise Convolution 和 Pointwise Convolution。

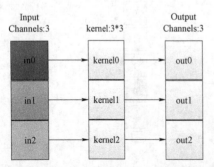

图 7-31 Depthwise Convolution 算法示意图

Depthwise Convolution 的每个卷积核（kernel=3*3）负责一个通道，卷积核数量和输入、输出通道数相同。Depthwise Convolution 算法示意图如图 7-31 所示。这种算法对输入的每个通道进行单独的卷积运算，没有综合不同通道上的特征图信息，因此需要 Pointwise Convolution 来对这些通道进行组合，生成新的特征图。Pointwise Convolution 的卷积核尺寸为 $1*1*M$，M 为 Depthwise Convolution 生成特征图的通道数，卷积核的个数即为输出特征图的通道数。Pointwise Convolution 算法示意图如图 7-32 所示。

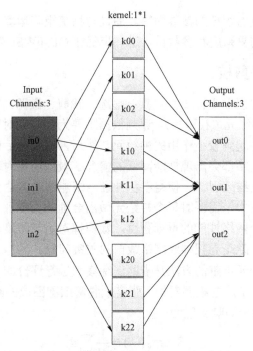

图 7−32 Pointwise Convolution 算法示意图

通过将 FWSI 算法和 Depthwise 卷积方式相结合，同时降低模型的规模和计算复杂度，将该算法命名为 OD-FWSI 算法，其示意图如图 7−33 所示。其中，将 FWSI 算法中最后的加法操作替换成了分离特征图操作，使得卷积层的输入和输出通道数相等。

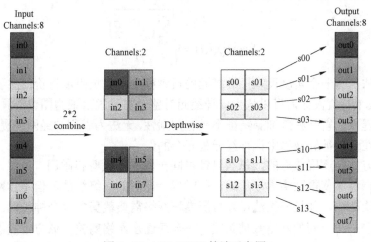

图 7−33　OD-FWSI 算法示意图

2. 与卷积运算优化方法的结合

7.3.2 节提到了基于 SVD 的卷积核低秩分解法，该方法使得分解后卷积层的输出特征图与分解前卷积层的输出特征图保持一致。通过将卷积核低秩分解法和 OD-FWSI 算法相结合，可以进一步优化 OD-FWSI 算法中 Depthwise 的卷积运算。

同样，基于稀疏矩阵运算的卷积优化方法能够极大地减少稀疏矩阵运算的计算量和参数量。在 OD-FWSI 算法中，由于宫颈癌细胞识别网络中 ReLU 层和正则化的存在，使得网络中神经元变得稀疏，大量卷积核的参数为零。通过与稀疏矩阵运算的卷积优化方法相结合，能够极大降低卷积运算的复杂度和参数量，进一步优化 OD-FWSI 算法。

7.3.4　全局逐步网络剪枝

卷积神经网络剪枝过程主要有 3 个步骤：筛选、裁剪、微调。首先，根据一定的评判依据，需要找出待裁剪的神经元（卷积核），评判依据主要为神经元对整个卷积神经网络起到作用的大小，裁剪掉对网络起到较小作用的神经元。然后，将裁剪后的网络做性能分析，在大部分情况下，裁剪后的网络都会出现性能降低的情况。最后需要对裁剪后的网络在原来训练的基础上进行微调，通过继续训练，使得卷积神经网络能够基本达到原始网络的性能水平。

在卷积神经网络剪枝中，需要对每个神经元做出合理的贡献评价，对每个神经元打分，将它作为该神经元对整个网络性能的贡献程度，裁剪掉对贡献程度较小的神经元。因此，如何评价神经元对网络的贡献是卷积神经网络裁剪的关键问题。

目前常用的评价神经元贡献的方法是借助训练集来进行评价的。训练集采用 N 张宫颈脱落细胞图像，首先定义第 l 层卷积层对第 i 张宫颈脱落细胞图像的响应为 R_i^l，那么可以得到任意神经元 l 对训练集的平均响应值为

$$\text{Score}_{\bar{R}}(l,i) = \frac{1}{N}\sum_{j=1} R_i^l \tag{7-42}$$

将神经元对训练集的平均响应值定义为该神经元的贡献度。神经元的贡献度计算方法能够充分反映神经元对各个宫颈脱落细胞图像的敏感程度。如果某一神经元对整个宫颈脱落细胞图像的训练集的响应都很低，那么可以认为该神经元对于整个卷积神经网络贡献程度较小。另一种神经元贡献度的计算公式为

$$\text{Score}_{\sigma}(l,i) = \sqrt{\frac{\sum_{j=1}^{N}\left(R_i^l - \bar{R}\right)}{N}} \tag{7-43}$$

该计算方法从另一个角度反映了神经元的贡献程度，此贡献度评价的主要思想是，如果某一神经元的 $\sigma(R)$ 值很低，可以认为该神经元对整个宫颈脱落细胞图像都具有稳定的响应，那么该神经元提取的宫颈脱落细胞特征不具有判别性，无法为卷积神经网络提供有用的信息，因此可以认为在卷积神经网络中该神经元是冗余的。

上述裁剪方式是逐层裁剪的，每次只针对同一层进行裁剪和微调，虽然该方法通过多次裁剪、多次微调能够使得网络逐渐压缩，同时保持原有的网络性能，但是该网络剪枝的效率极低，需要多次微调，并且还无法得知每层卷积网络需要裁剪多少个神经元。

本节提出了一种全新的网络裁剪策略——全局逐步网络剪枝。该方案能够将卷积神经网络中所有的神经元统一进行贡献度评估，并将所有神经元对网络的贡献度从低到高进行排序，对贡献度前 N 个神经元进行裁剪、微调，然后重复之前的操作直至裁剪完毕。不同卷积层之间神经元的贡献度具有明显的偏差，底层卷积层中的神经元提取的是图像的低维特征，高层卷积层中的神经元提取的是图像的高维特征，显然高维神经元对卷积神经网络的贡献度大于低维神经元的贡献度，不同层的神经元贡献度不能反映神经元真实的贡献程度。因此应该对不同层的神经元贡献度进行去偏差处理，贡献度公式调整为式（7-44），其中 N_l 为该层神经元的个数。

$$\text{Score}_{\text{modfied}}(l,i) = \frac{\text{Score}(l,i)}{\dfrac{1}{N_l}\sum_{i=0}^{N_l}\text{Score}(l,i)} \qquad （7-44）$$

这样最终的贡献度公式能够对整个卷积神经网络中的神经元进行统一的评估。然后可以通过调节每次裁剪神经元的数量来控制裁剪的循环次数：当裁剪神经元数量较多时，能够快速完成循环过程，但每次循环微调后网络的性能会有所降低；当裁剪神经元数量较少时，能够保持每次循环微调后网络的性能，但达到最终网络结构所需的循环次数增多。

全局逐步网络剪枝算法流程如图 7-34 所示。其中初始网络为 Net，目标性能为 P_t，神经元贡献函数 $E(\cdot)$，裁剪比例为 r，训练集为 X，验证集为 V。

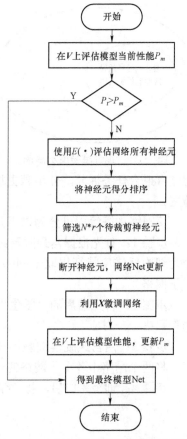

图 7-34　全局逐步网络剪枝算法流程图

7.3.5　改进"老师与学生"的压缩和加速网络训练方法

"老师与学生"的网络训练方法，顾名思义，首先有一个作为"老师"的大网络，该网络已经被训练好，有较深的网络层数、较宽的通道数并且网络性能非常强大。另外有一个作为"学生"的小网络，该网络待训练，网络结构非常简化，并且对该网络通过端对端的训练，网络性能无法达到预期的目标。通过把"老师"网络训练学到的内容直接用于"学生"网络学习，在"老师"网络的监督指导下，完成对"学生"网络的训练，从而提高"学生"网络的性能，并达到和"老师"网络相媲美的性能指标。通过对"学生"网络的性能提升，等效于对"老师"网络的压缩，"学生"网络即为压缩后的网络。"老师与学生"训练模型示意图如图 7-35 所示。

从另一个角度分析该方法的可行性，可以把对网络的提升看成网络的拟合问题。研究的目的是要提升"学生"网络的性能，通过端对端的训练，"学生"这种小网络因为参数量少、网络表达能力弱等原因，无法拟合宫颈脱落细胞图像的细胞分类和定位这种复杂的映射关系，而"老师"这种大网络因为参数量庞大，网络表达能力强，很容易就能够拟合上述映射关系。因此，可以通过"学生"网

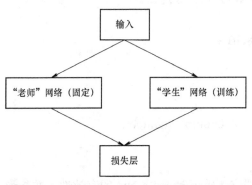

图 7-35　"老师与学生"训练模型示意图

络更换拟合目标，直接去拟合"老师"网络。拟合"老师"网络的难度要比拟合宫颈脱落细胞图像的细胞分类与定位的映射关系容易得多，并且通过拟合"老师"网络能够提升"学生"网络的性能。拟合难易度示意图如图 7-36 所示。端对端的宫颈脱落细胞识别网络映射关系较复杂，其中映射关系的最优解空间较小，"老师"网络映射关系较简单，最优解空间较大，

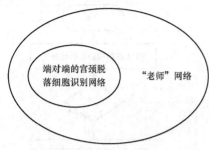

图 7-36 拟合难易度示意图

通过小网络对"老师"网络的拟合，容易找到网络的最优解。

为了使"学生"网络拟合"老师"网络的效率更高，"学生"网络性能提升得更明显，下面提出一种改进"老师与学生"的网络训练方法。可以将宫颈脱落细胞图像的细胞分类和定位这种端对端的问题进一步细分，将该问题分为几个小问题，即细胞低维特征的提取问题、细胞高维特征的提取问题、细胞定位问题和细胞分类问题。通过将拟合任务拆分，分步骤更加细化地去拟合各个小任务，以提升对总任务的拟合效率和精度。

该网络训练流程可分为以下几个步骤。

步骤 1：首先根据宫颈脱落细胞图像的细胞分类与定位的卷积神经网络结构，将该网络分为细胞低维度特征提取子网络、细胞高维度特征提取子网络、细胞定位子网络和细胞分类子网络。

步骤 2：将压缩后的"学生"网络，同样分为上述几个子网络，并且各个子网络与"老师"网络一一对应。

步骤 3：用宫颈脱落细胞图像的数据集进行训练，同时送入"学生"网络和"老师"网络，将两个网络中各个子网络的输出作为损失项，最小化各个子网络的损失值。

步骤 4：训练完成后，将"学生"网络单独提取出来继续训练，做进一步调优。

7.4　实验与分析

本章提出了一种基于改进 ResNet 的宫颈癌细胞识别方法，为了能够验证此方法对宫颈癌细胞识别的准确性和实用性，下面将详细地对该方法进行实验验证并对实验结果进行分析。

实验平台搭建具体如下。

（1）处理器：Inter Core i7-9700K（2.2GHz/L3 9M）八核处理器。

（2）内存容量：32 GB。

（3）显卡：8 块 NVIDIA GeForce GTX 1080Ti 8GB。

（4）操作系统：Ubuntu 16.04 Linux 系统。

（5）深度学习开源框架：Pytorch>=0.4.0。

（6）编程语言：Python 3.6。

（7）程序依赖包：NumPy、skimage、imageio、Matplotlib、tqdm 等。

7.4.1　特征提取网络实验

下面在 7.1.4 节中提到的细胞特征提取网络数据集上验证改进 ResNet 的有效性，并与最先进的几种网络结构 VGG、ResNet、DenseNet 及其变体进行比较，验证本章提出的基于改进 ResNet 的特征提取优越性。

1. 数据集

细胞特征提取网络数据集由 70*70 像素的黑白细胞图像组成，其中细胞图像种类包括癌变上皮细胞、正常上皮细胞、杂质。训练集、测试集、验证集均包含 30 000 张图像。在进入网络训练之前，首先对图像进行通道均值和标准差归一化。

2. 训练参数设置

所有网络均采用随机梯度下降法（SGD）进行训练，批处理大小设为 128、权重衰减设为 0.000 1、冲量设为 0.9，首先将学习率设置成 0.01 对网络进行预训练，直到训练网络的准确率大于 20% 时，将学习率设置为 0.1 继续训练，学习率在每迭代 200 个 epoch 后降低为原来的 0.1，迭代 1 000 个 epoch 时终止训练。

3. 训练结果

如表 7-4 中最后一列所示，基于改进 ResNet 的细胞特征提取网络在细胞图像数据集中明显优于现有的所有网络，如 VGG、ResNet、DenseNet 及其变体。改进 ResNet（K=64）在细胞图像数据集上的准确率高达 86.04%，网络层数为 80，模型参数量为 10.6 M。相对于 VGG-19、ResNet-152、DenseNet（K=12）、DenseNet-BC（K=40），其网络层数和模型参数量大大减少。

表 7-4 不同模型分类准确率对比

模型	网络层数	模型参数量	Top-1 准确率
VGG-16	16	39.2 M	71.65%
VGG-19	19	59.7 M	73.41%
ResNet-18	18	13.9 M	78.14%
ResNet-34	34	23.2 M	80.09%
ResNet-50	50	6.6 M	80.52%
ResNet-101	101	32.4 M	83.65%
ResNet-152	152	45.2 M	84.57%
DenseNet（K=12）	40	1.0 M	82.14%
DenseNet（K=12）	100	7.0 M	84.59%
DenseNet（K=12）	100	27.2 M	85.22%
DenseNet-BC（K=12）	100	0.8 M	83.98%
DenseNet-BC（K=24）	250	15.3 M	84.80%
DenseNet-BC（K=40）	190	25.6 M	85.39%
改进 ResNet（K=12）	80	1.4 M	84.07%
改进 ResNet（K=24）	80	4.5 M	84.97%
改进 ResNet（K=40）	80	8.7 M	85.84%
改进 ResNet（K=64）	80	10.6 M	86.04%

图 7-37 为 ResNet-152、DenseNet-BC（K=40）与改进 ResNet（K=64）的训练过程 Top-1 准确率曲线的对比图。

网络准确率曲线图截取自 800 epoch 到 1 000 epoch，在前 800 epoch 中，3 种网络的准确率曲线平稳上升，并且准确率几乎一致。在迭代 800 epoch 后，3 种网络的准确率开始出现差

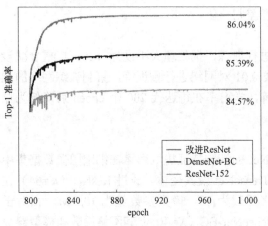

图 7-37 Top-1 准确率曲线对比图

异，其中对于改进 ResNet，如图 7-37 所示，准确率增幅较大，在训练到 880 epochs 后，网络逐渐收敛，最终准确率达到 86.04%；而对于 ResNet-152 和 DenseNet-BC（K=40）网络，准确率增幅较小，在训练到 960 epochs 后，网络才逐渐收敛，并且准确率低于改进 ResNet。同时，还可以发现改进 ResNet 在训练过程中，收敛速度较快。

4. 实验分析

从表面上看，改进 ResNet 似乎是 ResNet 和 DenseNet 的组合版本，但它的学习效果并不仅仅是后两者的线性叠加，该网络使得任意层学习到的特征映射都可以被所有后续层访问，这鼓励了整个网络中的特征重用，并使模型更加紧凑。同时，在每层网络中添加了恒等映射，使得网络不会因为网络深度的增加而造成退化现象。该改进 ResNet 能够提高对宫颈脱落细胞分类的准确率，主要归功于该网络结构中每个层都能够通过短连接从损失函数中获得额外的监督，可以将改进 ResNet 看成一种隐形的"深层监督"网络，网络顶部的分类器通过两层转换层直接监视网络的所有层。另外，改进 ResNet 人为地将从网络底部提取的细胞图像特征与从网络顶部提取的细胞图像特征进行融合。虽然无法判断网络是否能自己学习到细胞图像深层和浅层的综合信息，但是可以通过对网络添加一个先验知识，将网络底层和顶层相连接，这就一定能够有助于网络对细胞图像特征的提取，从而提高改进 ResNet 对细胞图像分类的准确率，精准地提取癌变上皮细胞、正常上皮细胞和杂质的图像特征。

7.4.2 宫颈癌细胞识别实验

下面在宫颈癌细胞识别数据集上验证基于改进 ResNet 的宫颈癌细胞识别网络的有效性，并与最先进的几种网络 SSD、FasterR-CNN、YOLO 进行比较，验证本章提出的基于改进 ResNet 的宫颈癌细胞识别算法的优越性。

1. 数据集

宫颈癌细胞识别网络的数据集由 300*300 像素的黑白细胞图像组成，其中细胞图像种类包括癌变上皮细胞、正常上皮细胞、杂质。训练集、测试集、验证集分别包含 18 000 张图像、1 000 张图像、1 000 张图像。在进入网络训练之前，首先对图像进行通道均值和标准差归一化。

2. 训练网络

首先将改进 ResNet 在细胞特征提取网络训练集上进行预训练，训练具体的参数在前面已经提到。然后提取改进 ResNet 的前 65 层网络参数，并且添加 Feature Conv1、Feature Conv2、Feature Conv3 这 3 个卷积层，组成宫颈癌细胞识别网络。网络采用 SGD 进行训练，其中新添加的卷积层初始化参数用 xavier 方法初始化，批处理大小设为 16，权重衰减设为 0.000 1，冲量设为 0.9，初始学习率设为 0.001，学习率在每迭代 200 个 epochs 后降低为原来的 0.1，迭代 1 000 个 epoch 时终止训练。

3. 训练结果

表 7-5 为不同目标检测网络对宫颈癌细胞识别的 mAP 对比统计，由表中数据可以看出，将 SSD 算法的基础网络 VGG-16 换为 7.2 节中提出的 ResNet，mAP 值在原始的基础上提高将近 5%，在更换基础网络的基础上，对 SSD 算法中先验框的选取设计进行优化，mAP 值能够进一步提高 3.3%，最后添加宫颈癌细胞损失函数的优化可以将 mAP 值提升到 87.60%，超过了 SSD、YOLO、FasterR-CNN 算法。本实验计算 mAP 值只统计癌变上皮细胞和正常上皮细胞。同时本实验对宫颈癌细胞损失函数 $L = L(x,c,l,g) + \eta L_c$ 中权重 η 的取值进行了测试，测试结果见表 7-6。

表 7-5　不同目标检测网络对宫颈癌细胞识别的 mAP 对比

基础网络	识别策略	mAP（癌变上皮细胞和正常上皮细胞）
Darknet-19	YOLOv1	75.61%
Darknet-19	YOLOv2	77.14%
Darknet-53	YOLOv3	80.35%
VGG-16	FasterR-CNN	77.96%
VGG-16	SSD	78.63%
改进 ResNet	SSD	83.14%
改进 ResNet	SSD+先验框设计优化	86.48%
改进 ResNet	SSD+先验框设计优化+宫颈癌细胞损失函数优化（最终方案）	87.60%

表 7-6　η 不同取值下识别网络的 mAP 统计

η	0.001	0.01	0.025	0.05	0.075	0.1	1
mAP	86.42%	86.76%	87.13%	87.44%	87.60%	87.16%	86.92%

通过以上数据可知，随着 η 值的逐渐增加，mAP 值逐渐升高，在 η=0.075 时达到峰值，然后逐渐降低。因此当 η=0.075 时，基于改进 ResNet 的宫颈癌细胞识别准确率最高。

图 7-38 是测试集结果对比图。左侧是数据集标注的正确结果，中间是基于改进 ResNet 的宫颈癌细胞识别检测出的结果，右侧是 SSD 网络检测出的结果。其中白色标记框标记的为癌变上皮细胞，黑色标记框标记的为正常上皮细胞，由于杂质较多，该实验不予标记。因为该图像中细胞较密集并且出现细胞重叠粘连的现象，SSD 网络在图像的某些区域中的检测结果不是太理想，存在漏检、误检的现象；而本书提出的识别方法对应的网络测试结果很好地标记出了癌变上皮细胞

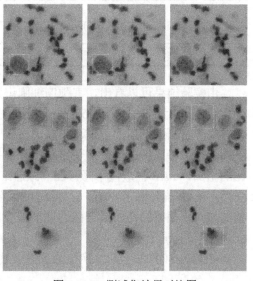

图 7-38　测试集结果对比图

和正常上皮细胞，并且标记框的位置几乎和标签真实值相同。

4. 实验分析

从实验结果来看，基于改进 ResNet 的宫颈癌细胞识别网络基本达到了预期的目标，超越了现有网络在宫颈脱落细胞数据集上的最好的检测结果。通过对先验框设计和先验框与真实目标匹配原则的优化使得该网络对细胞比较敏感，能够对细胞产生很好的拟合。通过对宫颈癌细胞损失函数的优化，提高网络识别癌变上皮细胞和正常上皮细胞的准确率。

7.4.3 宫颈癌细胞识别网络的压缩和加速实验

本节基于上述训练好的改进 ResNet 进行网络压缩和加速实验。实验数据集和宫颈癌细胞识别实验中的数据集相同，训练方法为 7.3.5 节提出的改进"老师与学生"的压缩和加速网络训练方法。

1. OD-FWSI 算法实验

将训练好的改进 ResNet 中的部分卷积层用 OD-FWSI 算法来代替，其中卷积层替换比为 θ，得到优化模型后再分别进行训练，表 7-7 为不同替换比下各参数统计表。

表 7-7　不同替换比下各参数统计表

θ	参数量	计算量	mAP
0%	100%	100%	87.60%
10%	90.625%	92.5%	87.67%
20%	81.25%	85%	87.52%
30%	71.875%	77.5%	87.12%
40%	62.5%	70%	86.15%
50%	53.125%	62.5%	85.74%
60%	43.75%	55%	84.52%
70%	34.375%	47.5%	82.95%
80%	25%	40%	80.23%
90%	15.625%	32.5%	75.60%
100%	6.25%	25%	69.63%

由实验结果可以看出，宫颈癌细胞识别网络的 mAP 值在替换比为 10%时出现了略微上升，此时参数量减少了 9.375%，计算量减少了 7.5%。OD-FWSI 算法在适当地替换卷积层时，会有助于宫颈癌细胞的识别，其原因在于 OD-FWSI 算法增大了特征图的大小，同时融合了不同通道上特征图的信息，使得网络能够提取到更准确的宫颈脱落细胞图像信息。随着替换比的增加，mAP 值缓慢下降，在宫颈癌细胞识别网络中的卷积层全部被替换为 OD-FWSI 算法后，mAP 值降到了 69.63%，此时参数量减少了 93.75%，计算量减少了 75%。由于网络参数的减少，使得网络的拟合能力逐渐减少，网络不足以拟合如此庞大的数据集映射关系，因此 mAP 值也逐渐下降。

OD-FWSI 算法不同替换比的各参数统计图如图 7-39 所示。

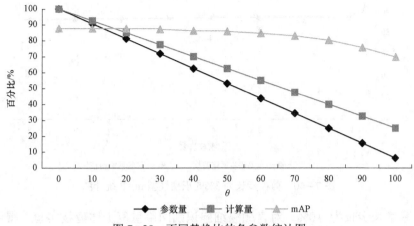

图 7-39 不同替换比的各参数统计图

通过折中考虑,取替换比 θ=60%的 OD-FWSI 算法为宫颈癌细胞识别网络压缩和加速的最佳方案,此时,该网络参数量为原始的 43.75%,计算量为原始的 55%,达到网络压缩和加速的预期目标,同时 mAP 值为 84.52%,超过现有的 SSD、FasterR-CNN 等网络。

2. 全局逐步网络剪枝实验

下面在训练好的改进 ResNet 上进行实验,为了确保实验的可比性和公平性,在传统网络剪枝实验中,与全局逐步网络剪枝实验一样都采用逐步剪枝方法,剪枝率从 0 开始,逐渐提高剪枝率,剪枝率增长步长为 3%,剪枝分 8 步进行,得到的实验结果见表 7-8。

表 7-8　剪枝步长为 3%的识别模型 mAP 值

神经元个数	剪枝个数	全局逐步网络剪枝 mAP	传统网络剪枝 mAP
328 704	0	87.60%	87.60%
318 842	9 862	87.55%	85.82%
309 277	19 427	87.40%	81.47%
299 999	28 705	87.21%	77.62%
290 999	37 705	87.00%	74.01%
282 269	46 435	86.82%	70.54%
273 801	54 903	86.62%	66.59%
265 587	63 119	86.43%	61.50%

两种剪枝策略下的 mAP 统计图如图 7-40 所示。

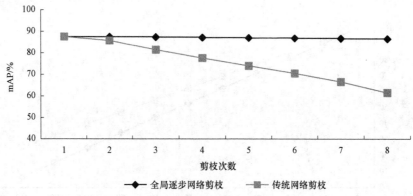

图 7-40　剪枝步长为 3% 的识别模型 mAP 统计图

取剪枝率增长步长为 10%，对宫颈癌细胞识别网络重复上述剪枝实验，得到的结果见表 7-9。

表 7-9　剪枝步长为 10% 识别模型的 mAP 值

神经元个数	剪枝个数	全局逐步网络剪枝 mAP	传统网络剪枝 mAP
328 704	0	87.60%	87.60%
295 833	32 871	87.14%	75.95%
266 250	62 454	86.51%	62.95%
239 625	89 079	85.94%	53.74%
215 662	113 042	85.50%	47.95%
194 096	134 608	85.02%	42.81%
174 686	154 018	84.62%	37.32%
157 218	171 486	84.24%	33.47%

两种剪枝策略的 mAP 统计图如图 7-41 所示。

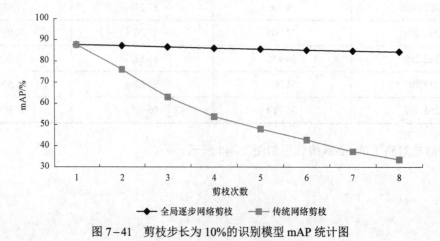

图 7-41　剪枝步长为 10% 的识别模型 mAP 统计图

由上述实验结果可以得出，全局逐步网络剪枝方法在牺牲识别网络 1.17%的 mAP 值时，可以将网络压缩为原来的 80%；在牺牲识别网络 3.36%的 mAP 值时，可以将网络压缩为原来的 48%。而传统网络剪枝方法在网络被压缩为原来的 80%时，mAP 值降了 26.1%；当网络被压缩为原来的 48%时，mAP 值降低了 54.13%。由此可得，全局逐步网络剪枝方法明显优于现有的传统网络剪枝方法，并且在剪枝率越高的情况下，效果越明显。

事实上，本章提出的全局逐步网络剪枝在网络压缩为原始的 48%时，mAP 值仍然高于现有的 SSD、FasterR-CNN 等算法，说明该网络压缩方法极具实际意义。

8 基于YOLO网络的宫颈异常细胞检测与识别方法研究

8.1 宫颈细胞检测和识别技术基础

8.1.1 宫颈癌细胞形态学诊断技术基础

当宫颈受到癌症的影响时，宫颈细胞会产生各种形态的变化，包括形状、颜色和质地的变化，这些变化被研究人员称为形态学特征。宫颈癌细胞形态学诊断是筛选和诊断宫颈癌最为实用和最有效的方法，准确的诊断和筛查使宫颈癌的病死率有了很大程度的降低，晚期癌呈现大幅度下降，早期癌则不断被发现。这种诊断方式经过半个多世纪以来的实践和复制，已成为发现早期宫颈癌和诊断宫颈癌的可靠手段，被广泛用于防癌普查、监视发病和临床诊断中。宫颈癌细胞形态学诊断的目的是通过显微镜观察宫颈基液涂片中的细胞形态，根据不同的形态特点区分不同的细胞病变类别。

1. 宫颈癌的病理学诊断

在多种宫颈癌检测方法中，病理学因其准确性被视为最终诊断结果。其中，宫颈癌病理学依据诊断对象的不同可以分为细胞学诊断和组织学诊断：细胞学诊断通过收集宫颈口或宫颈管内的上皮细胞，观察其是否存在符合病变细胞形态学特征的异常细胞来得出结论；组织学诊断则是通过获取活检组织来进行检测。相比之下，虽然组织学诊断结果更为准确，但过程繁杂且不适用于大量的预防性宫颈普查。细胞学诊断标本易收集、存储、运输及转移，制备方法标准化及批量化，对不同类型来源的标本仅需制备一张薄片，杜绝了空气干燥及人工影响，可最大限度地提高阅片效率。因而宫颈细胞学诊断成为目前医学上被广泛应用的最普遍的有效方法。宫颈细胞学诊断的液基制备操作主要分为以下几个步骤[91]。

（1）取材。用小毛刷或特质采样器蘸取收集宫颈上皮细胞，置入保存液瓶内，再经过涡旋振荡使细胞进入保存液中。

（2）涂片。吸取保存液滴至载玻片上，使其尽可能分布均匀，没有气泡。

（3）染色。借助染料更好地区分细胞核和细胞质，突出细胞内部的结构。目前常用巴氏染色法使染色质与胞质内的核糖体着蓝紫色或紫红色，其透明度好，核染色饱和度高，更能凸显细胞结构。

（4）阅片。将通过以上步骤制作好的宫颈基液细胞玻片置于显微镜下观察，在阅片时要保证整张玻片内容都被涵盖，先以低倍镜按从左至右、从上到下的顺序检查，看到疑似病变的区域后再调至高倍镜对细胞特征进行细致的辨别和分析。

病理学诊断的目的是筛查宫颈癌变是否存在，或发展到何种阶段。因此病理学宫颈病变诊断结果通常以宫颈上皮内瘤变（CIN）程度来表示。CIN 是一组与宫颈浸润癌密切相关的癌前期病变的通称，充分反映了宫颈癌的发生发展过程。同时 CIN 局限于上皮内，是具有不同组织学改变的非浸润性癌前病变。根据发展状况将 CIN 分为以下 3 级[92]。

（1）CIN1（轻度不典型增生）：不典型细胞取代部分上皮层，厚度少于上皮层的一半，细胞形状与大小不等，多形性的核和粗大染色质，细胞排列紊乱，挖空细胞常见。

（2）CIN2（中度不典型增生）：不典型细胞取代上皮层深部，厚度约为上皮层的一半，挖空细胞可见。

（3）CIN3（重度不典型增生和原位癌）：上皮的全层为不典型性细胞所构成。细胞大而非典型，核染色质过多，胞质少，异常核分裂现象多见。

以宫颈鳞状上皮细胞为例，其病变发展过程如图 8-1 所示。

2. 宫颈异常细胞形态学特点

尽管各种异常病变的组织学发生不同，形态学也各异，但癌细胞具有一些与正常细胞不同的共性特质，主要表现为细胞核的改变、细胞形态改变及细胞之间关系的改变。同理，在研究宫颈异常细胞形态学特点的过程中，本书也以上述 3 方面的形态学改变作为观察研究的基础，再根据每种细胞特异性的形态学特征来进行辨别。基于目前对于宫颈癌的研究，癌变症状主要为鳞癌和腺癌，因此对应研究的也就是在宫颈鳞状上皮细胞和腺上皮细胞上发生的异常病变及形态学改变。本节就针对

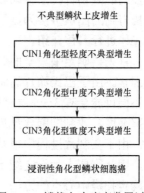

图 8-1　鳞状上皮病变发展过程

这两大类细胞，从形态学角度入手分析其在早期癌前病变发展为癌细胞这一系列发展过程中形态学的特点及变化[93]。

8.1.2　显微镜下宫颈细胞图像采集系统

1. 显微镜下宫颈细胞图像采集系统框架

显微镜下宫颈细胞图像采集系统主要包括硬件部分和软件部分，其主要架构如图 8-2 所示。硬件部分包括电源、照相镜筒、5 档聚焦、物镜、电动载物台、聚光器、照明装置和映美精相机。映美精相机选用 DMK 33G274，是光电转换和工业相机的结合优化版本，具有传输速度快、灵敏度高等优点，能够实现显微镜图像的单张和连续采集，最大限度地提升画质，使图像在固定分辨率下的细节信息得到更多的保留。图像自动采集的基础是电动载物台，本书使用的是 Prior Optiscan 电动载物台，其功能包括对玻片的自主移动和焦距的实时控制，搭配的开发包便于在计算机端对载物台进行控制。Leica DM2000 显微镜涵盖了硬件部分的其他

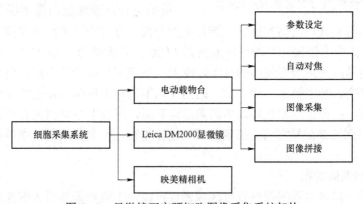

图 8-2　显微镜下宫颈细胞图像采集系统架构

装置，其中包括放大比例为 4×、10×、40×的三挡物镜，聚光器和照明装置可以根据物镜放大比例的不同进行亮度的自动调节，也可通过计算机利用搭配程序手动调节。

2. 宫颈细胞图像采集

宫颈细胞图像的自动采集主要依托于电动载物台的自动控制和对焦程序设计。对于一张巴氏涂片的宫颈细胞玻片来说，利用显微镜和映美精相机扫描获取细胞图像的过程主要分为3 个部分：首先是设置扫描范围，手动调节至对焦平面，设定采集范围中心位置；其次是程序控制的载物台自主移动和对焦，完成图像自动扫描；最后是利用图像拼接算法将上一步中扫描得到的图像拼接为显示整幅玻片全貌的大图，便于后期的回溯再审核。下面对这 3 部分的操作进行具体介绍。

首先要确定采集平面和细胞采集范围，这是后续采集能否快速准确、图片是否清晰的关键因素。由于巴氏涂片的制作方式，玻片上细胞的分布不是都在同一平面上的，按照制片质量不同可能会有 3～5 层宫颈细胞或杂质的存在，因此在采集图像前首先要手动调整焦距配合调整亮度，找到细胞含量最多且呈现最清晰的一层，后续的图像采集也将在这一层完成。同时，由于在制片过程中很难保证玻片中的细胞均匀分布，大部分的玻片中越靠近边缘细胞越少，因此需要人为设定细胞采集的范围，使每张采集到的图像中细胞含量不会过少。本书通过确定扫描中心点的方法，设置采集区域长宽，确保采集范围以玻片中心为中心，范围内所有区域的细胞含量达标。

其次是细胞的自动采集。电动载物台在 X 轴和 Y 轴方向上按既定扫描路径移动，Z 轴方向控制焦距进行自动调焦，保证每张细胞图像清晰。在 X 轴和 Y 轴方向上，电动载物台先移动到整个扫描范围的左上角，X 轴横向采集一整行图像后回到第 2 行的最左侧，整个采集过程中载物台呈 Z 形移动，具体过程如图 8-3 所示。经过前期对细胞玻片的研究得知，细胞玻片在 Z 轴方向上不是水平的，整体玻片厚度不均导致需要在图像采集的过程中根据图像清晰度对 Z 轴焦距进行实时调整。本章采用图像清晰度评价函数对图像清晰度进行实时分析，设定清晰度评价阈值，当清晰度超出阈值范围则调整 Z 轴重新对焦，直到找到最佳对焦平面。

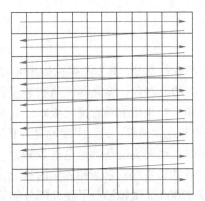

图 8-3　电动载物台在 X、Y 轴移动方式示意图

最后进行宫颈细胞图像的拼接。实际上在本书前面介绍的利用 YOLO 网络实现宫颈异常细胞的检测过程中是无法用拼接后的玻片全貌图像进行实验的，因为一张玻片平均可以采集到 2 000 张分辨率为 1 600*1 200 的细胞图像，在保留原分辨率的基础上拼接而成的图片太过庞大，系统超负荷无法运载。但细胞图像的拼接却是宫颈异常病变诊断中很重要的一步，因为在识别出异常细胞后需要医生对病变的识别结果进行二次复查，结合细胞背景等众多因素综合考虑，那么医生就需要在拼接后的大图中对YOLO 网络检测到的存在异常病变细胞的区域进行复核，得到最终的诊断结论，避免误检和漏检情况的发生。

3. 宫颈细胞图像拼接

图像拼接是一种将多幅图像与重叠区域进行拼接，生成全景或更大图像的重要技术。在许多生物医学研究中，图像拼接是在保留显微分辨率的前提下，获得大面积的特定结构或整体涂片的全景图像的理想方法。通常的做法是将多个图像的重叠区域缝合，形成一个复合图像。本书提出了一种基于改进 SURF 特征提取的显微镜图像快速拼接算法，实现了显微镜图像的高速、高精度拼接，达到了观察、交换、保存、建立显微镜图像数据库的目的。

图像拼接过程分为 4 个步骤：相对位置估计、特征提取、图像配准和图像融合。具体步骤如下所述。

步骤 1：使用相位相关法获取图像间重叠区域。

首先利用相位相关法估计两幅待拼接图像的相对位置。设 $f_1(x,y)$ 和 $f_2(x,y)$ 分别表示原始图像和参考图像，同时在 x,y 方向上分别有平移 x_0, y_0。根据位置关系可以得到

$$f_2(x,y) = f_1(x - x_0, y - y_0) \tag{8-1}$$

对公式两边进行傅里叶变换可得

$$F_2(\xi,\eta) = F_1(\xi,\eta)\mathrm{e}^{-\mathrm{j}2\pi(\xi x_0 + \eta_{y_0})} \tag{8-2}$$

根据下式可以得到两幅图像的交叉功率谱 $I(\xi,\eta)$，其中 $F_2^*(\xi,\eta)$ 表示 $F_2(\xi,\eta)$ 的复共轭函数。

$$I(\xi,\eta) = \frac{F_1(\xi,\eta)F_2^*(\xi,\eta)}{\left|F_1(\xi,\eta)F_2^*(\xi,\eta)\right|} = \mathrm{e}^{-\mathrm{j}2\pi(\xi x_0 + \eta_{y_0})} \tag{8-3}$$

对式（8-3）取傅里叶反变换得到脉冲函数 $\delta(x - x_0, y - y_0)$，其峰值位置就是两幅待拼接图片的重叠区域。

$$\delta(x - x_0, y - y_0) = F^{-1}\left[\mathrm{e}^{-\mathrm{j}2\pi(\xi x_0 + \eta y_0)}\right] \tag{8-4}$$

步骤 2：利用改进 SURF 算法提取粗重叠区域的图像特征。

传统 SURF 算法是基于整幅图像进行特征提取的[49]，这在图像拼接中针对图像重叠区域的背景下就显得有些浪费，会导致不必要的繁杂计算，从而降低了效率。因此本书针对这一局限性对 SURF 做出改进：首先对图像进行仿射变换，然后对 SURF 的尺度空间进行重构，提高 SURF 算法对视点变化的鲁棒性，增加提取的特征量。改进 SURF 算法的特征检测方法如下。

步骤 2.1：首先对图像进行降采样，减小进行仿射变换的图像尺寸。采样因子 K 随图像的原始尺寸变化，定义为

$$\frac{\mathrm{image\_size}}{K \times K} \geqslant 150 \tag{8-5}$$

设置图片尺寸不小于 150 像素是为了保证能有足够区域进行特征提取。

步骤 2.2：为了模拟图像视角的各种变化，选取变换矩阵 A 对图像进行仿射变换：

$$A = \begin{pmatrix} \cos\theta & -\sin\varphi \\ \sin\theta & \cos\varphi \end{pmatrix} \begin{pmatrix} t & 0 \\ 0 & 1 \end{pmatrix} \tag{8-6}$$

式中，φ 是图像围绕中心轴旋转的角度，t 是图像的梯度，θ 为梯度图像与中心法线的夹角，根据变换矩阵 A 中参数变化可以生成具有不同视点的图像。式中参数关系如图 8-4 所示。

步骤 2.3：根据图像金字塔构建尺度空间，如图 8-5 所示。

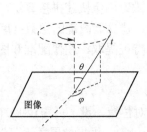

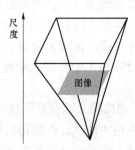

图 8-4 变换矩阵 A 参数模型　　　　图 8-5 图像金字塔尺度空间

步骤 2.4：在利用 SURF 进行特征检测时首先要构造 Hessian 矩阵，以获得斑点型结构的局部最大值，从而得到特征点。图像上一点 $X=(x,y)$ 在尺度 σ 下的 Hessian 矩阵可以定义为

$$H = \begin{pmatrix} L_{xx}(x,\sigma) & L_{xy}(y,\sigma) \\ L_{xy}(y,\sigma) & L_{yy}(y,\sigma) \end{pmatrix} \tag{8-7}$$

式中，$L_{xx}(x,\sigma)$ 是图像在该点的二阶高斯偏导 $\dfrac{\partial^2 g(\sigma)}{\partial x^2}$，$L_{xy}(y,\sigma)$、$L_{yy}(y,\sigma)$ 的定义同理。

当尺度 $\sigma=1.2$ 时，同时对矩阵 H 中的元素取高斯滤波，则其 Hessian 行列式的近似估计值即为点 $X=(x,y,\sigma)$ 的斑点响应。

$$\det(H) = D_{xx}D_{yy} - \left(0.9D_{xy}\right)^2 \tag{8-8}$$

式中，D_{xx}、D_{yy}、D_{xy} 为高斯滤波后元素。

步骤 2.5：利用泰勒级数展开 Hessian 行列式并省略高次项，再进行求导，得到的就是 $X=(x,y,\sigma)$ 的斑点响应极值点的解，即式（8-9），那么该解的值就是利用 SURF 确定的稳健可重复的图像特征点。

$$\hat{x} = -\frac{\partial^2 H^{-1}}{\partial x^2} \frac{\partial H}{\partial x} \tag{8-9}$$

步骤 3：基于提取特征的欧氏距离进行图像配准。

计算从两幅图像中提取到的特征的欧式距离，即式（8-10），得到最近的 2 个距离值 N_1 和 N_2。当 $N_1 < 0.7N_2$ 时，原始图像中的点 A 与参考图像中的点 A' 匹配成功。

$$N = d(A, A') = \sqrt{\sum_{i=1}^{N}\left(a_i - a_i'\right)^2} \tag{8-10}$$

步骤 4：采用加权平均融合消除图间缝隙，融合图像。

设 $f(x,y)$ 为融合后的图像，其中每个像素为

$$f(x,y) = \begin{cases} f_1(x,y), & x,y \in f_1 \\ \dfrac{x-x_L}{x_R-x_L}f_1(x,y) + \dfrac{x_R-x}{x_R-x_L}f_2(x,y), & x,y \in (f_1 \cap f_2) \\ f_2(x,y), & x,y \in f_2 \end{cases} \tag{8-11}$$

式中，x_L 和 x_R 分别表示两幅图像重叠区域的左边缘和右边缘。

8.1.3　宫颈细胞图像预处理

1. 图像预处理方法

预处理的应用范围十分广泛，对于利用深度学习进行的图像检测和识别来说，预处理是神经网络能否准确提取特征的基础，是影响网络效果的重要一环。目前图像数据预处理的目的主要为图像去噪和图像增强两方面。图像在采集、传输的过程中，一些环境、人为、数据传输等干扰因素无可避免地会对图像质量产生一定的影响，导致噪声的产生。因此图像去噪的目的主要是利用算法将图像信息与噪声区分开来，并尽量减弱或消除噪声对图像内容的影响。而图像增强则是要更加突出图像有用的信息内容，使增强后的图像更易于被学习和识别。针对上述两种方向的预处理技术在近年来快速发展，许多有针对性的算法被研发并被广泛使用。本节首先介绍两个常用的基础算法。

1）小波阈值去噪算法

小波阈值去噪的核心思想是利用小波变换进行图像去噪，设置阈值函数分离图像中有用的信息与噪声。由于小波阈值去噪算法实现简单且效果较好，已经成为图像去噪的主流算法之一。小波阈值去噪的基本步骤包括小波分解、阈值量化和小波重构。

步骤 1：小波分解。

通过小波阈值去噪算法对图像进行二维 Mallat 分解，分解后结构如图 8-6 所示。L 为分解后得到的低频子图，反映图像的总体信息；其余区域为高频子图，反映图像的局部细节。根据小波阈值去噪的思想，噪声的分解系数主要集中在高频区域，其小波系数的绝对值相对小，而有用的图像内容信息集中在低频区域，小波系数绝对值相对大。

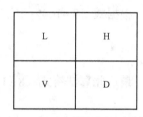

图 8-6　Mallat 小波分解后结构图

同幅图像中噪声与有用内容信息的函数关系通常满足加法关系，可以设定其模型为

$$f(x) = y(x) + n(x) \tag{8-12}$$

式中，$f(x)$ 为噪声图像，$y(x)$ 为原始图像，$n(x)$ 为高斯白噪声。

经 Mallat 分解后的小波系数模型变化为

$$W_f(x) = W_y(x) + W_n(x) \tag{8-13}$$

式中，$W_f(x)$、$W_y(x)$、$W_n(x)$ 分别为 $f(x)$、$y(x)$、$n(x)$ 对应的小波系数。

步骤 2：阈值量化。

小波阈值去噪算法实现效果的优异之处就在于函数的选取，传统小波阈值函数包括硬阈值函数和软阈值函数。

硬阈值函数表达式为

$$\hat{\omega}_{j,k} = \begin{cases} \omega_{j,k}, & |\omega_{j,k}| \geq T \\ 0, & |\omega_{j,k}| < T \end{cases} \tag{8-14}$$

式中，$\hat{\omega}_{j,k}$、$\omega_{j,k}$ 分别为阈值量化前后的小波系数，T 为阈值。当 $|\omega_{j,k}|$ 大于或等于阈值时，保持小波系数不变，反之小波系数置零。

软阈值函数表达式为

$$\hat{\omega}_{j,k} = \begin{cases} \text{sgn}(\omega_{j,k})(|\omega_{j,k}| - T), & |\omega_{j,k}| \geq T \\ 0, & |\omega_{j,k}| < T \end{cases} \tag{8-15}$$

式中，$\hat{\omega}_{j,k}$、$\omega_{j,k}$ 分别为阈值量化前后的小波系数，T 为阈值。

步骤3：小波重构。

对阈值量化后的小波系数进行逆变换，重构去噪图像，实现去噪效果。

2）直方图均衡图像增强算法

直方图均衡图像增强算法是最基本的图像增强算法，是大部分衍生的灰度均衡算法的基础。它根据图像灰度级分布原理，通过均匀分布图像灰度级的概率密度函数来实现图像对比度的提高。

设图像 $I \in I(i,j)$ 灰度级为 L，$I(i,j)$ 为像素 (i,j) 的灰度值，且满足 $I(i,j) \in [0, L-1]$，那么可以得到图像灰度级的概率密度函数表达式为

$$p(k) = \frac{n_i}{N}(k = 0,1,\cdots,L-1) \tag{8-16}$$

式中，N 为像素点总数，n_i 为灰度级为 k 的像素点个数。

根据式（8-16），可以得到图像灰度级累计分布函数为

$$c(k) = \sum_{i=0}^{k} p(i)(k = 0,1,\cdots,L-1) \tag{8-17}$$

最后此算法将式（8-17）通过式（8-18）映射为灰度级近似均匀分布的增强图像。

$$f(k) = (L-1) \times c(k) \tag{8-18}$$

2. 基于宫颈细胞形态学特征的预处理方法

对本书中的实验主体宫颈细胞来说，细胞图像的预处理也是影响后续利用 YOLO 网络检测和识别宫颈异常细胞的重要一环。一张玻片能扫描出 2 000 张细胞图像，在这么庞大的数据量下，亮度不均、细胞背景模糊、杂质多等问题不可避免。上述两种图像预处理方法虽然都应用广泛，但在本书中还需要针对宫颈细胞图像的特点进行适当改进，使其对细胞图像的预处理能够更加突出细胞特征，为后续的工作打好基础。

本书对图像去噪方法和图像增强方法分别进行了改进。首先对小波阈值去噪算法来说，传统算法中的软硬阈值函数有着阈值点不连续、小波系数存在固定偏差等弊端，这在应用中往往会出现振铃和伪吉布斯现象，使得图像细节信息保留不够。因此本书对小波阈值函数的选取进行了改进，综合了软硬阈值函数的优点，实现了更优的去噪效果。对于直方图均衡图像增强算法来说，这种方法针对图像灰度值进行操作，而细胞图像为彩色图像，且细胞颜色也应保留为异常细胞的一大特征，不能轻易进行更改。且直方图均衡后图像亮度不均，这对图像拼接的实现也有较大影响。因此本书在图像增强方面依据直方图均衡图像增强算法的进阶版——自适应直方图均衡算法，选用限制对比度的自适应直方图均衡图像增强算法，在提升整个图像的对比度的同时，使图像细节更加突出，也不会带来噪声放大的副作用[96]。

下面分别对算法的实现进行具体介绍。

1）改进阈值函数的小波阈值去噪算法

改进后的小波阈值去噪算法的基本步骤没有变化，主要改进为在软阈值函数的基础上引入均方根插值、指数分段函数和调节参数 μ。

引入均方根插值的软阈值函数表达式为

$$\hat{\omega}_{j,k} = \begin{cases} \mathrm{sgn}\left(\omega_{j,k}\right)\sqrt{\dfrac{\omega_{j,k}^2 + \left(\left|\omega_{j,k}\right| - T\right)^2}{2}}, & \left|\omega_{j,k}\right| \geqslant T \\ 0, & \left|\omega_{j,k}\right| < T \end{cases} \tag{8-19}$$

式中，$\sqrt{\dfrac{\omega_{j,k}^2 + \left(\left|\omega_{j,k}\right| - T\right)^2}{2}}$ 值总在 $\left|\omega_{j,k}\right|$ 和 $\left|\omega_{j,k}\right| - T$ 间，但也存在一定的偏差，不是阈值函数的最优选择。

因此，还要引入关于 x 的指数函数和调节参数 μ，指数分段函数表达式为式（8-20），最后改进得到的阈值表达式为式（8-21）。

$$f(x) = \begin{cases} x \cdot \mathrm{e}^{-\frac{1}{x^2}}, & x \neq 0 \\ 0, & x = 0 \end{cases} \tag{8-20}$$

$$\hat{\omega}_{j,k} = \begin{cases} \mathrm{sgn}\left(\omega_{j,k}\right)\sqrt{\mu\omega_{j,k}^2 + (1-\mu)\left(\left|\omega_{j,k}\right| - T\right)^2}, & \left|\omega_{j,k}\right| \geqslant T \\ \sqrt{\mu}\,\omega_{j,k}\mathrm{e}^{\frac{1}{T^2} - \frac{1}{\omega_{j,k}^2}}, & \left|\omega_{j,k}\right| < T \end{cases} \tag{8-21}$$

式中，$\hat{\omega}_{j,k}$、$\omega_{j,k}$ 分别为阈值量化前后的小波系数，T 为阈值，调节参数 $0 \leqslant \mu \leqslant 1$。当 $\mu = 0$ 时，式（8-21）为软阈值函数；当 $\mu = 1$，$\left|\omega_{j,k}\right|$ 大于或等于阈值时，式（8-21）为硬阈值函数。改进后的阈值函数能够保留更多的有用信息和边缘信息，并获得更好的连续性，在最后一步去噪图像重建中避免了附加震荡的产生。

2）限制对比度的自适应直方图均衡图像增强算法

首先简单介绍自适应直方图均衡图像增强算法[97]，其原理为将待处理图像均匀划分为若干个子块，对每个子块都进行直方图均衡处理，这样更加保全了局部信息，能够解决图像增强前后部分局部差异过大的问题。但在实现过程中若划分的子块太小，则很容易出现噪声方法的问题。

本书中选用限制对比度的自适应直方图均衡图像增强算法，针对上述问题，在每个子块的处理过程中加入对比度限制，从而使不同灰度级的像素得到更好的分配。该算法的具体步骤如下。

步骤 1：同自适应直方图均衡图像增强算法一样，首先将待处理图像划分为若干个相同的子块，若不能均匀划分，可对图像进行镜像处理补齐边缘。

步骤 2：与上述直方图均衡算法相同，针对各子块内灰度级的像素构建子块直方图。

步骤 3：比较各子块灰度级对应像素值是否超过限制幅度，统计超出的像素总数。

步骤 4：根据灰度级像素数量幅度限制，裁剪各个子块的直方图，将超出部分像素在灰度直方图中均匀分布。像素分配原理示意图如图 8-7 所示。

步骤 5：计算裁剪后子块的累积分布直方图。

步骤 6：根据映射函数，计算各子块映射后的像素值。

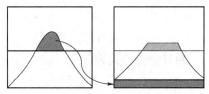

图 8-7　限制对比度的自适应直方图均衡图像增强算法像素分配原理示意图

步骤7：对映射变换后的像素值进行插值处理，得到增强后的像素值，实现对图像的增强。

8.1.4 宫颈细胞图像数据集构建

1. 数据增强

为了有效地学习，深度人工神经网络需要大量的训练数据，而这些训练数据的收集往往是昂贵而费力的。同时大多数大型数据集都是不可公开获取的，在小型数据集上训练卷积神经网络会使其易于过度拟合，从而抑制泛化能力。同样，本书中的数据集来自医院提供的真实宫颈巴氏涂片样本，样本数量较少，但同时涵盖的异常细胞种类又很多，因此对每一种需要训练的宫颈异常细胞数据来说，能够输入神经网络的数据量就更少。另外，样本的标记需要花费大量的人力、物力。即使能够获得大量的异常细胞样本，还需要病理医生协助标记以确保数据集的准确性，若样本量过大，就会给医生本就繁重的工作增加更多负担，因此在本书中需要进行数据增强，通过保留特征的转换人为地扩展训练集，从而克服数据集不足的问题。目前主要使用的数据增强手段包括几何变换和光度变换。

数据增强是指通过保留标签的转换人为地扩展原始训练集的方法，可以表示为映射[98]：

$$\phi : S \to T \tag{8-22}$$

式中，S 为原始训练集，T 为 S 的增广集，人工数据增广后的训练集表示为

$$S' = S \cup T \tag{8-23}$$

式中，S' 包含原始训练集和由 ϕ 定义的转换。需要注意，保留图像特征的数据增强转换中图像 x 与转换得到的图像 $\phi(x)$ 同属于一个类别。

1）几何变换

几何变换改变图像的几何形状，主要转换方式包括翻转、剪切、缩放和旋转。几何变换通过将单个像素值映射到新的目标来改变图像的几何形状，使其在图像中表示的类的基本形状被保留，但是图像更改为一些新的位置和方向。这种方法由于其计算高效和易于实现等优点，被认为是最常用的数据增强方案之一。目前常用的几何变换方法主要有：水平翻转、垂直翻转、平移变换、中心旋转等。

旋转通过以下变换将图像的每个像素 (x, y) 映射到 (x', y')，使图像围绕其中心旋转 θ，公式表示为

$$\begin{pmatrix} x' \\ y' \\ 1 \end{pmatrix} = \begin{pmatrix} \cos\theta & -\sin\theta & 0 \\ \sin\theta & \cos\theta & 0 \\ 0 & 0 & 1 \end{pmatrix} \begin{pmatrix} x \\ y \\ 1 \end{pmatrix} \tag{8-24}$$

水平、垂直翻转则是以图像的宽和高作为基础，分别按式（8-25）、式（8-26）得到翻转后对应的像素点，其中 w 与 h 表示原图像的宽和高。

水平翻转公式为

$$\begin{cases} x' = w - x - 1 \\ y' = y \end{cases} \tag{8-25}$$

垂直翻转公式为

$$\begin{cases} x' = x \\ y' = h - y - 1 \end{cases} \tag{8-26}$$

按照上述方法将旋转与翻转相结合，一幅正方形的图像可以增广为 8 幅，对于本书中长

宽不相同的宫颈细胞图像，也至少可以增广至 4 幅，大大提升了数据集容量。

2）光度变换

光度变换通过将每个像素值 (r, g, b) 根据预先定义的变换法则转换为新的像素值 (r', g', b') 来改变 RGB 通道[99]，从而调整图像的亮度和颜色，并保持几何形状不变，使神经网络不受光线和颜色变化的影响。目前主要手段包括色差抖动、边缘增强和主成分分析方法。色差抖动是一种使用随机颜色操作或设置颜色调整图片背景的方法。由于巴氏涂片中异常细胞的染色也是可被作为形态学特征进行识别的特征之一，为了突出背景中的细胞，不能随意调整背景颜色，因此在本书中使用设置图片背景颜色的方法来实现图像增强。边缘增强是一种新兴的增强方法，可以增强图像中细胞轮廓。由于本书中利用神经网络识别细胞的形状特征，因此可以通过提供具有强化轮廓的训练图像来提高网络性能。边缘增强的核心是使用 Sobel 边缘检测器完成边缘过滤，通过计算图像 S 中每个像素的局部梯度 $\nabla S(i, j)$ 来识别边缘。

2. 数据标注

数据标注是影响数据集信息是否准确、后续神经网络检测与识别结果是否正确的重要一环。由于宫颈细胞开放的数据集较少，且没有同时涉及鳞状上皮异常和腺上皮异常的全部类别细胞，因此联系医院获取了真实的宫颈细胞样本，由实验室自主对细胞图像进行了数据采集和标记，构建了真实有效的数据集，为后续的识别实验打下了物质基础。本书中的数据标注工作是作者采用专业的细胞病理学书籍中介绍的形态学判别方法对各类存在异常病变的宫颈细胞进行的，同时为了避免由于专业知识和经验欠缺引起的医学错误，在标记完成后还找专业的病理学医生进行了二次审核，以确保数据集信息的准确性。

本书中使用的标记工具是深度学习中常用的图像标注软件 LabelImg，操作界面如图 8-8 所示。标记过程中，应尽可能多地标记异常细胞，包括边缘的细胞和被遮挡的细胞。图像边缘的细胞虽然不完整，但若具有明显的形态学特征且 70% 以上能够显示在图像里也需要进行标记。宫颈涂片的质量参差不齐，制作过程中难免出现细胞成簇且相互遮挡的现象，因此也不能放弃被其他细胞遮挡的具有明显形态学依据的异常细胞。

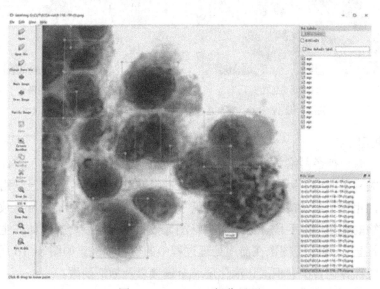

图 8-8　LabelImg 操作界面

8.2　面向宫颈异常细胞的网络结构改进

本书中构建的宫颈细胞数据集基于实际的宫颈基液涂片，样本质量大部分情况下很难达到细胞分散且边界清晰这样理想的效果，多数图像中的细胞内容小、图像中各类信息繁杂，这导致数据集中样本可提取的特征少且不明显、待识别目标背景复杂且不易分离，因此影响检测结果的精度和识别效率。这也导致在目前的研究中，多数深度学习网络对这种数据集的检测效果不佳的现象。本书基于 YOLOv3 网络，针对宫颈细胞数据集的特点进行结构优化，使其在本书细胞数据集上能够获得更好的检测和识别效果。

8.2.1　YOLOv3 网络概述

YOLOv3 是由 YOLO 网络发展优化得到的第三代衍生网络，YOLO 网络的全称为 you only look once，表明其将检测中的目标候选与目标识别进行融合是在特征提取中一次性完成的，从而在保证检测精度的同时大幅提升检测速度。但相应地，由于网络原理的限制，YOLO 网络针对小目标对象的检测精度不是十分理想，在以前的研究中也较少用来针对细胞图像进行检测和识别。

在小目标检测上，YOLOv3 利用 FPN 结构、融合三级特征层做出了针对性的优化，明显提升了对于小目标识别的效果，如图 8-9 所示。

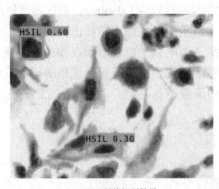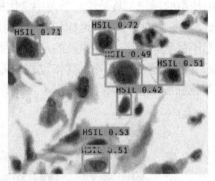

(a) YOLO网络识别效果　　　　　　　(b) YOLOv3网络识别效果

图 8-9　YOLO 与 YOLOv3 网络对小目标的识别效果

1. 卷积神经网络

如前所述，卷积神经网络凭借其强大的学习能力及特征图提取效果，在计算机视觉和其他图像识别相关领域取得了巨大的成功。与传统神经网络不同，卷积神经网络的结构具有权值共享的特点，相较于全连接结构，极大降低了模型复杂度及减少了训练参数量。另外，基于卷积神经网络的图像处理手段，无须对多维图像数据进行维度变换（如在主成分分析中需要将图像数据拉直），减少了图像在前序处理过程中的信息损失。如图 8-10 所示，卷积神经网络的基本组成部分包含了卷积层、池化层、全连接层及激活函数。

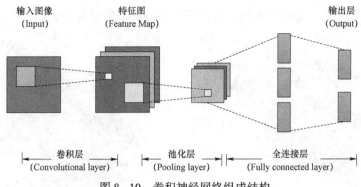

图 8−10　卷积神经网络组成结构

1）卷积层

作为卷积神经网络中最重要的组成结构，卷积层由一组多个卷积核组成，而这些卷积核的大小相同。卷积核对图像的局部区域进行滤波，通过在前序输入图像/特征图上进行滑动窗扫描，对于每一次滑动窗的区域，卷积核对固定大小的滑动窗口内的元素进行加权求和（包含偏置），其多个滑动窗的输出值组成的特征图即为该次卷积处理的结果。

如图 8−11 所示，单通道输入图像在第 i 行第 j 列的元素为 $x_{i,j}$，大小为 $K \times K$ 的单通道卷积核在第 m 行第 n 列的权重可以表示为 $w_{m,n}$。那么对通道深度为 C 的图像进行多通道卷积层计算的公式可以表示为

$$a_{c,i,j} = f\left(\sum_{c=0}^{c-1} \sum_{m=0}^{K-1} \sum_{n=0}^{K-1} w_{c,m,n} x_{c,i+m,j+n} + w_b \right) \tag{8-27}$$

式中，$a_{c,i,j}$ 表示特征图在通道 c 上第 i 行第 j 列的元素，f 表示激活函数，w_b 表示卷积核偏置。

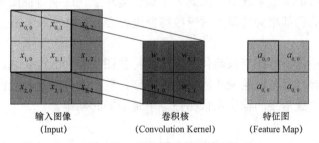

图 8−11　卷积层计算示意图

卷积层所具有的局部感知及权值共享的特性，保证了神经网络在模型参数数量较少的情况下能够有效提取图像特征[100]。

（1）局部感知。人类视觉神经系统对于图像信息的处理往往是从局部到整体，即人脑对视觉所感知的局部图像信息进行综合整理，将片面的信息进行全局性联系，从而完成对于图片的整体感知。卷积层的设计思想与其类似，在图像空间中，图像元素距离越近，元素间的关联性越高，因此局部元素具有较好的相关性；而随着图像元素之间的距离增大，其元素间存在关联性的可能性降低，像素间的信息相关度变差[101]。

图 8−12（a）、（b）分别为图像感知中的全连接模式及局部感知模式。卷积核只与固定窗口大小的元素进行区域连通，该区域被称为感知野，因此模型的参数量只与卷积核的大小相

关，减少了网络需要学习的权重参数，并保证了模型的局部感知能力。

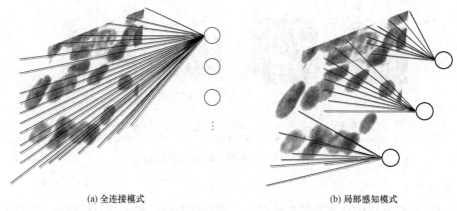

（a）全连接模式　　　　　　　　（b）局部感知模式

图 8-12　全连接模式与局部感知模式

（2）权值共享。卷积层权值共享的理论基础是图像的底层特征：颜色、纹理和形状特征与其出现在图像中的位置无关。例如，对于图像信息中的纹理特征，其位置可能出现在图像中央，也可能出现在图像的边角处，因此若某卷积核能够提取出图像中的纹理特征，同样可以提取出图像中任意位置上的纹理特征，从而实现权值共享。

在卷积层的操作中，卷积核在输入图像/特征图上进行滑动窗遍历，由于在图像遍历计算的过程中，卷积核的参数固定不变，因此对于整个图像的卷积层计算相当于共享了同一个滤波器，即实现了权值共享，本质上是卷积核的参数共享。

2）池化层

卷积层从数据集图像中获取了大量的特征信息，如果直接用于网络训练则会大大影响训练速度，从而使网络训练效率低下。因此为了减少运算量、压缩特征图及防止过拟合，卷积神经网络利用图像的局部相关性特点对一致特征进行合并，构造下采样层级，称之为池化层。

3）全连接层

全连接层的作用是将卷积层或池化层输出的特征图映射为低维表达，全连接层与传统神经网络一致，每个神经元与前层网络的神经元相连，输出为列向量，因此往往伴随着特征信息的丢失，但是作为置信度的输出在预测任务中是必要的操作。

4）激活函数

卷积操作、池化操作及全连接操作均是对于输入数据的线性处理，因此无论网络模型如何组合或设计，也只有线性的表达能力，而在实际的图像检测任务中，问题往往是非线性的，因此需要通过激活函数进行数据的非线性映射，引入非线性特征。由于深度学习是通过反向传播进行参数迭代计算的，因此激活函数需要具有以下几个特点。

（1）非线性：万能近似定理指出隐层神经元足够的非线性神经网络能够拟合任意函数。

（2）可微性：神经网络基于反向传播进行链式求导，因此激活函数也必须可微。

（3）单调性：单调的激活函数属于凸函数，因此存在最优解。

常用的激活函数包括以下几种。

（1）Sigmoid 函数。

$$y = \sigma(z) = \frac{1}{1 + e^z} \tag{8-28}$$

（2）tanh 函数。

$$y = \tanh(z) = \frac{e^z - e^{-z}}{e^z + e^{-z}} \tag{8-29}$$

（3）ReLu 函数。

$$f(z) = \max(0, z) \tag{8-30}$$

2. YOLOv3 网络结构

YOLOv3 网络结构示意图如图 8-13 所示，其核心特征提取网络由一个 52 层的全卷积神经网络构成。YOLOv3 网络中的卷积层采用了大量的 1*1、3*3 卷积核，并且每个卷积层后均会利用 BatchNorm 及 Leaky ReLu 函数进行非线性激活，这便构成了一个 YOLOv3 网络的 DBL 组件（见图 8-13）。同时，模型加入了残差模块解决深层网络中的恒等网络问题，有效加深了网络的深度。其中，一个残差单元由 1*1 的卷积核级联 3*3 的卷积核，并且与上一层的残差单元输出值相加，这样就组合成了一个残差单元。YOLOv3 网络通过设定卷积核的步长实现对特征图的下采样，同时结合 DBL 单元和残差单元，构建为一个下采样模块，在 YOLOv3 网络中包含 5 个下采样模块。对最后 3 个下采样模块的输出值，通过连接增加 1*1、3*3 卷积核，并进行上采样操作，实现在 3 个尺度特征图上的多尺度预测。

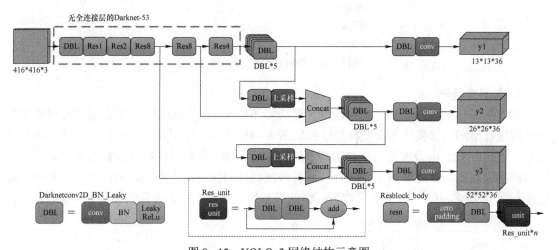

图 8-13　YOLOv3 网络结构示意图

3. Darknet-53

YOLOv3 网络采用 Darknet-53 去除全连接层后的前 52 层卷积网络作为模型的特征提取主干，Darknet-53 的设计结合了 ResNet 的思想，解决了深层网络的恒等网络问题，因此将特征提取网络变得更深。YOLOv2 网络从 Darknet-19 改进为 Darknet-53，具有更好的特征提取性能。

Darknet-53 采用全卷积结构以减少深层特征提取网络中的权重参数，降低模型的复杂度，通过改变滤波器的步长来对中间过程特征图的尺寸进行变换。Darknet-53 结构框架如图 8-14 所示，Darknet-53 通过步长为 2 的卷积滤波器实现 5 次下采样过程，因此网络的最大步幅为 $2^5 = 32$，这也限制原始输入图像的尺度必须为 32 的整数倍，YOLOv3 网络中则采用了尺寸为 416*416 的图像数据进行训练及验证。

	类型	卷积核	大小		输出	
	卷积层	32	3	3	256	256
	卷积层	64	3	3/2	128	128
1×	卷积层	32	1	1		
	卷积层	64	3	3		
	残差结构				128	128
	卷积层	128	3	3/2	64	64
2×	卷积层	64	1	1		
	卷积层	128	3	3		
	残差结构				64	64
	卷积层	256	3	3/2	32	32
8×	卷积层	128	1	1		
	卷积层	256	3	3		
	残差结构				32	32
	卷积层	512	3	3/2	16	16
8×	卷积层	256	1	1		
	卷积层	512	3	3		
	残差结构				16	16
	卷积层	1 024	3	3/2	8	8
4×	卷积层	512	1	1		
	卷积层	1 024	3	3		
	残差结构				8	8
	平均池化层					
	全连接层				1 000	
	Softmax					

图 8-14　Darknet-53 结构框架

4. 多尺度检测

在 YOLOv3 网络中，为了有效检测出图像中不同大小的目标对象，模型对多种尺度下的特征图进行检测。该模型多尺度检测结构如图 8-15 所示，模型通过上采样和特征图融合的操作，分别在 32、16 及 8 倍下采样的特征图上进行检测。卷积神经网络的特征提取能力与其网络深度成正比，因此 8 倍下采样特征图的浅层特征的表达能力不足，而由于网络加深，特征图像尺寸缩减，因此 32 倍下采样特征图的目标特征太小，对于小目标检测的效果较差。模

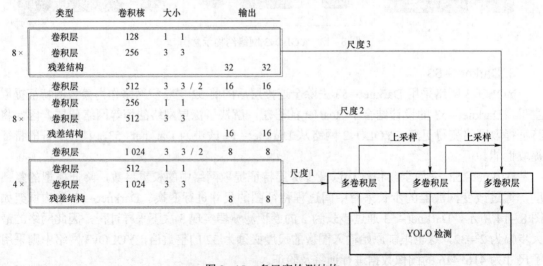

图 8-15　多尺度检测结构

型将 16 倍下采样特征图在上采样后与 8 倍下采样特征图进行融合得到尺度 3；同理，将 32 倍下采样特征图在上采样后与 16 倍下采样特征图进行融合得到尺度 2；而尺度 1 则为原始的 32 倍下采样特征图。

尺度 1 由于经过多次缩放，网络所处层数较深，因此其感知野较大，每个特征点处于原图较大的区域，因此适用于大尺度目标的检测；同理，尺度 3 由于所处层数相对较浅，感知野较小，因此适用于检测小尺度的目标；尺度 2 则适用于中尺度目标的检测。

3 个预测尺度对应的多卷积层也是全卷积的结构，其中最后一个卷积层的卷积核个数是 36。这是基于本书构建的宫颈细胞数据集中的 7 类异常细胞，预测结果中每个网格单元（grid cell）包含 3 个先验框，每个先验框又对应 4 个位置坐标和一个预测置信度，则有 3×（7+4+1）=36 个。

8.2.2　YOLOv3 网络结构改进

本节在 YOLOv3 网络基础上，对网络结构进行优化改进，针对本书构建的细胞数据集小目标、多内容的特点，提高网络的特征提取、表达能力和泛化能力。

1. 密集连接块

如前所述，DenseNet 的结构设计参考了 ResNet，为了融合前级特征图的信息，DenseNet 将较低层的特征图与高层进行连接，使得网络层级间的结构变得更加紧密。DenseNet 的组成部分主要包括过渡层及密集卷积块，如图 8–16 所示，每个密集卷积块中包含 4 个卷积层，位置相邻的卷积层之间通过卷积层和池化层相连，非相邻卷积层之间则以拼接操作进行层级连接。

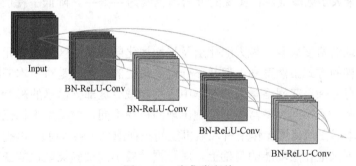

图 8–16　密集卷积块

密集卷积块中的层是 BN-ReLU-Conv 的组合结构，模块一方面通过高、低层级间的特征图拼接，实现了层级特征图的融合，充分利用了低层级的特征信息，加强了信息传递；另一方面，低层级卷积核的输出由于直接连接到高层卷积层，因此能够更快地通过损失函数的变化进行参数更新及优化。

2. 随机空间采样池化（S3Pool）

在神经网络中池化层的目的是以无重叠下采样的手段对特征图局部区域提取代表该区域的特征，这一操作进一步抽象了特征图的表示，且降低了特征图维度。在网络中计算输出特征图后，特征图存在局部区域的信息冗余，这些冗余信息会干扰后续网络对于特征的选择和判断，并且增加了计算开销，而池化层则保证了下采样后的特征图保存了图像中重要的本质特征[102]。

对于前一层卷积层输出的特征图，池化层通过设定的窗口大小对其进行滑动窗移动，对固定窗口内的元素进行最大池化或者平均池化，其降维后的特征图则作为下一层结构的输入。图 8-17 表示了最大池化（max pooling）和平均池化（average pooling），池化层不包含需要优化的参数。平均池化层将局部区域中的元素进行均值化，在元素的平滑效果方面有效抑制了卷积计算中产生的噪声影响，因此能够更好地保留图像中的背景信息；最大池化层选择局部区域中的最大元素作为该局域的特征，因此能够很好地反映出特征图中的纹理特征。两种池化层操作针对提升的特征信息内容不同，但都具有以下两个优势。

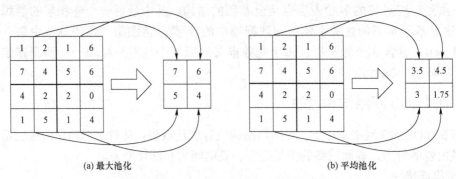

(a) 最大池化　　　　　　　　　　　　　　　　(b) 平均池化

图 8-17　最大池化操作和平均池化操作

（1）平移不变性：图像特征可能发生位置变化，池化层保证了局部视野提取出的特征图表达的一致性，因此使得模型更加关注特征的存在性而不是特征在图像空间中的位置。

（2）降维：尺寸为 $M*N$ 的图像在经过 s 倍下采样后相当于将 $s*s$ 的矩阵信息压缩为一个点，以点信息来表示区域信息，图像的分辨率也变为 $\dfrac{M}{s}*\dfrac{N}{s}$，降低了特征维度，减少了后续网络的计算量。

但从信号处理的角度来看，最大池化层及平均池化层将某个区域内的元素进行线性压缩这种均匀间隔采样的方式虽然直观，但并不一定是最优的。尤其是对于本书中的检测对象，细胞图像背景信息复杂，在网络学习的过程中应尽量减少这部分信息的影响。同时数据集中异常细胞种类较多，且不同类型宫颈癌细胞出现的概率不同，数据集中标记的数据量也有较大的差距。因此本书在池化层操作中引入随机空间采样池化（S3Pool），以提升网络的泛化能力，使得在保留原来池化层功能的基础上，对数据量较小的细胞类型也能获得更好的特征提取效果，从而提升网络整体性能。

S3Pool 算法将池化层视为一个两步操作，如图 8-18 所示。首先，使用一个固定大小的池化窗口（如 2*2），以步长为 1 在特征图上进行滑动计算，尺寸大小基本保持不变；其次，用一种比较一致或固定的方式（如左上元素）对邻域内的元素进行选择。

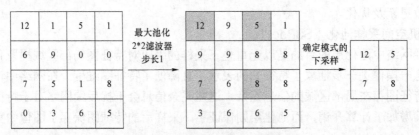

图 8-18　标准池化层的两步操作

　　S3Pool 算法先通过窗口大小为 2*2、步长为 1 的最大池化层计算出与输入特征图等尺寸的特征图，并将新的特征图按照设置的网格参数 g 进行划分，对于每个网格内的元素按照概率进行随机采样，实现特征图像的下采样。

　　与标准池化层中使用的下采样相比，S3Pool 执行随机的空间下采样，因此很可能是非均匀的。S3Pool 的随机性使得它能够为相同的训练示例在每次正向计算时生成不同的特征映射，这相当于在中间层隐式地执行一种数据增强。此外，S3Pool 的非均匀特性进一步扩展了可能的下采样特征映射的空间，从而在每次前向计算时产生空间中不同的下采样版本。综上所述，S3Pool 通过在每次池化操作时执行"虚拟"的数据增强，起到了很强的正则化作用，极大地提高了模型的泛化能力。

　　此外，S3Pool 并不引入任何新的参数，因此可以直接用于替代模型中使用的任意池化层。

3. 面向宫颈异常细胞的特征提取网络结构改进

　　基于本书构建的宫颈细胞数据集，由于制片过程中受杂质、细胞分布、取样位置等因素的影响，显微镜下采集到的细胞图像质量参差不齐，一些图像中细胞粘连、堆叠情况严重，人眼难以轻松区分。为了使本书研究网络在面对这些图像时仍能保持良好的准确率和识别效果，本书借鉴了密集连接卷积网络中密集连接的思想，针对部分类别细胞样本数量较少的情况，引入了随机空间采样池化。通过改进 YOLOv3 网络中特征提取网络 Darknet-53 的网络结构，提升网络特征提取及网络泛化这两个方面的能力。改进的 Darknet-53 网络结构如图 8-19 所示。

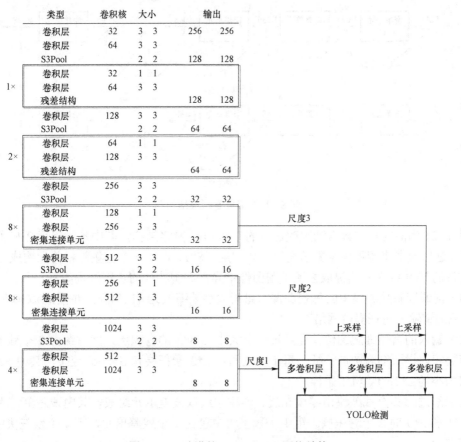

图 8-19　改进的 Darknet-53 网络结构

为结合 DenseNet 和 S3Pool 进行改进 Darknet−53 特征提取网络结构工作，对于后续需要使用的尺度 1、尺度 2 和尺度 3，将网络提取的细胞图像特征输出前的残差结构以密集卷积块进行替换，使得特征图能够更好地结合前层网络的信息，便于对特征进行融合。

图 8−20 为作用于尺度 1、尺度 2 和尺度 3 的密集卷积块结构图。假设密集卷积块的细胞特征图输入为 x_0，x_i 表示第 i 块的输出，$H_i(\cdot)$ 表示每个密集单元中的 $BN-ReLU-Conv(1,1)$、$S3Pool$ 和 2 个 $BN-ReLU-Conv(3,3)$ 连接操作，x_i 获得了之前所有块的细胞特征图 $x_0,\cdots,x_{i-1}$ 作为输入，因此密集卷积块的输出可以表示为

$$x_i = H_i\left(\left[x_0, x_1, \cdots, x_{i-1}\right]\right), i = 1, \cdots, 8 \qquad (8-31)$$

式中，$\left[x_0, x_1, \cdots, x_{i-1}\right]$ 表示特征块的级联。例如，在尺度 1 中，由输入的细胞特征图 x_0 和第 1、2 层密集卷积块输出的细胞特征图 x_1、x_2 拼接成了 4 096 个通道的细胞特征图，以此类推，可以计算出在经过增加密集卷积块的特征提取网络中，将会有 5 120 个通道的细胞特征图输入到尺度 1 的预测网络中，有 4 608 个通道的细胞特征图作为尺度 2 的预测网络输入，有 2 304 个通道的细胞特征图作为尺度 3 的预测网络输入。

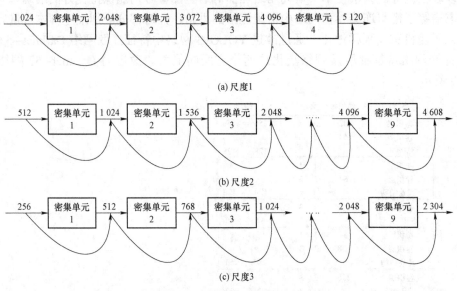

(a) 尺度1

(b) 尺度2

(c) 尺度3

图 8−20　密集卷积块结构图

图 8−21 为面向宫颈异常细胞改进后的 YOLOv3 网络结构，其中预测尺度 2 和预测尺度 3 对应改进后的密集卷积块由零填充层、卷积层、S3Pool 和 n 个密集卷积单元构成。使用结构改进后的 YOLOv3 网络提取宫颈细胞图像中异常细胞特征的实现过程如下。

（1）宫颈细胞数据集中的每张图像的像素大小被缩放为 416*416，并根据 RGB 所对应的 3 个颜色通道输入特征提取网络。

（2）输入的宫颈细胞图像首先经过一个大小为 3*3 的卷积层，然后经由 2 个残差块和 3 个密集卷积块提取细胞图像特征。每个块之间由 3*3 卷积层和 S3Pool 连接，其中 S3Pool 实现窗口大小为 2*2 的随机下采样。

（3）经过的 2 个残差块由零填充层、卷积层级联残差单元组成，其中残差单元为残差结构下 1*1 和 3*3 的 2 个卷积核。第 1 个残差块中包含 1 个残差单元，第 2 个残差块中包含 2 个残差单元。

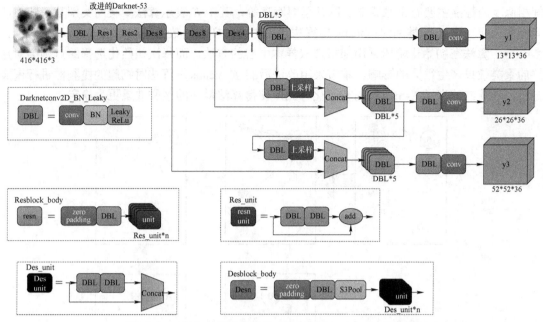

图 8-21 面向宫颈异常细胞改进后的 YOLOv3 网络结构

（4）经过的 3 个密集卷积块由零填充层、卷积层、S3Pool 和密集连接单元构成，其中密集连接单元为密集连接下的 1*1 和 3*3 卷积核。第 1、2 个密集卷积块中包含 8 个密集连接单元，第 3 个密集卷积块中包含 4 个密集连接单元。

8.3　基于细胞数据集的模型训练方法优化

在 YOLOv3 模型训练的过程中，先验框的大小、损失函数的设定及后处理中非极大值抑制参数的选取都是影响网络最终检测效果的因素之一。在原网络中，这些参数的选取大多是基于常用数据集 COCO 和 VOC 来设定的，而在本书构建的宫颈细胞数据集中，细胞相对于整幅图像来说是小目标，且易聚集、堆叠、相互遮挡。因此本节针对细胞数据集，优化 YOLOv3 网络模型训练过程，根据目标框维度聚类分析结果重构适用于小目标的先验框尺寸，改进损失函数和 NMS 算法以提升网络对遮挡细胞的检出率。

8.3.1　目标框维度聚类分析

在目标检测任务中，深度学习模型会根据预测输出层所设定的先验目标框进行参数更新迭代，不断修正预测目标框的位置及大小。如果初始的先验目标框的大小选择合适，那么网络的权重训练会很快收敛，并且保证更高的检测精度。对于宫颈癌细胞的目标识别检测，先对训练集中的标注目标框进行尺寸聚类，将类别中心作为先验目标框的长宽，聚类中心的个数即为先验目标框的个数。为了克服 K-means 的随机初始化存在的问题，本节采用改进的 K-means++ 聚类算法基于宫颈异常细胞图像数据集对目标框进行聚类分析。

1. K-means++ 聚类算法

K-means 算法属于不需要样本标签的无监督聚类算法，聚类过程如图 8-22 所示，算法通过寻求样本间的相似关系从而保证同类别间的差异较小、类间的差异较大。常用的衡量样本间相似度的标准主要有余弦距离、欧几里得距离等，其中 K 表示算法聚类的类别数，即将所有样本分配在这 K 个类别中，means 指算法通过对类内样本的数据采用均值化求取类别中心。K-means 算法在初始化阶段采用随机选取样本中心的方法，而每次初始化选择的点则会对最终的聚类效果产生很大的影响。本节采用改进后的 K-means++算法对细胞的检测框进行聚类分析，该算法改进了 K-means 的初始化方式，使得算法最终的聚类效果更为稳定。

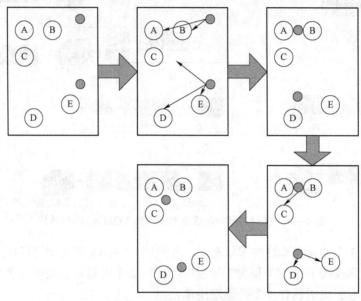

图 8–22　K-means 聚类过程

对于已知样本集 $X = (x_1, x_2, \cdots, x_n),\ x_i \in \mathbf{R}^m$，$K$-means++算法的聚类流程可以描述为以下几个步骤。

步骤 1：随机从训练样本中选择一个聚类中心，$u_1 \in \mathbf{R}^n$。

步骤 2：计算每个样本 x_i 与当前已有的聚类中心 $u_1, u_2, \cdots, u_k, u_i \in \mathbf{R}^m$ 之间的最短距离，表示为 $D(x)$。

步骤 3：计算每个样本被选为下一个聚类中心的概率 $\dfrac{D(x)^2}{\sum\limits_{x \in X} D(x)^2}$，并按照轮盘法选择下一个聚类中心。

步骤 4：重复步骤 2~3，直到选出初始的 K 个聚类中心。

步骤 5：对训练集中的每一个样本点 x_i，计算其与 K 个聚类中心 $u_1, u_2, \cdots, u_k, u_i \in R^m$ 的距离，并将其分配给距离类别中心最近的类别。

步骤 6：更新每一个类别的聚类中心，对同一类别中的所有样本计算样本的平均值，更新为新的聚类中心。

步骤 7：重复步骤 5~6，直至聚类中心不再变化。

2. 目标框维度聚类分析

YOLOv3 网络中设定了 9 个先验目标框，但是其目标框的设定是根据 VOC 数据集得到的，并不适用于本书中构建的宫颈细胞图像数据集，因此需要对已标记的鳞状上皮和腺上皮异常细胞数据集进行聚类分析，选取最合适的先验框大小，提高目标检测的检出识别率。

本节的聚类对象为目标框的宽高，K-means 常规的相似度/距离的衡量方法并不适用，针对这一特殊对象，本节采用 IoU 值来衡量目标框样本之间的相似度。在不考虑目标框位置的情况下，假定两个目标框初始的左下角点位置一致，即可对目标框的 IoU 进行计算。

两个目标框 A，B 的相似度计算如图 8-23 所示，通过两者的重叠度即 IoU 来表征，则目标框的相似度公式为

$$\text{Loss}_{\text{IoU}} = 1 - \frac{A \cap B}{A \cup B} \qquad (8-32)$$

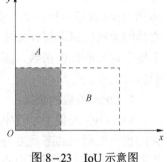

图 8-23　IoU 示意图

对所有标注的目标框计算到类别中心的相似度距离的二阶范数和，可以得到整个数据集上的 IoU 损失，即 $\text{TotalLoss}_{\text{IoU}}$。$K$-means++ 算法通过每一次的迭代，将每一个目标框划分到与其距离最近的类中，类别中心也不断地更新迭代，$\text{TotalLoss}_{\text{IoU}}$ 也随之减小，最终当类别中心基本不变或 $\text{TotalLoss}_{\text{IoU}}$ 到达阈值时，算法停止迭代。基于 K-means++ 算法的检测框聚类分析流程如图 8-24 所示。

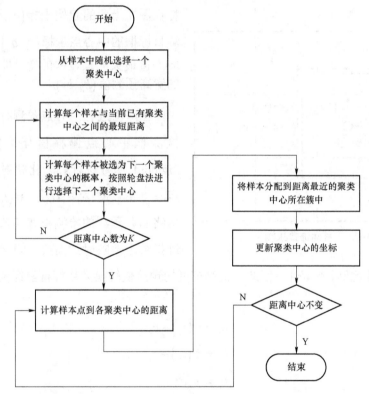

图 8-24　基于 K-means++ 算法的检测框聚类分析流程

8.3.2　Loss 函数的定义与改进

深度学习的学习本质是根据当前模型预测误差不断调整神经网络的参数，是权重参数从离线训练集中不断迭代优化的过程，学习的停止条件是网络模型的特征表达能力符合设定的目标。网络模型初始参数可以通过随机或一定方式进行初始化，或者在其他开源大数据集上的预训练参数基础上进行训练，又称为迁移学习。深度学习对输入数据进行预测输出的前向

传播过程，以及计算出预测输出与实际输出误差后的反向传播过程，最终深度学习模型通过一层一层的网络参数逐层提取出图像的有效特征，用于解决实际问题。

在目标检测问题中，网络模型的输出一般包含检测框的位置信息，该位置信息通常以中心点坐标及宽、高表示，记为 (x, y, w, h)。另外，输出还包含检测框中识别物体的置信度 confidence 及该目标在各个类别上的概率值 P，根据实际标注的目标框中的位置信息及目标中物体的类别信息即可计算出网络的预测输出与实际标签之间的误差。误差的计算方式则取决于模型定义的损失函数，因此一个好的损失函数对于网络的训练速度及最终的预测精度都将起到决定性的作用。

1. Loss 函数的定义

YOLOv3 在模型学习中计算样本的目标框与所有预设框的 IoU 值，在该样本中 IoU 值最大的预设框所在的某尺度特征图用于检测具体目标，并且通过真实框与该尺度特征图的相对位置可以确定出检测框中心点所在的格子，通过该格子即可预测出目标框的中心点位置。目标位置预测如图 8-25 所示，根据网络对检测框预测的中心点坐标偏移值 $\left(\sigma(\hat{t}_x), \sigma(\hat{t}_y)\right)$ 加上

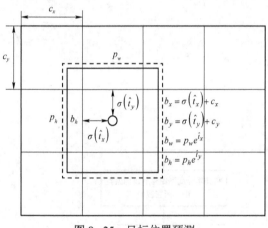

特征图左上角的起始坐标 (c_x, c_y) 即可得到预测目标框的中心点坐标 (b_x, b_y)；同时，根据 IoU 值最大的预设框的宽高即可得到检测框的宽高预测值 (b_w, b_h)。

在网络进行中心点预测时，预测输出的检测框中心点偏移值 $(\hat{t}_x, \hat{t}_y)$ 还需要经过 Sigmoid 函数进行归一化映射得到相对于格点左上角点的偏移 $\left(\sigma(\hat{t}_x), \sigma(\hat{t}_y)\right)$；同时对于网络回归预测的检测框宽高值 $(\hat{t}_w, \hat{t}_h)$ 需要通过指数函数映射到指数空间得到检测框相对

图 8-25　目标位置预测

于预设框的缩放比例 $\left(e^{\hat{t}_w}, e^{\hat{t}_h}\right)$。因此，检测模型的预测值转换为目标框坐标及尺寸的公式框表示为

$$
\begin{aligned}
b_x &= \sigma(\hat{t}_x) + c_x \\
b_y &= \sigma(\hat{t}_y) + c_y \\
b_w &= p_w e^{\hat{t}_w} \\
b_h &= p_h e^{\hat{t}_h}
\end{aligned}
\tag{8-33}
$$

式中，p_w 和 p_h 分别为先验框的宽、高，由于模型往往会输出很多的误检框，因此需要对所有的检测框进行非极大值抑制。具体地，按照检测框的置信度从大到小，依次与后续的检测框计算 IoU 值，当 IoU 大于人为设定的阈值（这里为 0.45）时，置信度较低的检测框则被认为是误检框舍弃，对剩余的检测框重复操作，直到所有误检框都被去除。对于不同尺度的特征图，每个格子需要预测 B 个目标框，而每个目标框都包含 1 个置信度，在 C 个不同类别上的概率，以及与目标框位置相关的坐标及尺度的 4 个值，其中 B 是该格子所处的特征图预设

检测框的数量。因此，以尺寸为 $S \times S$ 的特征图为基础进行目标检测，则该层的模型预测输出维度为 $S \times S \times B \times (4+1+C)$。

在 YOLOv3 网络的损失函数设定中，对检测框的位置、物体置信度及类别概率的损失分别进行计算，最后通过设置不同的权重系数 λ_{noobj}、λ_{coord}、λ_{confi}、λ_{class} 求和得到最终的加权损失。其中，检测框位置预测损失采用误差平方和公式计算，而置信度及类别概率损失则通过交叉熵公式进行计算。

在宫颈癌细胞切片图中，包含腺上皮或鳞状上皮细胞的区域称为前景，不包含腺上皮或鳞状上皮细胞的区域称为背景。在 YOLOv3 网络中，对于不包含细胞的背景区域只需要计算其置信度损失，而对于前景区域，则需要计算上述 3 种损失。

背景目标框置信度损失表示为

$$\text{Loss}_{\text{confi}}^{\text{noobj}} = \lambda_{\text{noobj}} \sum_{i=0}^{S \times S} \sum_{j=0}^{B} -I_{ij}^{\text{noobj}} \left(1-C_i\right) \lg\left(1-\hat{C}_i\right) \tag{8-34}$$

前景目标框置信度损失表示为

$$\text{Loss}_{\text{confi}}^{\text{obj}} = \lambda_{\text{obj}} \sum_{i=0}^{S \times S} \sum_{j=0}^{B} -I_{ij}^{\text{obj}} C_i \lg\left(\hat{C}_i\right) \tag{8-35}$$

前景目标框的类别概率损失表示为

$$\text{Loss}_{\text{class}} = \lambda_{\text{class}} \sum_{i=0}^{S \times S} \sum_{j=0}^{B} -I_{ij}^{\text{obj}} \sum_{c \in \text{classes}} \left(P_i(c) \lg \hat{P}_i(c) + \left(1-P_i(c)\right) \lg\left(1-\hat{P}_i(c)\right)\right) \tag{8-36}$$

前景目标框的坐标位置预测损失表示为

$$\text{Loss}_{\text{coord}} = \lambda_{\text{coord}} \sum_{i=0}^{S \times S} \sum_{j=0}^{B} I_{ij}^{\text{obj}} \left(2 - w_i \times h_i\right) \left[\left(\Delta x - \sigma(\hat{t}_x)\right)^2 + \left(\Delta y - \sigma(\hat{t}_y)\right)^2 + \left(t_w - \hat{t}_w\right)^2 + \left(t_h - \hat{t}_h\right)^2\right]$$
$$\tag{8-37}$$

式（8-34）～式（8-37）中，$\hat{t}_x$、$\hat{t}_y$、$\hat{t}_w$、$\hat{t}_h$ 为模型回归预测输出的目标框偏移量信息，而 Δx、Δy、t_w、t_h 为真实标注框转换后得到的偏移量值；$\hat{C}$ 表示模型输出的置信度，C 表示真实的置信度，若区域中不包含细胞，则 $C=0$，否则，$C=1$；$\hat{P}$ 表示预测物体在各个类别上的概率值，P 表示其真实类别；I_{ij}^{obj} 表示特征图上第 i 个格子预测的第 j 个预设框。为了消除不同尺寸目标框检测时候的相对误差影响，在目标框位置预测的损失函数计算中添加了权重系数 $2 - w_i \times h_i$。其中，w_i 和 h_i 为根据特征图尺寸进行尺度归一化后的检测框宽高，权重系数与物体尺寸大小成反比，因此模型在学习过程中会更关注小物体检测时的位置预测误差。

2. Loss 函数的改进

图 8-26 为细胞分布情况复杂度不均衡的样本，其中图 8-26（a）中细胞数量较少，细胞间距离远，背景较为单一，属于前景简单的检测样本；而图 8-26（b）中细胞数量较多且密集排列，对于目标检测的干扰较大，属于前后景都比较复杂的检测样本。同时，在细胞检测的类别上，腺上皮和鳞状上皮细胞中各类别的存在也是不均衡的。作为 One-Stage 检测算法，YOLOv3 算法相较于 Two-Stage 目标检测算法而言，其检测准确率较低，原因之一是目标检测问题中数据集往往存在前后景简单的易分样本和背景干扰严重的复杂样本之间的样本不均衡现象，由于某一类样本大量存在，导致算法在模型参数的学习训练过程中样本数较少类别的样本难以对参数更新起到较大作用，严重影响了深度学习参数的更新方向。

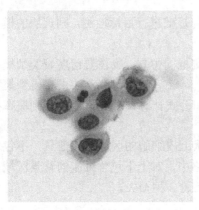 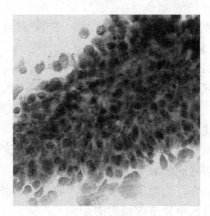

(a) 易分样本　　　　　　　　　　　　　　(b) 难分样本

图 8-26　复杂度不均衡的样本

　　针对上述问题，本节提出使用 Focal Loss 及均衡交叉熵函数对 YOLOv3 的损失函数进行改进。YOLOv3 的原始损失函数由背景目标框置信度损失 $\text{Loss}_{\text{confi}}^{\text{noobj}}$、前景目标框置信度损失 $\text{Loss}_{\text{confi}}^{\text{obj}}$、前景目标框的类别概率损失 $\text{Loss}_{\text{class}}$、前景目标框的坐标位置预测损失 $\text{Loss}_{\text{coord}}$ 4 个部分组成，即

$$L = \text{Loss}_{\text{confi}}^{\text{noobj}} + \text{Loss}_{\text{confi}}^{\text{obj}} + \text{Loss}_{\text{class}} + \text{Loss}_{\text{coord}} \tag{8-38}$$

式中，$\text{Loss}_{\text{confi}}^{\text{noobj}}$、$\text{Loss}_{\text{confi}}^{\text{obj}}$ 及 $\text{Loss}_{\text{class}}$ 为交叉熵函数计算的损失，$\text{Loss}_{\text{coord}}$ 为均方差函数计算的损失。本节以 Focal Loss 函数替换前景及背景目标框置信度损失中的交叉熵函数，Focal Loss 公式为

$$L_1 = \alpha(1-p_{\text{t}})^{\gamma} \lg p_{\text{t}} \tag{8-39}$$

式中，α、γ 为超参数，其中 α 用于控制细胞样本类别间的复杂度不均衡，γ 用于控制图像中前后景复杂度不均衡，p_{t} 为 Sigmoid 函数。

　　则 Focal Loss 的反向传播可以表达为

$$
\begin{aligned}
\frac{\mathrm{d}L_1}{\mathrm{d}x} &= \frac{\mathrm{d}L_1}{\mathrm{d}p_{\text{t}}} \frac{\mathrm{d}p_{\text{t}}}{\mathrm{d}x} \\
&= \alpha(1-p_{\text{t}})^{\gamma}\left[\gamma(\lg p_{\text{t}})p_{\text{t}} - (1-p_{\text{t}})\right] \\
&= \alpha\left(\frac{\mathrm{e}^{-x}}{1+\mathrm{e}^{-x}}\right)^{\gamma}\left[\gamma\left(\lg\frac{1}{1+\mathrm{e}^{-x}}\right)\frac{1}{1+\mathrm{e}^{-x}} - \frac{\mathrm{e}^{-x}}{1+\mathrm{e}^{-x}}\right]
\end{aligned}
\tag{8-40}
$$

　　对于前景目标框的类别概率损失 $\text{Loss}_{\text{class}}$ 采用均衡交叉熵函数进行改进，其中均衡交叉熵损失 L_2 的公式表达为

$$L_2 = -\beta_{\text{s}} \lg(q_{\text{t}}) \tag{8-41}$$

$$q_{\text{t}} = \begin{cases} q, & y=1 \\ 1-q, & \text{其他} \end{cases} \tag{8-42}$$

$$\beta_{\text{s}} = \begin{cases} \beta, & y=1 \\ 1-\beta, & \text{其他} \end{cases} \tag{8-43}$$

式中，y 为细胞的真实类别，q 为模型的预测类别概率，β 为调制变量，用于控制细胞样本类别间的复杂度不均衡。

综上所述，改进后的 YOLOv3 模型的损失函数由 Focal Loss 改进的背景目标框置信度损失 $\text{Loss}_{\text{confi}}^{\text{noobj}}$、Focal Loss 改进的前景目标框置信度损失 $\text{Loss}_{\text{confi}}^{\text{obj}}$、均衡交叉熵函数改进的前景目标框的类别概率损失 $\text{Loss}_{\text{class}}$、前景目标框的坐标位置预测损失 $\text{Loss}_{\text{coord}}$ 4 个部分组成。

8.3.3 NMS 算法优化

1. NMS 算法

在宫颈细胞切片图像被输入到目标检测网络中后，每个检测目标会输出多个检测框，如图 8-27 所示。但是对于同一个目标，一般只需要一个检测框，因此需要进行后处理即对无效框进行移除，目前应用最广的算法是 NMS 算法（非极大值抑制算法）。

算法描述如下。

步骤 1：定义变量 P 为检测框集合，C 为检测框中物体置信度集合，K 为经过算法筛选后保留的检测框集合。

步骤 2：对检测框集合 P，根据其在置信度集合 C 中对应的物体检测置信度值按照从大到小的顺序进行逆序排序，将第 1 个检测框即置信度最大的检测框从集合 P 中移除，之后将其作为抑制检测框加入到集合 K 中。

图 8-27 检测目标中的多个检测框

步骤 3：对集合 P 中剩余的检测框，计算其与步骤 2 中移除检测框的 IoU 值，并根据设定的阈值 T，将集合 P 中所有 IoU 值大于阈值的检测框置信度设置为 0，将其加入到集合 K 中。

步骤 4：重复步骤 2 到步骤 3，直至检测框集合 P 为空集。

步骤 5：根据设置的置信度阈值 L 将集合 K 中置信度小于 L 的检测框去除。

根据对 NMS 算法的描述可以发现，检测框的保留或移除取决于 IoU 阈值的设定，因此阈值 T 的选取会影响到后处理及整个算法预测的最终效果。但是，在实际应用中难以确定一个合适的 NMS 阈值来同时获得较好的精确率和召回率。

图 8-28 为本书采用改进后的网络进行细胞检测的效果，在后处理中均采用了原始的 NMS 算法。由于没有设置合适的 IoU 阈值，在图 8-28（a）和图 8-28（b）中分别出现了目标漏检和目标误检。

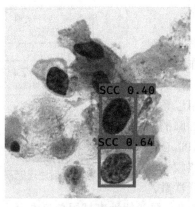

(a) 检测中的目标漏检

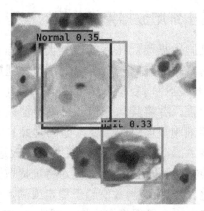

(b) 检测中的目标误检

图 8-28 NMS 算法检测效果

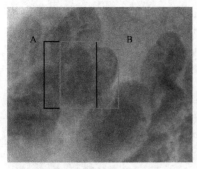

图 8-29　相互遮挡的细胞

2. 线性衰减的 NMS 算法

如图 8-29 所示，切片图像中的两个细胞 A 和 B 的置信度分别为 0.8 和 0.6，细胞 A 严重遮挡了细胞 B，且细胞 A 和 B 之间检测框的 IoU 值大于 0.5。若使用常规的 NMS 算法来去除冗余检测框，则会因为阈值设定的影响保留置信度较高的细胞 A 而将细胞 B 的检测框去除，从而导致无法检测出细胞 B。本节采用线性衰减的 NMS 对 YOLOv3 的后处理算法进行改进，解决原始模型中无法检测遮挡细胞的问题。

在原始的 NMS 算法中，在筛选检测框时会根据 IoU 阈值对检测框的置信度进行重置，即

$$C = \begin{cases} C, & \text{IoU}(M,m) < T \\ 0, & \text{IoU}(M,m) \geqslant T \end{cases} \tag{8-44}$$

式中，M 为置信度较大的检测框，m 为被比较的检测框。线性衰减的 NMS 算法在 IoU 值大于阈值时进行线性平滑处理，优化后的 NMS 算法的公式表示为

$$C^* = \begin{cases} C, & \text{IoU}(M,m) < T \\ C[1-\text{IoU}(M,m)], & I(M,b_i) \geqslant T \end{cases} \tag{8-45}$$

式中，C^* 为被比较检测框经过平滑处理后的置信度。线性衰减的 NMS 算法后处理流程如图 8-30 所示。首先根据置信度的大小对检测框集合 P 中异常细胞预测框进行排序，取出其中置信度最大的细胞目标检测框 A 加入保留集合 K 中。然后依次计算 P 中其余细胞目标检测框与 A 的 IoU 值，当 IoU 值大于设定阈值时，利用式（8-45）更新该异常细胞检测的置信度。重复上述步骤直到处理完所有异常细胞预测框。最后删除集合 K 中小于置信度阈值的细胞目标检测框，显示剩余预测框，得到图像中宫颈异常细胞的检测结果。

8.3.4　基于细胞数据集优化后的模型训练

基于细胞数据集优化后的模型训练过程如图 8-31 所示，在对宫颈细胞数据集图像进行预处理操作后，首先利用 K-means++ 对目标框维度聚类，得到若干个大小不同的先验框，并将其均分到多尺度特征图上用以预测边界框。将细胞数据集图像输入面向宫颈异常细胞的特征提取网络中，提取细胞图像特征并计算改进后的 Loss 函数值，根据得到的 Loss 函数值对特征提取网络权重参数进行优化。若 Loss 函数值趋于稳定或满足迭代次数，则模型学习完成。最后根据线性衰减的 NMS 算法，更新线性衰减置信度得分，提升模型对被遮挡细胞的检测能力。

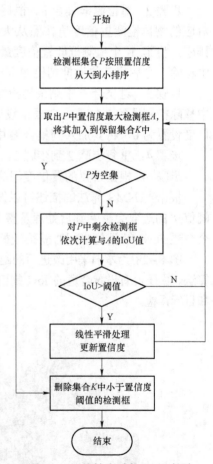

图 8-30　线性衰减的 NMS 算法
后处理流程

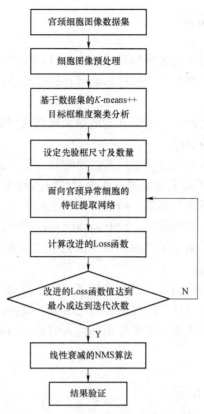

图 8-31 优化后的模型训练过程

8.4 实验结果与分析

8.4.1 宫颈癌辅助诊断系统

1. 系统概述

本节设计的系统为一款集细胞图像采集、鳞状上皮和腺上皮两大类异常细胞检测、辅助诊断报告生成于一体的 Windows 10 下的软件。该软件首先利用显微镜下宫颈细胞图像采集系统对宫颈巴氏涂片进行扫描及自动图像采集,然后对于采集到的细胞图像,利用改进的 YOLO 网络进行异常细胞的检测和识别。此处对腺上皮异常和鳞状上皮异常分开检测,检测与识别结果统计由表格和图像结合的方式体现,检测出的异常细胞还可以在玻片拼接大图中溯源。最后对得到的图像检测结果进行统计分析,结合导入的病人信息生成辅助诊断报告。

宫颈癌辅助诊断系统旨在减轻病理学医生的负担,帮助医生识别病人宫颈细胞基液中是否存在病变细胞及进行宫颈癌的初步筛查。本系统与医院病人信息库相连,可以直接将结果导入病人信息库,并结合病人具体信息直接出具辅助诊断报告。医生通过本系统检测结果进行溯源复核,确保最终诊断结果的可行性。

本系统所有程序的运行操作系统为 Windows 10,显微镜细胞采集系统软件运行环境为 VS2013,编程语言为 C++,相关硬件包括工业 CCD 相机、Leica DM2000 显微镜、Prior Optiscan 电动载物台;异常细胞检测和识别程序运行环境为 Python 3.6,深度学习框架为 Tensorflow 和 Keras。

2. 系统功能及整体框架介绍

1）系统功能介绍

（1）细胞采集。嵌套显微镜图像采集系统软件内容，实现宫颈基液巴氏涂片的自动采集和图像拼接功能。将采集到的细胞图像按标本编号存储在单独的文件夹中，方便后续步骤的调用。

（2）细胞筛选。在这一功能中，可以人为地对采集到的图像进行筛选，适用于玻片存在明显污染或有明显杂质存在的情况。

（3）鳞状上皮异常细胞和腺上皮异常细胞的检测和识别。针对细胞筛选后的图像，基于改进的 YOLO 网络分别进行鳞状上皮和腺上皮异常细胞的筛选。由于鳞状上皮和腺上皮取样位置不同且部分细胞形态相近极易混淆，所以两大类细胞的检测是分开进行的。首先选定待检测图像所在文件夹开始运行检测程序，此时系统会自动弹出倒计数等待页面，提升用户体验感。检测完成后自动弹出结果显示页面，系统标记出异常病变的细胞，按细胞类别进行整合，最后统计检出数量和占比。

（4）病人信息。与医院内部的病人信息库相连，可以批量导入病人信息获知病人病史等具体情况，也可以手动输入当前样本的信息，同时增加了按条目的病人筛选和排序功能。

（5）生成报告。依照报告模板、检测结果和病人信息，自动生成辅助诊断，经由病理医生复核后发布。

2）系统整体框架

系统整体框架如图 8-32 所示。

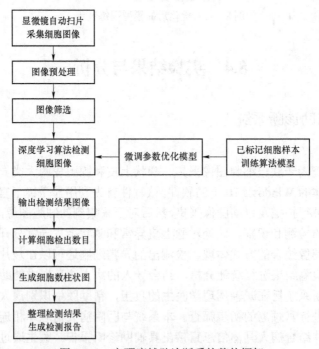

图 8-32　宫颈癌辅助诊断系统整体框架

3. 客户端功能设计与实现

1）宫颈细胞图像采集

本系统的图像采集功能直接嵌套 8.1.2 节中介绍的显微镜下宫颈细胞图像采集系统，主要实现细胞采集与图像拼接（见图 8-33）。依据前面提及的宫颈细胞图像采集方法，图像采集速度得到提升，经验证，一张巴氏涂片能够采集约 2 000 张图像，全程用时不到 10 min，平均采集速度达到 0.3 s/幅。

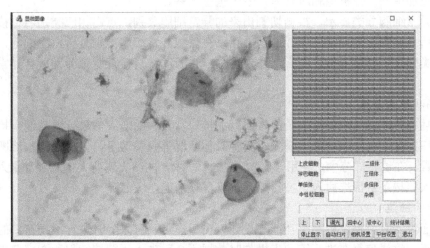

图 8-33　宫颈细胞图像采集界面

2）腺上皮与鳞状上皮异常细胞检测

细胞检测部分功能界面如图 8-34 所示。

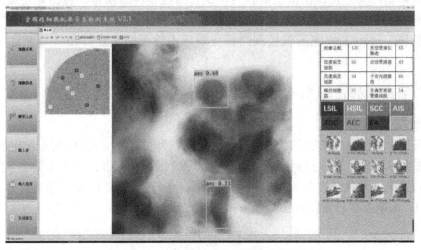

图 8-34　腺上皮异常细胞检测功能界面

（1）异常细胞检出及定位。将待检测图像按拼接后位置坐标命名，拼接大图显示在界面左上角。根据检出异常细胞的类别和所在图像的坐标位置，在拼接大图中进行标记，以不同颜色区分具体类别。从而可以直观地表示出异常细胞存在的位置关系，也便于医生溯源复核。

（2）异常细胞数量统计。依据对细胞图像进行检测所得结果，循环统计每幅图像结果标签中的各类异常细胞数目，生成异常细胞数量文件。将文件中各类细胞对应数量导入到软件界面的表格中。医生通过表格判读图像细胞总数与各类别异常细胞数量比值，也可作为判断病情发展程度的方法之一。

（3）异常细胞切割显示。根据检测完成后的结果图像标签中异常细胞在图像中的位置坐标，在图像中确定检测到的异常细胞区域并依照框体四角坐标位置进行裁切，将异常细胞在系统界面右侧单独显示出来。这一功能将分析单位从显微镜采集的图像缩小为检出的单个细胞，目标更加单一，分析也相对具体，便于医生观察。

（4）异常细胞分类显示。根据切割出来的异常细胞类别，点击相应类别名称按钮后显示该类别的所有切割出的异常细胞。此功能帮助医生按异常细胞类别分析检出细胞，可以针对某一特定类别进行具体分析，结合上述定位功能也有助于直接查看该类别所有异常细胞的位置关系。

3）病人信息录入

这一功能是连接医院信息系统与本系统的接口，其中的病人信息导入功能直接连通医院病人信息库，便于医生获取病人病史、其他身体状况等完备信息，以便在给出诊断结果时进行综合考量。在这一部分中，使用了 SQL 数据库技术，能够实现病人信息手动录入、病人信息批量导入、按条目筛选病人、按日期筛选等多项功能。

4）界面功能

在界面设计时，将上述几个功能都设计为窗口显示，可以随时进行不同窗口的切换及过程回溯修正。这样使得在进行下一步操作时数据不会丢失，还能持续保留在窗口中，以便再次回顾分析。

4. 辅助诊断报告

根据病人信息库中信息自动填充标本编号、类型、病人基本信息、负责医生信息等内容；根据具体制片信息及检出情况对报告中制片方法、标本质量、检出异常类别进行自动勾选；若存在异常检出的情况，则根据病变细胞数目统计绘制"检出结果中异常细胞检出数"柱状图，并附上细胞图像检测结果；最后由诊断医生进行最终诊断意见填写及补充说明。

8.4.2 面向宫颈异常细胞的网络结构改进实验

1. 评价指标

通常用于目标检测和识别问题的标准性能度量称为交并比（IoU）。对于给定的图像，IoU 值给出了图像中出现的目标预测区域和其真实区域之间的相似性，并定义为交集的大小除以两个区域的并集。本章已经在 8.3.1 节中给出了目标框的相似度 Loss_{IoU} 的概念和表达式，见式（8-32）。根据 IoU 示意图可知两个目标框 A、B 的交并比

$$\text{IoU} = \frac{A \cap B}{A \cup B} \tag{8-46}$$

IoU 还有另一种表达方式，即

$$\text{IoU} = \frac{P_{\text{T}}}{P_{\text{F}} + P_{\text{T}} + N_{\text{F}}} \tag{8-47}$$

其中涉及评价指标中的几个重要元素——正样本、负样本及相关元素。其中正样本为数据标记框里对应的内容，负样本为标记框外的图像背景区域。FN（false negative）表示检测结果被判定为负样本，但事实上是正样本。FP（false positive）表示检测结果被判定为正样本，但事实上是负样本。TN（true negative）表示检测结果被判定为负样本，事实上也是负样本。

TP（true positive）表示检测结果被判定为正样本，事实上也是正样本。为便于理解，这里构建 FN、FP、TP、TN 之间的关系如图 8-35 所示。N_F、P_F、P_T、N_T 分别为 4 种样本的个数。

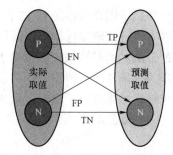

图 8-35　评价指标元素关系示意图

由此可以引出二分类目标检测与分类算法中另外 3 个重要指标，即准确率（A）、精准率（P）和召回率（R）。准确率是这 3 个指标里最直观的，即预测模型判断正确的数据占总数据的比例。精准率即在模型预测后返回的结果中真正正确的个数占整个结果的比例。召回率即在模型预测结果中真正正确的个数占整个数据集（检索到的和未检索到的）中真正正确个数的比例。其表达式分别为

$$A = \frac{P_T + N_T}{P_T + N_T + P_F + N_F} \tag{8-48}$$

$$P = \frac{P_T}{P_T + P_F} \tag{8-49}$$

$$R = \frac{P_T}{P_T + N_F} \tag{8-50}$$

当能够计算出精准率和召回率时，便可以召回率为横坐标、精准率为纵坐标，设定置信度阈值为控制变量，绘制出不同置信度阈值下的 P-R 曲线，如图 8-36 所示。

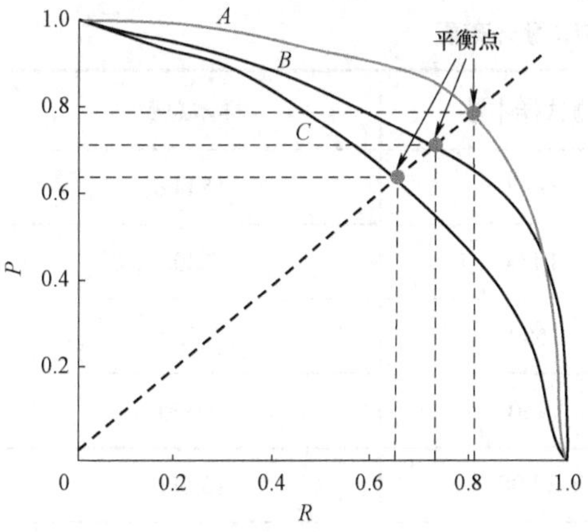

分类检测效果的另一评价指标为平均精确率 AP，即精准率在同一类别下的平均值，那么对于特定类别 K 和该类别下所有目标 N_K 则存在

$$AP_K = \frac{\sum P_K}{N_K} \tag{8-51}$$

图 8-36　不同置信度阈值下的 P-R 曲线

平均精确率也可表示为上述 P-R 曲线下的面积值，那么相应地，当一条 P-R 曲线的所有点均在另一条之上，即可判定该曲线对应阈值性能更优，即图中的 A、B 优于 C。同理，平衡点（BEP）是 $P = R$ 时的取值，如果这个值较大，则说明模型学习的性能较好。

再结合所有类别的平均精确率则可得到该网络的 mAP 值，即平均 AP 值。设有模型共需检测 Q 种类别，则有

$$mAP = \frac{\sum\limits_{K=1}^{Q} AP_K}{Q} \tag{8-52}$$

2. 实验结果与分析

本书中的研究从广州某医院收集宫颈基液巴氏涂片样本 50 份，其中经显微镜观察后制片

质量和显示图像合格的有 42 份，利用 8.1.2 节中介绍的显微镜下宫颈细胞图像采集系统对合格样本进行细胞图像采集，得到存在异常细胞的宫颈细胞图像约 1 300 张。首先按照 8.1.3 节中的方法对所得宫颈细胞图像进行预处理、图像增强和数据标注，为了确保异常细胞标注数据集的准确性，在依据不同类别病变细胞形态学特征的基础上，还请医院细胞病理学医生对图像标记结果进行了复核，最终标记的异常细胞样本数量及网络训练集、测试集样本分布如图 8-37 和表 8-1 所示。

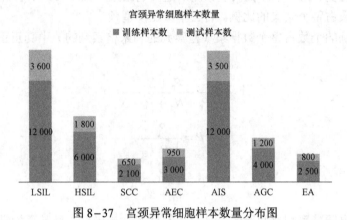

图 8-37　宫颈异常细胞样本数量分布图

表 8-1　宫颈异常细胞样本数量分布表

细胞类别		训练样本数	测试样本数	样本总数
鳞状上皮细胞	LSIL	12 000	3 600	15 600
	HSIL	6 000	1 800	7 800
	SCC	2 100	650	2 750
腺上皮细胞	AEC	3 000	950	3 950
	AIS	12 000	3 500	15 500
	AGC	4 000	1 200	5 200
	EA	2 500	800	3 300

　　由于细胞图像中难免存在细胞间相互遮挡重叠的问题，尤其是病变细胞易以细胞团簇的形态存在，因此为了增强对被遮挡细胞的检测和识别效果，获得更好的网络特征提取性能，提升网络对各类细胞检测的泛化性能，本书引入密集卷积块和 S3Pool 池化层对 YOLOv3 网络结构进行了改进，相比之下改进后的网络对于宫颈异常细胞的检测和识别性能都有了不同程度的提升。

　　各类宫颈异常细胞的检测及识别结果如图 8-38 所示。

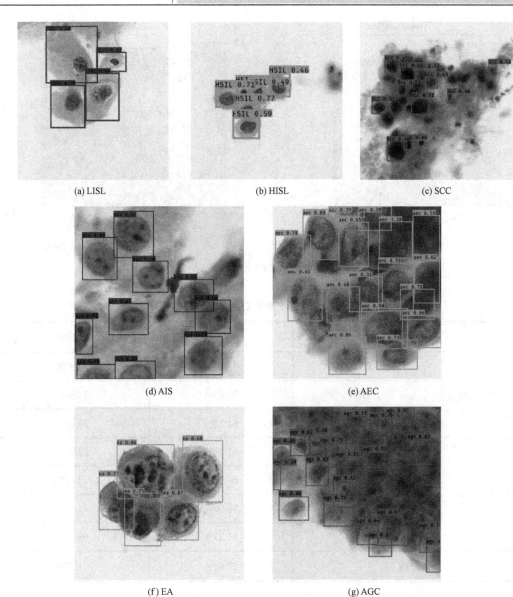

图 8-38　各类宫颈异常细胞的检测及识别结果

下面采用 8.4.2 节中的评价指标对按照 8.2.2 节中的 YOLO 网络结构改进前后的检测与分类结果进行分析。在得到检测结果的 N_F、P_F、P_T、N_T 4 个网络评价最基本元素后，易根据式（8-49）及式（8-50）计算出该网络下各类别异常细胞的精确率和召回率，并据此绘制 $P-R$ 曲线及平均精确率（AP 值）。YOLOv3 网络改进前后 $P-R$ 曲线如图 8-39 所示（此处以宫颈管腺癌细胞结果对比为例）。

对比曲线位置可以看出网络改进后的 $P-R$ 曲线纵坐标取值均高于原网络对应曲线，因此可知增加密集卷积块和 S3Pool 的网络模型训练及模型预测效果更优。

统计根据 $P-R$ 曲线下面积计算得到的各类别 AP 值，根据式（8-52）计算出网络结构改进前后网络对应的 mAP，并构建表 8-2，对比网络改进前后的 AP 值及 mAP 值变化。

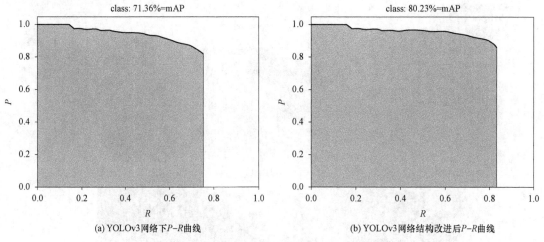

图 8-39　YOLOv3 网络改进前后 $P-R$ 曲线对比

表 8-2　YOLOv3 网络结构改进前后各类别平均精确率对比

细胞类别		YOLOv3	改进网络
鳞状上皮细胞	LSIL	78.45%	79.33%
	HSIL	73.67%	76.61%
	SCC	61.58%	69.63%
腺上皮细胞	AEC	81.29%	82.05%
	AIS	67.33%	70.02%
	AGC	70.96%	75.68%
	EA	61.27%	68.33%
mAP 值		70.65%	74.52%

分析表 8-2 中的数据可得到以下结论。

（1）对比各类细胞的检测平均精确率，可以发现在 YOLOv3 网络检测结果中，平均精确率最低的 EA 比最高的 AEC 少 20.02%。而相较于 AEC，EA 细胞特征复杂、多呈簇状分布且粘连、重叠情况严重，特征难以提取，因此说明特征提取及利用率对网络检测效果具有较大影响。

（2）在网络结构改进后，各类细胞平均精确率都有或多或少的提升，证明改进后网络检测的整体准确水平高于原先的 YOLOv3 网络。

（3）对比网络改进前后各类细胞平均精确率的差值，可以发现 AP 值提升最多的 SCC 和 EA 都属于训练样本量较少的类别，且在 YOLOv3 原网络下检测平均精确率较低，说明改进后网络对于数据量少、检测精度低的样本检测效果提升更明显，从而能够证明其特征提取的能力、对特征的利用率都有了明显的改善。

从网络改进前后的检测结果对比图中也可直观地得出上述结论。图 8-40（a）和（c）是利用 YOLOv3 原网络训练数据后得到的异常细胞识别结果,图 8-40(b)和(d)是网络结构经改进后得到的识别结果。经过对比可知,网络改进后细胞检出量明显变多,预测框尺度更加符合细胞的实际大小,检测结果中目标置信度值有了整体提升,误检、漏检现象得到改善,且图像边缘的异常细胞也被成功捕捉识别。

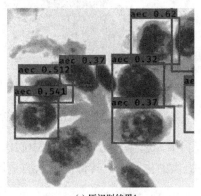

(a) 原识别结果1

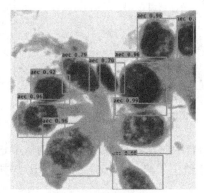

(b) 改进后识别结果1

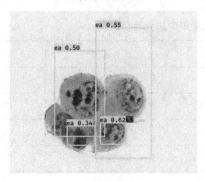

(c) 原识别结果2

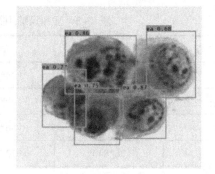

(d) 改进后识别结果2

图 8-40 网络结构改进实验结果对比

8.4.3 基于细胞数据集的模型训练优化实验

1. 目标框维度聚类分析下的预测尺度重构

1)先验框参数分析结果

本节在宫颈癌细胞目标检测样本的标注框中进行聚类分析,为后续模型的学习训练提供较好的初始先验框。图 8-41 是在不同的聚类数(K)设定下,所有类别的目标标注框(数据集中的所有真实框)与聚类中心(先验框)的平均 IoU 值的变化曲线。从图 8-41 中可以看出,随着聚类中心的聚类数的增加,宫颈异常细胞数据集平均 IoU 值的变化趋势为先快速提升,后慢慢趋于平缓。K 值越大,先验目标框与真实框的差距越小,模型在参数的学习过程中收敛得越快,并且在检测精度的指标上也会有更好的提升。但是由于先验框的数量增加,模型的学习目标变多,模型的参数、复杂度也随之增加,所以在用于目标检测时速度会更慢。

根据细胞图像的标签数据,对训练集中物体标记框的宽高进行分析,其分布情况如图 8-42 所示,可以发现本书中宫颈腺上皮异常细胞数据集中较小,目标占比较大,宽高分布较为集中。

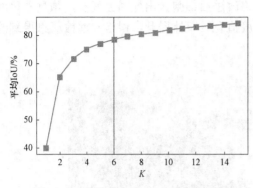

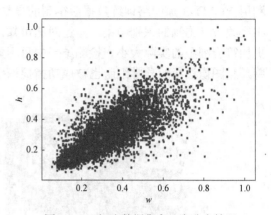

图 8-41　聚类数与平均 IoU 变化曲线　　　　图 8-42　细胞数据集宽、高分布情况

本书结合手肘法及训练速度、检测效率进行折中，选择 $K=6$ 时的类别中心作为先验目标框。表 8-3 给出了当 $K=4$，5，6，7 时聚类中心提供的先验框，其特征表示的是目标框的宽、高尺寸。

表 8-3　宫颈癌细胞数据集中的先验框聚类

聚类中心	$K=4$	$K=5$	$K=6$	$K=7$
1	（24*24）	（24*24）	（24*24）	（22*21）
2	（42*38）	（40*35）	（39*34）	（28*29）
3	（69*59）	（56*52）	（51*50）	（44*38）
4	（86*84）	（72*71）	（74*78）	（53*56）
5	—	（98*93）	（69*59）	（71*78）
6	—	—	（101*96）	（74*78）
7	—	—	—	（101*96）

2）多尺度预测结构优化

YOLOv3 网络根据特征图的大、中、小尺寸，使用对应的小、中、大尺寸的目标检测框，特征图下采样次数越多，其尺寸越小。但由于局部视野的增加，越小的特征图单个像素包含的信息越多，视野也越大，因此适合用于检测大尺寸目标。所以特征图越小，其先验目标框越大。同理，特征图越大，其先验目标框越小。而在 YOLOv3 网络中其 32 倍下采样后的特征图使用的先验目标框尺寸分别为（116*90）、（156*198）、（372*326）。而根据本书的目标框聚类结果分析，在宫颈癌细胞数据集中，如果对 3 种尺寸的特征图进行检测，其中 32 倍下采样特征图使用最大尺度的目标框，宽高分别为（101*96）和（69*59），会导致虚警现象[70]。所以本书在 32 倍下采样的特征图上不进行目标检测，去除了 YOLOv3 中原始的尺度 1 特征图来减少虚警现象，进行多尺度预测结构优化。

根据对目标框聚类分析得到的先验框与特征图对应关系（见表 8-4），其中较小的特征图对应较大的先验框，而较大的特征图对应较小的先验框。

表 8-4 特征图与先验框对应关系

特征图	26*26			52*52		
感知野	大			小		
先验框	（74*78）	（69*59）	（101*96）	（24*24）	（39*34）	（51*50）

图 8-43 为经过多尺度预测改进后的 YOLOv3 网络，也是本书最终采用的网络结构。在这个网络中，对特征提取网络 Darknet-53 进行改进，将其中的 8 倍、16 倍下采样使用的特征图输出结构中的 ResNet 用密集卷积块结构替换，增强层级间的信息交流，充分利用前级浅层特征图的信息。同时，使用 S3Pool 池化算法来替代步长为 2 的卷积层，增加正则化效果，进行虚拟的数据增强，提高模型的泛化能力。最后，根据在宫颈癌细胞数据集上的目标框聚类中心提供的先验框，对多尺度预测结构进行改进，最终完善本书使用的检测网络。

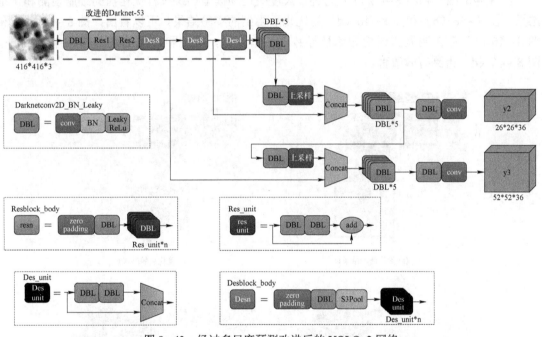

图 8-43 经过多尺度预测改进后的 YOLOv3 网络

2. 模型训练优化实验结果与分析

网络训练过程包括预训练（pre-training）和微调（fine-tuning）两个阶段，其中预训练部分通过迁移学习，加载已有权重参数结合细胞数据集进行初步训练，使得 Loss 稳定，得到一个不太差的模型。预训练过程中学习率设置为 0.001，优化器为 Adam 函数，batch_size 设置为 8，训练过程中的训练集与验证集比例为 4:1。网络预训练损失函数曲线如图 8-44 所示。

在微调阶段，通过人为调整学习率、优化器等参数，对上述预训练模型进一步训练优化。微调过程中学习率设置为 0.000 1，优化器为 Adam 函数，batch_size 设置为 8，训练过程中的训练集与验证集比例为 4:1。如图 8-45 所示，微调期间 YOLOv3 网络对应的损失函数曲线在 1 200 次迭代时趋向平稳，而改进网络损失变化在 800 次迭代时损失即趋向平稳。同时，改进后的网络损失函数在整体数值上也比改进前的网络有明显减小，最终趋于平稳时的损失函数值较改进前降低约 50%。

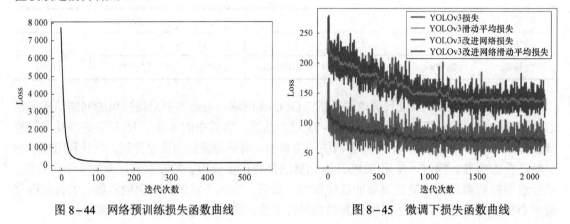

图 8-44 网络预训练损失函数曲线   图 8-45 微调下损失函数曲线

图 8-46（a）和图 8-46（c）为进行尺度改进和模型训练过程优化前的细胞检测和识别结果，图 8-46（b）和图 8-46（d）为优化后得到的实验结果。可以看出，图 8-46（a）和图 8-46（c）存在明显的误检和遮挡导致的漏检现象，检测和分类结果在图 8-46（b）和图 8-46（d）得到有效改善。

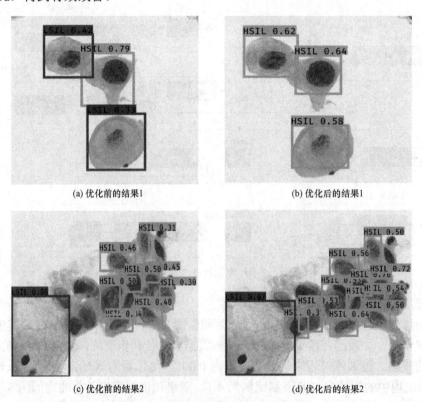

图 8-46 模型训练优化实验结果对比

对比原网络、网络结构改进、网络结构和损失函数改进及再加入线性衰减的 NMS 算法的改进网络，得到的对比结果示于图 8-47 和表 8-5 中。如图 8-47 所示，每一步改进算法的加入都使得细胞检测的平均精确率有所提升。

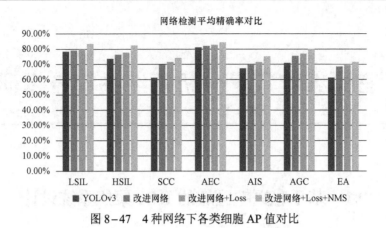

图 8-47　4 种网络下各类细胞 AP 值对比

表 8-5　不同网络下各类别检测平均精确率对比

细胞类别		YOLOv3	改进网络	改进网络+Loss	改进网络+Loss+NMS
鳞状上皮细胞	LSIL	78.45%	79.33%	80.05%	83.62%
	HSIL	73.67%	76.61%	77.81%	82.49%
	SCC	61.58%	69.63%	71.74%	74.33%
腺上皮细胞	AEC	81.29%	82.05%	82.74%	84.45%
	AIS	67.33%	70.02%	71.63%	75.36%
	AGC	70.96%	75.68%	77.19%	80.05%
	EA	61.27%	68.33%	69.75%	71.79%
mAP 值		70.65%	74.52%	75.84%	78.87%

　　综合各类细胞情况来看，线性衰减的 NMS 算法的加入使得各类细胞检测的平均精确率提升幅度最大，尤其是在 AIS 和 HSIL 两类细胞中，分别提高了 8.03% 和 8.82%。这在证明算法成效的同时也反向说明图像中细胞遮挡现象严重，可以在后续的研究中专注解决这一方面问题。通过对比 4 种网络中的 mAP 值，可以看到网络结构改进结合损失函数改进、线性衰减的 NMS 算法的网络较原始的 YOLOv3 网络 mAP 值提高了 8.22%，也明显高于其他 2 种改进下的网络，因此可以认为本书采用的算法检测效果优于其他 3 种算法。

9 宫颈细胞定量分析系统关键技术研究

9.1 基于感兴趣区域的 ROI 聚焦系统设计

为了实现针对宫颈上皮细胞的 DNA 定量分析，需要利用光学显微镜从宫颈细胞巴氏涂片中扫描获取图像数据，进行图像分割、分类、标注和网络模型的训练、识别。传统的巴氏涂片聚焦算法一般针对全局图像进行清晰度的判断和图像采集，由于制片工艺不佳、涂片细胞不均及一些新型制片方法存在相关问题等原因，会出现宫颈上皮细胞失焦的情况，进而对 DNA 定量分析产生影响。为了解决这一问题，获取感兴趣区域如宫颈上皮细胞清晰的图像，本书所提的聚焦系统采用基于感兴趣区域的聚焦算法，针对 DNA 定量分析所关心的细胞核区域进行定点聚焦，排除细胞质和杂质对聚焦效果的干扰，从而为后续的细胞识别和定量分析提供核区域清晰有效的原始图片。

9.1.1 宫颈细胞 DNA 涂片与细胞分类

液基薄层细胞检测（thinprep cytologic test，TCT）是用来检测宫颈癌的一种有效方法，这种方法利用离心器械对液基进行处理，然后从中分离出上皮细胞制成涂片。首先从女性子宫颈采集细胞，子宫颈是子宫较低、较窄的一端，位于阴道顶部。病理医生通常使用宫颈刷从宫颈处刮取宫颈自然脱落细胞，然后将其均匀涂抹置于载玻片上，通过固定、染色、封片的流程，制成宫颈细胞涂片。这种早期检测方式对人体无害，而且能检测出宫颈细胞的变化过程，预警可能发生的宫颈癌，从而实现早发现早治疗的目标。图 9-1 展示了宫颈细胞 TCT 涂片制备过程。

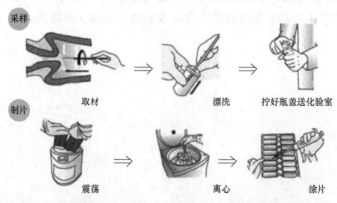

图 9-1 宫颈细胞 TCT 涂片制备过程（来源于智慧病理网）

在液基制片过程中，震荡和离心是非常重要的两个环节。震荡可以分离不同种类的细胞和杂质，使它们与保存液充分混合，防止粘连。离心的作用在于进一步分离细胞，使细胞最终固定在玻片上。在实际应用中，通常按照标准程序采用震荡和离心交替进行的方法制片得到样本。利用本书基于 ROI 聚焦算法的光学扫描系统对宫颈细胞图像进行图像采集，可以得到一般意义上的宫颈细胞 TCT 图像，示例图像如图 9-2 所示。

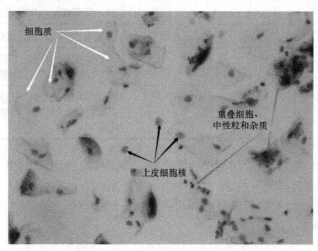

图 9-2　宫颈细胞 TCT 示例图像

图 9-2 是基于黑白相机配置的光学显微系统扫描得到的宫颈细胞 TCT 图像，上皮细胞核为中等灰度、椭圆或圆形的较规则形状物质，一般被细胞质所包围，如图 9-2 中黑色箭头所示；鳞状上皮底层和表层细胞胞浆，即细胞质呈较浅灰度、不规则形状物质，在染色适度、震荡和离心适合的情况下，同一连通区域细胞质只包含一个细胞核，如图 9-2 中白色箭头所示；除了细胞质和细胞核这两类我们重点关注的对象之外，如图中灰色箭头所指向，由于涂片薄厚不均匀、离心时间过长和细胞取样本身可能存在的问题，会导致血液、黏液、组织碎片及炎性细胞和杂质的出现，它们会遮挡正常细胞，导致细胞结构模糊，产生细胞水肿、细胞退变等影响最终 DNA 定量分析的情况。

宫颈细胞 DNA 涂片检查可以用来指示和预测可能发生的宫颈癌和宫颈病理性改变。宫颈上皮细胞分为鳞状和柱状两大类，鳞状上皮细胞是判断的主要依据。基于光学显微镜观察能够看到的最早病理变化是子宫颈的上皮细胞或表面发育不良，在 HPV 病毒感染之后能看到细胞内瘤样病变。若检测异常则需要进行宫颈阴道镜放大或活体检查来进一步确定病情。宫颈上皮内瘤样病变（CIN），也称宫颈非典型增生或宫颈间质瘤，是宫颈不典型增生和宫颈鳞状细胞原位癌的总称，也是宫颈浸润癌的癌前期病变，病理医师采用 CIN 来描述宫颈病理学改变程度[103]。宫颈上皮内瘤样病变并非不治之症，也可以得到治疗和改善，但是临床医学观察中少部分宫颈上皮内瘤样病变会发展为宫颈癌，因此定期体检和病理学检查是预防宫颈癌的有效手段。CIN 是一种连续变化的病理性指标，其改变程度与上皮细胞的变化呈正相关，通常由人乳头瘤病毒（HPV）感染引起，依据 HPV 感染的部位和程度，宫颈上皮内瘤样病变可以分为 3 个等级[104]，见表 9-1。

表 9-1 宫颈上皮内瘤样病变分级

组织学分级	细胞学	病理学描述
—	—	正常宫颈上皮
CIN 1（Ⅰ级，轻度不典型增生）	低度上皮内病变	最低危险的类型，表现为轻度的发育异常，也是不正常的细胞增殖。局限于宫颈上皮层的下 1/3，病变部分与正常细胞层分界清楚
CIN 2/3	高度上皮内病变	CIN2 型和 CIN3 型的前期症状
CIN 2（Ⅱ级）		不典型增生细胞占宫颈上皮层的下部 2/3，病变部分与正常细胞层分界清楚
CIN 3（Ⅲ级）		不典型增生细胞几乎浸及全上皮层，仅剩表面正常鳞状上皮细胞。病情可能会判定为子宫颈原位癌

针对细胞层面的 DNA 涂片细胞学分类系统，将涂片内的全部内容分为 5 类：①宫颈上皮细胞（CEC）；②淋巴细胞（LC）；③中性粒细胞（NGC）；④泄漏的细胞内容物（LCC）；⑤杂质（IM）。通过走访医院的病理医师和资料调研相结合的方法，对各类细胞典型特征进行整理总结，得到表 9-2。

表 9-2 宫颈细胞 DNA 涂片内容

项目	CEC	LC	NGC	LCC	IM
面积	中等大小	较小	较小	较小	不规则
周长	较长	较短	较短	不规则	不规则
主轴长	较长	较短	较短	不规则	不规则
次轴长	较长	较短	较短	不规则	不规则
圆形度	较高	高	较低	不规则	不规则
形态	圆形、椭圆形	圆形	三叶草形	不规则	不规则
灰度	较深	深	深	较浅	较深
边界	较为清晰	较为清晰	清晰	不清晰	清晰
平均灰度	较深	深	深	较浅	较深
灰度方差	较高	较低	较低	较高	较低

宫颈上皮细胞的 DNA 定量计算需要首先对细胞进行正确分类，所依据的重要特征包含在表 9-2 中。这些特征是在深入展开调研和实践的基础上，经过相关文献的整理和总结得出的，是宫颈细胞 DNA 涂片包含内容的基本体现。从表 9-2 可以得出，区分不同类型的细胞和杂质依据的主要指标如下。

（1）细胞的形态。宫颈上皮细胞接近圆形或椭圆形、淋巴细胞接近圆形、中性粒细胞为三叶草形，泄漏的细胞内容物和杂质为不规则形态。

（2）细胞的面积。也就是细胞大小，宫颈上皮细胞的面积和体型较大，淋巴细胞和中性粒细胞的体型较小，杂质和泄漏的细胞内容物的大小不固定。

（3）灰度和灰度相关概念。灰度值大为淋巴或中性粒细胞，灰度中等为宫颈上皮细胞，其余为杂质和泄漏的细胞内容物。

9.1.2　显微镜聚焦系统整体架构

显微镜聚焦由硬件和软件算法两部分组成，硬件部分包括三维电动台、显微镜和相机，软件部分在厂商提供的 SDK 开发包的基础上自主编写和开发而成。该系统的整体架构如图 9-3 所示。

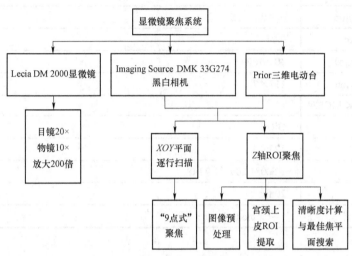

图 9-3　显微聚焦系统的整体架构

显微镜聚焦系统选用 Leica DM 2000 显微镜组成光学观测部分，该显微镜配置 5 档荧光轴，同时配置了高度可调的粗、细两组对焦旋钮，镜筒角度可调，带有 7 位物镜转换器，采用一体化光轴设计，方便进行光路和光强的调节。具有完备的软件 SDK 和控制接口，能够进行二次开发，采集图像具有高对比度、高清晰度、自适应亮度的特点，适合应用于细胞生物学的临床医学和病理学研究；采用 Prior ProScan H101F 电动平顶载物台进行扫描与对焦操作，平顶设计为物镜转换和换镜旋座提供自由转换空间，小型高扭矩马达则便于进行聚光器和其他显微镜调整，嵌入式高分辨率 XY 编码器提供了最高的移动精度和定位精度，可以实现对平台的精密控制；利用 Imaging Source DMK 33G274 工业相机实现图像采集，高速帧率可以实现每秒 20 张图像抓拍，与高精度平台配合使用，可以实现快速聚焦和图像抓拍操作。整体聚焦采用"9 点式"聚焦方案，首先在 XOY 平面选取 9 个定位点定位高度，然后移动到中心点逐行扫描，采用并行 ROI 按需聚焦策略，抓取清晰图像通过网线接口传输到计算机存图以备后续处理。显微镜聚焦系统主要部件参数见表 9-3。

表 9-3　显微镜聚焦系统主要部件参数

部件	参数
Leica DM 2000	
电源	30 W，可在 90～250 V 之间调节的内置电源
照相镜筒	三目 Ergo 倾斜镜筒 50/50 22F0V22，100/100 25F0V22，50/50 F0V25，双端口选件 F0V25，三目 50/50 F0V22

续表

部件	参数
聚焦	高度可调式聚焦旋钮
物镜	亮度同步物镜系列 4×、10×、40×
载物台	无暴露齿条，伸缩式 $X-Y$ 驱动装置，可旋转，用于 2 个载玻片的载物台
照明装置	12 V/100 W 卤素灯
Prior ProScan H101F	
单向重复精度/μm	+/−0.7（0.2）
最小步长/μm	0.04
推荐速度/（mm/s）	40（100）
最大行程范围/mm	117×77
Imaging Source DMK 33G274	
接口标准	GiGE
动态范围	12 bit
分辨率	1 600*1 200（1.9 MP）
帧速率	20 fps
视频输出格式	8−bit monochrome

9.1.3 基于 ROI 的显微镜聚焦算法

在宫颈细胞 TCT 制片过程中，由于离心操作的时间差异和制备样本本身的特性，会导致宫颈上皮细胞核与胞浆（细胞质）、杂质等呈现出不同的景深和高度，即不在同一聚焦平面内。光学显微镜的特性决定其单次只能聚焦一个平面，而胞浆和杂质的面积相较细胞核更大更亮，在聚焦计算清晰度的过程中就容易把胞浆和杂质的清晰程度作为采图的依据。如此一来，宫颈上皮细胞的 DNA 定量分析所关注的上皮细胞核就不能聚焦清晰，对后续的分割、分类和定量计算都会产生影响。

因此本节设计了基于 ROI 的显微镜聚焦算法，针对宫颈上皮细胞定点聚焦，保证上皮细胞核的图片清晰。本算法首先采用直方图修正和窗口大小为 3*3 的中值滤波器对原始图像进行去除噪声处理、提高对比度；然后利用 BP 神经网络和基于图的细胞分割方法提取含核宫颈上皮细胞 ROI；最终通过图像清晰度评价和爬山算法来获取最佳焦平面。基于 ROI 的显微镜聚焦算法流程图如图 9-4 所示。

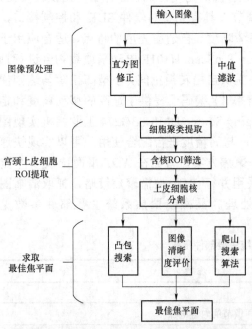

图 9-4 基于 ROI 的显微镜聚焦算法流程图

1. 图像预处理

在实际拍摄和图像采集过程中，由于环境光线变化造成图像过度曝光或者曝光不足，会降低图像的清晰度和对比度。由于成像仪器自身的叠加干扰和外部条件的干涉，都会不可避免地降低图像信噪比，造成图像模糊。根据宫颈细胞 DNA 涂片的特点，本算法采用直方图修正来均衡图像，提升对比度，消除外部光线变化对图像的影响；采用中值滤波来抑制噪声，增加信噪比，提高图像的有效信息占比。

1）直方图修正

直方图是关于灰度级分布的函数，是对图像中灰度级分布的统计。灰度直方图横坐标 r 表示每一个像素点的灰度级别，纵坐标 $p_r(r)$ 表示每一个灰度级别的像素点概率密度。灰度直方图分布与光线密切相关，光线强则直方图分布于较高灰度处；光线弱则直方图分布于较低灰度处。不同光线下的直方图分布如图 9-5 所示。

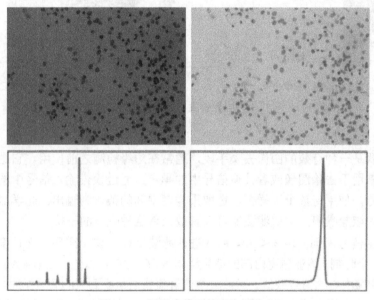

图 9-5 不同光线下的直方图分布

对于图像处理

$$p_r(r_i) = \frac{\text{灰度值为} r_i \text{的像素数量}}{\text{像素总数}} \qquad (9-1)$$

$$\int p_r(r)\mathrm{d}r = 1 \qquad (9-2)$$

假设原始图像的某一灰度值 r 经直方图修正函数 $T(\cdot)$ 变换后得到对应的图像灰度 g，即

$$g = T(r) \qquad (9-3)$$

变换后的图像灰度概率密度函数为 $p_g(g)$，则

$$\sum p_g(g_i) = 1 \qquad (9-4)$$

为了改善图像质量，增加图像的对比度，应当采用直方图修正的方法对图像进行增强和均衡，图像灰度直方图分布越均衡，图像对光线强弱变化的鲁棒性就越好。下面以图 9-6 为例说明图像不同曝光程度与直方图修正之间的关系。从图 9-6 中可以看出，直方图修正可以

明显改善图像质量，补偿图像受到光照的影响。其中，图 9–6（a）为曝光不足的图像、灰度直方图和修正后的图像及灰度直方图，图 9–6（b）为过曝光图像、灰度直方图和修正后的图像及灰度直方图。

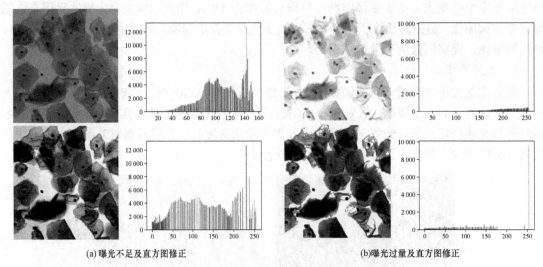

(a)曝光不足及直方图修正　　　　　　　　(b)曝光过量及直方图修正

图 9–6　图像不同曝光程度与直方图修正之间的关系图

2）中值滤波

中值滤波器是一种有效的图像去噪手段，通常在边缘检测之前使用。它是一种非线性数字滤波器，经常用于去除图像或者其他信号中的噪声，通过检查输入信号中的采样并判断它是否代表了信号，使用奇数个采样窗，选取采样窗中间的值作为输出。光学显微镜系统产生的是点状噪声如椒盐噪声，中值滤波器可以有效改善这种噪声的干扰。

对一个数字信号序列 $x_j(-\infty < j < +\infty)$ 进行滤波处理，首先需要定义长度为 L 的观测窗口，设置在某一个时刻，该观测窗内部的信号样本为 $x(i-N),\cdots,x(i),\cdots,x(i+N)$，$N$ 为正整数，其中 $x(i)$ 为观测窗中心的信号取值。对该 L 个信号值按照从小到大的顺序排序，输出的值即为该中值滤波器的输出值。推广到二维中值滤波器，对于一个大小为 $m*n$ 的滑动窗口，则有

$$F(x,y) = \mathrm{median}\{f(x,y)\}, (x,y) \in (m,n) \tag{9-5}$$

二维中值滤波器的窗口有矩形、圆形、三角形和十字等类型。矩形和圆形适合具有较长轮廓线的目标图形，另外两种窗口则适合带有尖锐外轮廓的目标图形。针对原始图像进行中值滤波处理，采用矩形窗口，大小为 3*3。图 9–7 从左到右分别为原始图像、加入椒盐噪声的图像和中值滤波效果图。

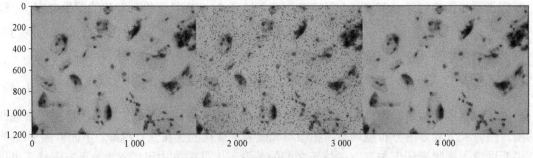

图 9–7　中值滤波效果示意图

2. 宫颈上皮细胞 ROI 提取

针对预处理之后的宫颈上皮细胞 DNA 图像,本算法提出了基于 BP 神经网络和图方法全连接神经网络的二次混合分类模型来提取宫颈上皮细胞 ROI 区域,即细胞核部分。首先采用最大类间方差法,结合灰度形态学提取细胞聚类区域;然后利用选择性搜索和 BP 神经网络进行含核感兴趣区域的筛选;最终利用基于图方法的核分割从含核感兴趣区域勾勒得到宫颈上皮细胞核边界。

1)细胞聚类提取

最大类间方差法将图像划分为背景与前景两个区域,利用方差来衡量背景与前景的差别,当方差达到最大,认为此时分割效果达到最优。假设一幅图像的大小为 $M*N$,灰度级为 L,原图中灰度为 i 的像素数量为 N_i,则灰度为 i 的概率为

$$p_i = N_i / (M \times N) \tag{9-6}$$

根据最大类间方差原理可以计算得到最佳阈值

$$T^* = \underset{0 \leqslant t \leqslant L-1}{\arg\max} \left[P_a \left(w_a - w_0 \right)^2 + P_b \left(w_b - w_0 \right)^2 \right] \tag{9-7}$$

$$P_a = \sum_{i=1}^{T} p_i \tag{9-8}$$

$$P_b = \sum_{i=T+1}^{L} p_i \tag{9-9}$$

$$w_a = \sum_{i=1}^{T} i \frac{p_i}{P_a} \tag{9-10}$$

$$w_b = \sum_{i=T+1}^{L} i \frac{p_i}{P_b} \tag{9-11}$$

$$w_0 = \sum_{i=1}^{L} i p_i \tag{9-12}$$

灰度形态学利用基于函数的图像映射来实现图像处理,一般有腐蚀、膨胀、开运算和闭运算 4 种方法。腐蚀操作可以削弱图像灰度中较亮的分量,增强图像灰度中较暗的分量,从而使图像由亮变暗;膨胀操作与腐蚀操作相反,用来增强较亮分量,减少较暗分量,从而在整体上增加图像的亮度;开运算与闭运算是腐蚀和膨胀操作的结合,开运算先腐蚀再膨胀,闭运算先膨胀再腐蚀。

先对原图进行最大类间方差分割,然后利用灰度形态学对分割后的图像进行处理,可以有效提取到细胞聚类区域。根据从细胞聚类区域提取的图 9-8(a)与(b)中可以看出,边缘清晰明显,非细胞区域基本没有被选中,所有的细胞聚类区域得到了有效提取。

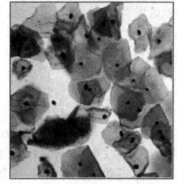

(a) 原图

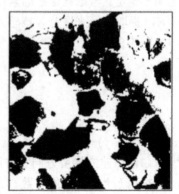

(b) 效果图

图 9-8 细胞聚类区域提取图

2）基于选择性搜索和 BP 神经网络的含核 ROI 筛选

选择性搜索用来在目标识别中提取感兴趣区域，与穷举法不同，它结合了基于图的图像分割算法和分层算法，根据初始图像段的相似性融合图像，捕捉不同尺度和多样化的特征，进行快速计算、快速分割，具有较高的召回率。这种方法首先利用 Felzenszwalb 和 Hutten locher 的方法初始化图像区域，然后利用贪心算法迭代分组融合，算法步骤见表 9-4。

表 9-4　选择性搜索算法步骤

步骤	操作
步骤 1	计算所有邻近区域之间的相似性
步骤 2	两个最相似的区域被组合在一起
步骤 3	重复步骤 1、2，直到整个图像变为一个地区

利用选择性搜索处理原图得到的不同 ROI 区域如图 9-9 所示，从图中可以看出，CEC 和 LC、IM 等同时被选中，存在部分 ROI 框选重复，总体效果较好。

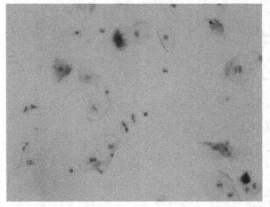

图 9-9　通过选择性搜索得到的不同 ROI 区域

为了避免图中同一部分区域分属于两个 ROI 的情况出现，计算相交的 ROI 区域的 IOR（intersection over ROIs），当两部分 ROI 区域相交时，取较大的部分保留，较小的部分舍弃，以此保证 ROI 区域的唯一性。IOR 计算式为

$$IOR = \frac{Area\left(ROI_i \bigcap ROI_j\right)}{Area\left(ROI_i \bigcup ROI_j\right)} \qquad (9-13)$$

ROI_i 与 ROI_j 分别代表第 i 与第 j 个 ROI 区域。由以上的选择性搜索，就可以得到含核 ROI 与不含核 ROI 两类子集，从而可以利用 BP 神经网络对含核 ROI 进行筛选。

CEC 核接近圆形或椭圆形，灰度值中等，面积中等，具有较为完整的边界。LC 面积较小，灰度值较深，与 CEC 核具有较大的不同。其余杂质和泄漏的细胞内容物为不规则形状，面积不确定。考虑到这些因素，本算法采用梯度方向直方图（histograms of oriented gradients，HOG）提取特征来区分含核感兴趣区域与非含核感兴趣区域。HOG 描述了图像上每一点梯度与方向的直方图，计算公式分别为

$$G(x,y) = \sqrt{G_x(x,y)^2 + G_y(x,y)^2} \qquad (9-14)$$

$$\alpha(x,y) = \arctan\left(\frac{G_y(x,y)}{G_x(x,y)}\right) \qquad (9-15)$$

式中，$G_x(x,y) = I(x+1,y) - I(x-1,y)$，$G_y(x,y) = I(x,y+1) - I(x,y-1)$，$I(x,y)$ 是点 (x,y) 的灰度值。然后建立梯度方向直方图的离散函数 $h(r_k) = n_k$，r_k 为第 k 个梯度方向组，n_k 为图像上的点在第 k 个方向组的个数。在提取特征的过程中，将图像划分为子块，然后将子块继续划分为单元，将不同单元的特征向量连接组合作为块的特征向量，将所有块的特征向量连接起来作为图像的整体特征。通过这种方式就可以提取出图像的 HOG 特征。实验中，通过人工方式

对每一张图像做图像标注，构建数据集。ROI 分为两类：含核 ROI 与非含核 ROI。含核 ROI 共 200 张，非含核 ROI 共 200 张，训练集与测试集的比例为 1:4，使用 BP 神经网络进行 ROI 分类。

BP 神经网络是一种应用最为广泛、结构较为简单的网络模型，在 1989 年首次被提出[39]。BP 神经网络是一种前向多层网络，包含输入层、隐含层和输出层。它由信号的正向传播和误差的反向传播两部分组成，采用梯度下降法作为基本思想，设定损失函数来衡量网络的有效性。根据损失函数随时调整网络权值，从而使损失函数降到最小，此时整个网络达到最优。本算法所采用的 BP 神经网络基本参数设置见表 9-5。

表 9-5　BP 神经网络基本参数设置

参数	设置
输入层神经元数量	4 824
隐含层数目	3
第一隐含层神经元数量	70
第二隐含层神经元数量	10
第三隐含层神经元数量	6
输出层神经元数量	1
激活函数	tansig
最大训练轮数/epoch	5 000
学习率	0.000 01

通过 BP 神经网络对全部 ROI 进行筛选，可以得到含核 ROI 及其有效区域。筛选后的宫颈上皮细胞 DNA 涂片如图 9-10 所示，可以看出所选区域均为含核 ROI，其余的杂质和淋巴细胞等非含核 ROI 区域已经被成功剔除。

3）基于图方法的宫颈上皮细胞核分割

我们已经得到分割之后的含核 ROI 区域，该区域为矩形，中心为宫颈上皮细胞核。为了得到更为精细的细胞核边界，方便后续的清晰度计算，本算法采用基于图方法的分割手段，按照表 9-6 中的步骤进行分割。

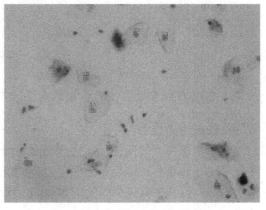

图 9-10　筛选后的含核 ROI 区域

表 9-6　基于图方法的核边界分割算法步骤

步骤	操作
步骤 1	展开初始图像，构造新图形
步骤 2	分割核的成本函数定义
步骤 3	确定全局最优路径
步骤 4	通过反初始展开将最优路径映射到初始图像，得到细胞核边界

（1）图像展开。对于含核 ROI，依据矩形框几何中心作为展开圆点，将含核 ROI 图像坐标由直角坐标转化为极坐标。在展开图像中，原子核的椭圆或圆形边界被转化为一条曲线，该曲线从第一列椭圆径开始，到最后一列椭圆径结束，图像总列数为 N_g。展开图像用于搜索最优路径，基于图搜索的细胞核分割方法如图 9-11 所示。

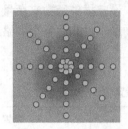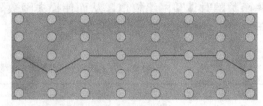

图 9-11　基于图搜索的细胞核分割方法

（2）分割核的成本函数 f_c 定义。成本函数是分割核效果的重要指标，用来表征核分割的总体效果，也是核分割成功的关键。成本函数主要包含两类宫颈上皮细胞核的具体信息：核边界属性、核区域同质性。通过这两类核信息来求取最优分割图形，保证本方法的有效性和鲁棒性。

由于细胞边界处于明暗交界的分割点，核边界属性的计算依据了由暗到亮的梯度方向，具体来说是通过计算梯度幅值 g_{mag} 和梯度方向 g_{dir} 来确定

$$C_e(i,j) = \begin{cases} 0, & g_{dir}(i,j) \leqslant 180 \\ -g_{mag}(i,j), & 其他 \end{cases} \tag{9-16}$$

$$g_{mag} = \sqrt{\left(\frac{\partial f}{\partial x}\right)^2 + \left(\frac{\partial f}{\partial y}\right)^2} \tag{9-17}$$

$$g_{dir} = \arctan\left(\frac{\partial f}{\partial y} \bigg/ \frac{\partial f}{\partial x}\right) \tag{9-18}$$

式中，$C_e(i,j)$ 代表处于 (i,j) 位置的边界成本，$\dfrac{\partial f}{\partial x}$ 和 $\dfrac{\partial f}{\partial y}$ 分别为 x 和 y 方向的梯度，f 表示计算梯度的对应曲线图。

对于严重失焦的图像，其边界梯度可能非常模糊或者无法计算。除此之外，外界噪声的干扰和不一致染色可能会导致图像纹理的巨大差异。因此添加核区域同质性作为成本函数的组成部分，以此来保证分割的优越性能。区域成本 C_r 采用图列中计算的内外方差总和，计算式为

$$C_r(i,j) = \sum_{j'=0}^{j} \left(I(i,j') - a_1\right)^2 + \sum_{j'=j+1}^{J} \left(I(i,j') - a_2\right)^2 \tag{9-19}$$

式中，I 代表灰度值，两个常数 a_1 和 a_2 分别代表边界上 $(0 \leqslant j' \leqslant j)$ 和边界下 $(j \leqslant j' \leqslant J)$ 的平均像素强度，J 代表图列上的最后一个有效节点。为了简化计算，式（9-19）中只考虑细胞核内部和边界的像素。

考虑到核边界属性和核区域同质性两类互补特征，为增强本算法的准确性和鲁棒性，定义成本函数为 $f_c = C_e(i,j) + C_r(i,j)$。

（3）图像构建完成后，采用动态规划来获取全局最优路径。由于原始图像的起始节点 p_1

与终节点 p_{Ng} 不能保证在同一行，所以标准动态规划找到的路径不能保证原始图像得到轮廓闭合的曲线。本算法采用迭代运算来解决这一问题，即遇到不连续边界则进行重复训练，直到 $|p_1 - p_{Ng}| > t$，t 为边界不连续的容许误差，设置为 3 像素。基于动态规划的迭代运算步骤见表 9-7。

表 9-7　基于动态规划的迭代运算步骤

步骤	操作
步骤 1	设置 k 的值为 1
步骤 2	剪切图 9-12 中最后 k 列并连接到图像开头 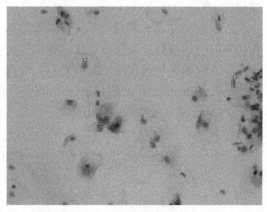 图 9-12　核边界检测与连接
步骤 3	通过动态规划确定最优路径和始终节点
步骤 4	若 $|p_1 - p_{Ng}| > t$，则算法终止； 否则重复步骤 2~3

（4）最后将极坐标系下的最优路径节点连接，并反变换到直角坐标系下，就得到了分割后宫颈上皮细胞核边界，如图 9-13 所示。由此分割得到宫颈上皮细胞核的精确边界，从而方便进行后续的清晰度计算。

3. 未取最佳焦平面

1）凸包搜索

获得宫颈上皮细胞含核 ROI 及其轮廓边界后，为了保证清晰度计算的有效性，需要对含核 ROI 进行凸包搜索。凸包搜索的目的是为含核 ROI 的边缘区域增加空隙和冗余度，即尽可能少地包络边缘背景，从而精确地计算清晰度。

凸包（convex hull）是一个计算图形学中的概念，严格的数学定义为：在一个向量空间 V

图 9-13　宫颈上皮细胞核分割

中，对于给定集合 X，所有包含 X 的凸集的交集 S 被称为 X 的凸包。在本书中，需要寻找包围含核 ROI 的凸包，与几何学中多边形逼近类似，是包围含核 ROI 的最外层凸集合。OpenCV 中 convexHulll 函数可以用来进行凸包搜索，细胞凸包搜索的示意图如图 9-14 所示。

图 9-14　细胞凸包搜索的示意图

2）图像清晰度评价

选择图像清晰度评价标准是聚焦过程中的重要步骤。一个理想的调焦评价曲线应该具有以下特性：单峰性、灵敏度高、实时性等。单峰性保证系统输出唯一的最佳聚焦点，只有一个全局极大值，而且在极大值两侧单调递减。灵敏度高确保系统在调焦曲线峰值处变化梯度大，易于寻找峰值点。实时性节约系统运行时间，增加响应速度，算法复杂性一般较低，整体系统健壮性较好。

当前的清晰度评价函数主要有以下几种：基于变换域的评价函数，如傅里叶变换、余弦变换、小波变换等；基于空间域的评价函数，如能量梯度函数、Brenner 评价函数、Laplace 评价函数等；基于统计学的评价函数，如 Menmay 函数、Masarn 函数和 Range 函数等。第一种基于变换域的评价函数鲁棒性较好，但是处理速度较慢，难以满足工程实际的需求。第二种基于空间域的评价函数处理速度较快，应用场景与本书研究的图像相符，但鲁棒性一般。第三种基于统计学的评价函数难以体现图像的空间特征，不适于应用于本书的研究环境。

考虑到宫颈上皮细胞核的灰度特征和形态特征，本节提出一种基于改进梯度函数的图像清晰度评价函数，通过引入 Prewitt 算子，改善传统梯度函数的健壮性问题，从而实现清晰度判别。

Prewitt 算子是一种常用的一阶微分边缘检测算子，它利用像素点与相邻点的灰度差值，去掉部分伪边缘后，在图像边缘达到极值时检测到所求边缘，对噪声具有平滑作用。通常利用两个方向模板与图像进行邻域卷积，这两个方向模板一个检测水平边缘，另一个检测垂直边缘。Prewitt 梯度函数通过 Prewitt 算子分别提取图像水平和垂直方向的梯度值。Prewitt 算子和 Prewitt 梯度函数的定义分别为

$$\begin{pmatrix} -1 & 0 & 1 \\ -1 & 0 & 1 \\ -1 & 0 & 1 \end{pmatrix} \tag{9-20}$$

$$D(f) = \sum_y \sum_x |G(x,y)| \tag{9-21}$$

式中，$G(x,y)$ 是像素点 (x,y) 处 Prewitt 算子的卷积。

图像清晰度评价可以获取到一个含核 ROI 清晰度指标，一张宫颈上皮细胞 DNA 涂片中通常含有若干个含核 ROI，如图 9-13 所示。本节通过多区域法来选择调焦窗口，保证每一

次调焦操作都针对含核 ROI 进行，最大限度上获取含核 ROI 的清晰度信息。最终采用权重比例的计算方法来输出单幅涂片的清晰度 S_w 为

$$S_w = \sum_{i=1}^{n} \frac{D_i A_i}{\sum_{i=1}^{n} A_i} \tag{9-22}$$

式中，D_i 为含核 ROI 的清晰度数值，A_i 为核区域的面积。

3）爬山搜索算法

爬山搜索算法是常用的对焦搜索算法，它采用反馈的原理，在平台电机运动的过程中优化行进方向，从而获取最优焦平面。

爬山搜索算法的步骤见表 9-8。

表 9-8 爬山搜索算法的步骤

步骤	操作
步骤 1	人工初始化载物台 XOY 位置，使相机光路处于 DNA 玻片中央位置，依据实际测量参数设置步长 step 和最大搜索次数 m
步骤 2	驱动载物台向上（向下）以步长 step 搜索清晰度峰值，并比较当前位置与上一位置清晰度大小
步骤 3	若清晰度始终递增，则保持该搜索方向（图 9-15 中的 $A \to B \to C$），直至清晰度减小的第一位置（图 9-15 中的 D 点），停止搜索并记录上一位置为最优焦平面；若清晰度始终减小（图 9-15 中的 $E \to F \to G$），则变换搜索方向，直至清晰度减小的第一位置（图 9-15 中的 H 点），停止搜索并记录上一位置为最优焦平面
步骤 4	重复步骤 3，直到图像清晰度达到预设要求或者最大搜索次数 m，则得到最优对焦平面 P

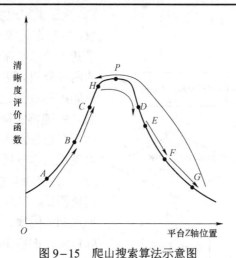

图 9-15 爬山搜索算法示意图

9.2 宫颈细胞涂片分割与检测方法研究

在宫颈上皮细胞 DNA 涂片的定量分析过程中，细胞的分割与检测是进行综合分析的基础。优秀的细胞分割算法能够从宫颈细胞涂片中提取出关键信息（如宫颈上皮细胞与淋巴细胞），从而实现精确分类与检测。采用光学显微镜拍摄的图像被划分成若干个特定区域来进行

图像处理，在这个过程中将不重要的、不感兴趣的区域（如杂质和泄漏的细胞内容物）剔除，对重叠的上皮细胞核进行分割处理，避免样本假阳性的发生。然后针对后宫颈上皮与淋巴细胞进行特征提取与选择，进而实现 DNA 倍体的精密定量分析。

9.2.1 宫颈细胞分割方法研究

宫颈细胞的精确分割是细胞分析的重点和基础。首先，细胞特征的提取严重依赖于精准分割的细胞图像，而细胞检测取决于准确且分明的细胞特征。在临床医学检测的过程中，病理学涂片中含有的信息量巨大，为了摒弃无关因素的影响，提高检测效率，必须依靠细胞分割算法精准、快速地分割出各细胞区域。除此之外，临床检测结果经常受到重叠细胞的影响，对患者造成假阳性的错误判断，因此重叠上皮细胞的有效分割也是本节关注的重点。总体来说，本节的主要内容分为两个部分，单细胞图像分割和重叠细胞（主要是宫颈上皮细胞）图像分割。

1. 基于分水岭算法与改进 GVF Snake 模型的单细胞图像分割

单细胞图像分割是宫颈细胞图像分析领域的一个必要组成部分，主流的分割方法主要有：利用细胞的边缘灰度信息来有效提取细胞轮廓，利用细胞的区域图像实现分割，以及综合前两种方法即利用边缘和区域两类信息进行综合处理从而实现宫颈细胞图像的分割。传统的图像处理算法如分水岭算法已经被应用在细胞图像分割领域，可以实现对部分细胞图像的有效分割，但是在实际应用中还存在对于噪声敏感、容易产生过度分割等缺点。为了更好地实现单细胞图像的分割与提取，本节在传统分水岭算法的基础上，建立了基于分水岭算法与改进 GVF Snake 模型的两类分割方法，可以先使用分水岭算法对原始细胞图像进行初次分割，获得单独细胞、细胞群及杂质等感兴趣区域（ROI）；然后对粗分割结果进行形状测试，若满足要求则进入本节提出的改进 GVF Snake 模型进行二次分割；接下来对二次分割结果进行阈值测试，若满足阈值测试的要求，则认定提取到的图像为细胞图像，进入重叠细胞去除模块。细胞图像分割算法流程如图 9–16 所示。

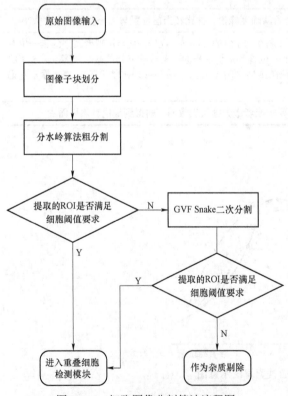

图 9–16　细胞图像分割算法流程图

阈值测试的 3 个条件如下，采用"与"的方式对 ROI 区域做出判断。

（1）面积阈值。ROI 区域的像素面积 S_{ROI} 是否满足单个宫颈上皮细胞、淋巴细胞、中性粒细胞及重叠上皮细胞的范围 $[S_{min}, S_{max}]$。

（2）形状阈值。宫颈上皮、淋巴细胞外形近似圆形或椭圆形，中性粒细胞呈三叶草形，但面积较小，重叠上皮细胞呈重叠近似椭圆形，实际测试中利用圆度可以将它们与泄漏的细胞内容物和不规则杂质分开，这里设置圆度阈值C_d及区间$[C_{d\min},C_{d\max}]$。

（3）灰度阈值。宫颈上皮细胞呈中等灰度值，淋巴和中性粒细胞呈较深灰度值，杂质的灰度值处于类似于背景灰度的范围，通过灰度直方图统计可以确定细胞所处灰度级C_I，利用阈值$[G_{l\min},G_{l\max}]$可以实现部分杂质的剔除。

1）基于分水岭算法的细胞图像粗分割

分水岭算法把图像看成是测地学上的拓扑地貌，图像中每一点的海拔高度正比于该点的灰度值，假设在每一个区域最小值的位置打一个洞让水按照均匀的速率从洞中上涌，从低到高淹没地形。处于不同的低洼点中的水将要越过分隔互相连通时，修建大坝阻止水盆会合。当水平面升高只能看到坝顶分界线时，这时的轮廓就是提取的图像边界。本节采用的基于标记的分水岭算法步骤见表9-9。

表9-9　分水岭算法步骤

步骤	操作
步骤1	输入原图并对原图进行二值化操作
步骤2	中值滤波器对原图滤除噪声
步骤3	腐蚀、膨胀算法对图像进行前景、背景标注
步骤4	将处理后原图所有像素按照灰度值进行分类，并设定一个测地距离阈值
步骤5	找到灰度值最小的像素点（默认标记为灰度值最低点），让阈值从最小值开始增长，设这些点为起始点
步骤6	水平面在增长的过程中，会接触到周围的相邻像素，测量这些像素到起始点（灰度值最低点）的测地距离，如果小于设定阈值，则将这些像素淹没，否则在这些像素上设置大坝，这样就对这些相邻像素进行了分类
步骤7	随着水平面越来越高，会设置更多更高的大坝，直到灰度值的最大值，所有区域都在分水岭线上相遇，这些大坝就对整个图像像素进行了分区

经分水岭算法处理得到轮廓并基于轮廓进行二值化的掩模图像与原图对比如图9-17所示。从图9-17可以看出，大多数经分水岭算法处理后的前景细胞轮廓已经被提取出来，但是部分粘连细胞与细胞质还未得到完全分割，如图9-17（b）左上部分的两个聚合细胞团的细胞质并未与细胞核完全分离。局部最低点的搜索方法令一些灰度值低于周围组织的

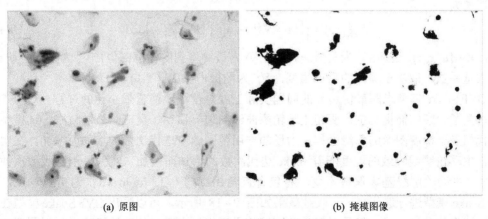

(a) 原图　　　　　　　　　　　　　　(b) 掩模图像

图9-17　分水岭算法实验结果

部分被标记为细胞核，同时一些灰度值较低但高于周围组织的细胞核被去掉。除此之外，宫颈上皮细胞的边界变化多样，单独使用分水岭算法实现的细胞分割还不能完全逼近细胞的真实轮廓，需要与模型结合使用，进行二次分割。

2）基于改进 GVF Snake 方法的二次细胞分割

经过分水岭算法对细胞图像的粗分割，得到了分割后细胞图像及分布在一起的细胞团簇和杂质。为了进一步去除杂质，分割出相邻或者重叠的细胞，下面通过改进 GVF Snake 模型对粗分割结果进行二次分割。

经典 Snake 模型是结合图像自身的能量分布，设置整体的初始轮廓，通过求解能量参数方程泛函最小值，迭代达到最优的过程，泛函定义为

$$E_{\text{snake}}(v) = \int_0^1 \left[E_{\text{int}}(v) + E_{\text{img}}(v) + E_{\text{con}}(v) \right] \mathrm{d}s \tag{9-23}$$

式中，$E_{\text{int}}(v) = \alpha \times v' + \beta \times v''$，为能量泛函的内部力，保证提取出图像外围轮廓曲线的不间断和光滑，控制轮廓曲线的形变状态。α、β 为不定参数，分别为轮廓曲线的弹性系数和刚性系数，通常设置为常数。v'、v'' 是能量参数方程 $v[x(s), y(s)]$ 对于 s 的一阶导数和二阶导数，表示曲线上单个像素点的斜率和曲率。$E_{\text{img}}(v)$ 为图像力，$E_{\text{con}}(v)$ 为条件力。此处的公式针对图像的灰度图 $I(x, y)$ 来说，外部力 $E_{\text{ext}}(v)$ 的数学公式描述为

$$E_{\text{ext}}(v) = -\left| \nabla \left[G_{\sigma}(x, y) * I(x, y) \right] \right|^2 \tag{9-24}$$

式中，G_{σ} 是以 σ 为标准差的高斯函数，$*$ 表示线性卷积，∇ 为梯度算子。当能量泛函式（9-23）取最小值时，认为曲线收敛到目标轮廓，图像分割完成。根据 Euler 方程对泛函取极小值的必要条件为式（9-25）。最终轮廓曲线在图像梯度变化达到最大值时得到，即式（9-25）取得最小值，$f(x, y)$ 为最终得到的图像轮廓曲线。

$$\alpha \times v' - \beta \times v'' = \nabla E_{\text{ext}}(v) \tag{9-25}$$

在长期的应用实践中，经典 Snake 模型还存在一些不足之处：对于最初的轮廓划分要求尽量准确，否则最终的分割结果难以达到预期，这使得轮廓线的初始化具有一定难度；在轮廓线收敛的过程中，对于凹陷边界，检测效果不理想。

Xu[40]等人提出的 GVF Snake 模型是目前对于传统 Snake 模型的最优改进之一，在工程和科研中得到了广泛的应用。Xu 等人重新设计了 Snake 模型的外部力 $E_{\text{ext}}(v)$，将 $f(x, y)$ 的梯度场 $\nabla f(x, y)$ 进行改进，通过扩散梯度矢量到远离目标边界的图像均匀区域。改进的能量参数方程泛函为

$$E_{\text{snake}}(v) = \iint \left(\mu \times \nabla^2 V + |\nabla f|^2 |V - \nabla f|^2 \right) \mathrm{d}x\mathrm{d}y \tag{9-26}$$

式中，$V = [u(x, y), v(x, y)]$，为矢量场，$f(x, y)$ 为最终得到的轮廓图像，∇^2 为拉普拉斯算子，μ 为权重系数，取决于原图的噪声强度，∇f 为图像力梯度。

GVF Snake 模型求解最优边界的问题实际上就是使泛函能量最小化的过程，GVF Snake 模型增大了轮廓的捕捉范围，驱使主动轮廓曲线向边界移动，反应时效性较好。该模型的扩散迭代相当于梯度图像的平滑过程，力场的作用范围随着迭代次数的增加而增加。在实际实验中，主动轮廓线收敛的程度随着 Snake 迭代次数的增加而增加，实验显示当收敛次数达到 100 时，主动轮廓线基本保持不变。将包含直角拐点的人工 room 图作为实验对象，利用 GVF Snake 模型进行迭代测试，收敛效果如图 9-18 所示，可以看出 GVF Snake 模型在深度凹陷区域收敛效果一般，但是对于凸角区域效果良好。由于待处理的细胞多为近圆形或者椭

圆形，所以适合利用 GVF Snake 模型处理。

在实际应用中观察到，当待提取轮廓附近存在强边界影响时，容易发生错误的目标轮廓收敛。这是因为 GVF 边缘图的计算一般采用微分检测算子与灰度图像卷积，由于梯度矢量的扩散，使得强边界与弱边界具有相似的信息流，所

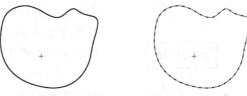

图 9-18　GVF Snake 模型收敛效果图

以导致了目标轮廓的错误收敛。体现在细胞图像中就是当细胞边界存在杂质如胞浆等影响时，目标细胞轮廓的收敛过程会受到严重的影响，从而导致最终的细胞边界存在一定的误差。为了改善 GVF Snake 模型的这一缺陷，本节针对这一问题提出了由边缘检测方面改进的 GVF Snake 模型。

在细胞图像采集的过程中，不可避免地会受到噪声的影响，中值滤波算法可以剔除一部分噪声，但是不能完全消除其影响，这是由于边界信息在噪声的影响下对比度下降，从而被检测所忽略。现有的 Canny 检测算子首先利用高斯函数对图像进行平滑处理，再使用一阶微分算子对平滑后的图像卷积，定位导数最大的像素点位置。然后计算灰度梯度的幅值和方向，分别获得水平方向和垂直方向的梯度幅值 $G_x(i, j)$、$G_y(i, j)$。最后进行非极大值抑制和改进 Otsu 连接，从而检测出目标边缘。

梯度幅值 $G(i, j)$ 在点 (i, j) 处的梯度幅值与相角分别表示为

$$G(i, j) = \sqrt{[G_x(i, j)]^2 + [G_y(i, j)]^2} \tag{9-27}$$

$$\theta(i, j) = \arctan \frac{G_x(i, j)}{G_y(i, j)} \tag{9-28}$$

双阈值分割首先选取阈值的上下限，即上限 T_H 和下限 T_L，在对图像像素点 (i, j) 扫描的过程中进行判断，若该点的梯度幅值 $G(i, j)$ 高于上限 T_H，则该点一定为边缘点；若该点的梯度幅值 $G(i, j)$ 低于下限 T_L，则该点一定不是边缘点；对于处于上限 T_H 与下限 T_L 之间的像素点，则根据边缘的连通性进行判断。

水平方向梯度幅值为 $G_x(i, j)$，竖直方向梯度幅值为 $G_y(i, j)$，它们由边缘灰度的梯度差值决定。当梯度方向接近于竖直或水平方向时，两者之一将具有较小的幅值，采用式（9-27）计算梯度幅值 $G(i, j)$ 时，在水平或者竖直方向一定会弱化梯度幅值，若在这个方向存在边界，则阈值处理后会丢失边界信息。由于细胞边界呈现椭圆形，所以这种模型缺陷会导致细胞边界的丢失，从而影响最终分割结果的准确性。而人工设定的高低阈值也具有一定缺陷，若阈值上限 T_H 过小会出现大量的伪边界，过大会发生边界漏检；若阈值下限 T_L 过大会发生漏检现象。采用不同制片方法产生的细胞涂片存在不同的阈值，因此固定的阈值设定方法同样不能满足实际检测的需要。所以本节从梯度幅值计算与阈值选择这两个方向来改善 Canny 算子，进而改进 GVF Snake 模型。

梯度变化的方向与灰度变化的最快方向相同，因此可把梯度方向作为权重加入梯度幅值的计算，增强梯度幅值。如式（9-29）所示，若梯度方向为水平，$G_y(i, j)$ 幅值很小，此时 $\sqrt{1 + \sin^2 \theta}$ 将增加 $G_x(i, j)$ 在幅值计算中的权重，从而补偿边缘。

$$G(i, j) = \sqrt{[1 + \sin^2 \theta(i, j)][G_x(i, j)]^2 + [1 + \cos^2 \theta(i, j)][G_y(i, j)]^2} \tag{9-29}$$

大津（Otsu）阈值是日本学者 Otsu[42] 在 1979 年提出的一种自适应图像二值算法，该算

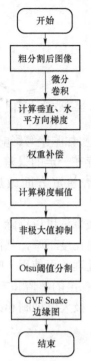

开始

粗分割后图像

微分卷积

计算垂直、水平方向梯度

权重补偿

计算梯度幅值

非极大值抑制

Otsu阈值分割

GVF Snake边缘图

结束

图9-19 改进的GVF Snake模型算法流程图

法不像传统 Canny 算子人工设定上下限阈值，而是通过综合图像所有灰度等级对应的类间方差值，取使类间方差值达到最大的灰度值作为分隔阈值的上限。

改进的 GVF Snake 模型算法流程如图 9-19 所示。通过本节提出的改进 GVF Snake 模型，可以对经分水岭算法粗分割之后的图像进行二次分割，得到宫颈上皮细胞核、淋巴细胞、重叠的上皮细胞核及中性粒细胞。由于淋巴细胞和中性粒细胞的体积大小限制，实际中这两类细胞很少出现重叠现象，但宫颈上皮细胞核存在部分重叠，因此二次分割后的细胞图像需要对宫颈上皮细胞进行重叠去除。

2. 基于凸包搜索与曲线拟合的重叠细胞图像分割

经过液基细胞制片术的改良，细胞重叠现象相比传统方法有了一定改善，但是由于涂片的染色程序、显微镜的聚焦算法和图像采集的影响，宫颈细胞图像的重叠现象依然存在。如何准确、快速地分割宫颈重叠细胞，是目前研究中一个具有实际意义的问题。针对重叠细胞图像，如果可以精确搜索到细胞重叠的分离点，就可以将部分粘连或者重叠的细胞分离开来。分离点是重叠细胞分离的点对，分离线就是一组分离点的连接曲线。重叠细胞分离的重点在于搜索分离点并构建分离线。本节的内容参考了暨南大学范金坪的学位论文，基于她的研究基础，对相关方法进行了改进和创新，并且应用到实际的宫颈上皮细胞分离工作中。

本节的内容分为两个部分展开，一是重叠细胞的检测和识别，通过检测筛选出需要进行分割的重叠细胞，减少工作量和算法复杂度；二是重叠细胞图像的有效分割。对绝大多数宫颈上皮细胞来说，主要的重叠方式有 3 种：串联、并联和串并联。细胞串联是指细胞肩并肩边缘接触，只存在外轮廓而没有内轮廓；细胞并联指两个或多个细胞之间相互重叠，一般此类情况数目最多；细胞串并联是指既有细胞串联又有细胞并联的重叠方式。细胞的重叠类型如图 9-20 所示。

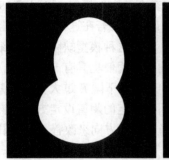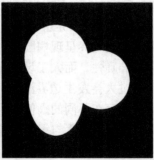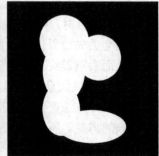

图9-20 细胞的重叠类型

1）基于凸包搜索的重叠细胞识别

如 9.1.3 节中所述，凸包是一个几何学概念，在一个实数向量空间 V 中，对于给定集合 X，所有包含 X 的凸集的交集 S 被称为 X 的凸包。对二维点集来说，图像的凸包就是将最外层的点连接起来所构成的凸多边形，凸包可以包含二维点集中的所有点。观察重叠的细胞图像可以发现，每一种类的重叠细胞都具有对应的凸包图形，而且重叠细胞的边缘部位会出现凹陷，凹陷的最深处被称为凹点，基于重叠细胞的凸包搜索和凹点检测可以实现重叠细胞的识别和分割。

重叠细胞检测算法的基本思路是：通过构造原图 I_{org} 的凸包图像 I_{con}，利用凸包图像与原图进行图像减法，检测相减结果，从而判断是否为重叠细胞图像。下面简要介绍一些基本概念。

凸图形：图形中任意两个点 A、B，若线段 AB 上的所有点恒在图形内，则称该图形为凸图形，如图 9-21（a）所示。

凹图形：图形中任意两个点 A、B，若线段 AB 上存在图像外部的点，则称该图形为凹图形，如图 9-21（b）所示。

凸闭包：包含任一凹图形的最小凸图形称为该凹图形的凸闭包，如图 9-21（c）所示。

凹区：用凹图形的凸闭包减去该凹图形得到的区域即为凹区，如图 9-21（d）所示。

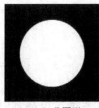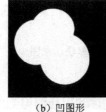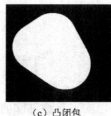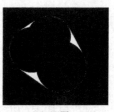

（a）凸图形　　　　　（b）凹图形　　　　　（c）凸闭包　　　　　（d）凹区

图 9-21　凹凸图形的基本概念

由图 9-21 可知，凹区由凸闭包与对应的凹图形相减得到，通过统计凹区图像的连通区域数目，可以判断细胞是否存在重叠。一般情况下，如果凹区连通区域数目大于 1，则存在细胞重叠现象。

由于本节处理对象细胞一般边缘较为光滑，形状接近圆形或椭圆形，所以基本的凸包搜索算法可以满足需求。本书拟采用 Graham 二维凸包算法，主要步骤见表 9-10。

表 9-10　Graham 二维凸包算法步骤

步骤	操作
步骤 1	通过距离变换计算得到目标区域边界上的点，即距离变换图像中值为 1 的像素点
步骤 2	找到点集中纵坐标最小的点 P_0，作为坐标原点，如图 9-22 所示
步骤 3	计算其他点与 P_0 的幅角 α，按照从小到大的顺序排列。当 α 相同时，距离 P_0 近的点排在前面，得到图 9-22 中的结果 $P_1 \sim P_8$，由集合知识可以推断，第一个点 P_1 与最后一个点 P_8 一定是凸包轮廓上的点
步骤 4	建立边缘点堆栈 S_e，将 P_0、P_1 放在堆栈内部，将 P_1 之后的点 P_2 作为当前点。连接 P_0 和栈顶的点得到直线 L，看当前点 P_2 在直线 L 左侧还是右侧：在右侧就执行步骤 5，在左侧就执行步骤 6
步骤 5	如果在右侧，则栈顶的那个元素不是凸包上的点，让栈顶元素出栈，执行步骤 4
步骤 6	当前点是凸包上的点，把它压入栈，执行步骤 7
步骤 7	检查当前的点 P_2 是不是步骤 3 中的最后一个元素，若是最后一个元素，结束算法；如果不是，把 P_2 后面那个点做当前点，返回步骤 4

利用 Graham 二维凸包算法可以计算得到原图的凸闭包，通过凸闭包与原图的减法得到凹区图像，然后对凹区图像进行连通域的个数统计，若个数大于 1 就判定存在重叠细胞，基于此方法可以实现重叠细胞的识别。

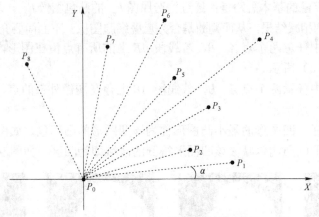

图 9-22 Graham 二维凸包算法示意图

2）基于曲线拟合的重叠细胞分割

通过凸包搜索的方法可以实现重叠细胞的识别，利用检测得到的凹点就可以分割出单个细胞。针对串联细胞，通过连接配对的凹点得到分离线，利用分离线分割重叠细胞；对于并联重叠细胞，找到其质心，通过质心和凹点的连线得到分离线，从而分割并联重叠细胞。分割结果如图 9-23 所示。

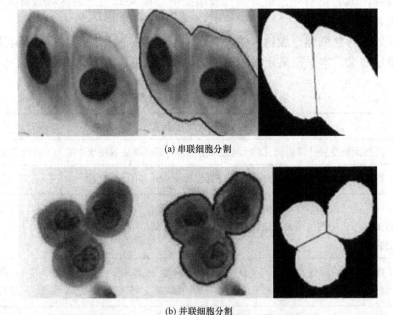

(a) 串联细胞分割

(b) 并联细胞分割

图 9-23 文献[44]中的重叠细胞分割结果

从图 9-23 中可以看出，重叠细胞的分割线处呈直线，这样的分割结果只单纯将细胞分割开来，并改变了细胞原有的轮廓和形状，也使得这一种分割方式没有了实际意义，因为核质比增加，而且大小也与原有细胞形状误差较大。

为了解决重叠细胞分割线呈直线，不能自然分割的问题，本书提出了基于椭圆曲线拟合的方法来解决重叠细胞的分割线计算问题。因为宫颈上皮细胞的边界通常呈现为圆形或者椭圆形，所以利用椭圆曲线拟合方法可以计算出两个凹点之间的弧线，并作为重叠细胞的分离线。

常用的椭圆拟合方法分为 3 类：一是基于直接最小二乘法的椭圆拟合方法[45]；二是基于 Kalman 滤波的椭圆拟合法[46]；三是基于五点椭圆拟合的方法[47]。本节利用 OpenCV 搜索和存储边界点坐标，利用改进的基于点集的方法[48]来实现椭圆拟合。椭圆拟合方法的步骤见表 9–11。

表 9–11　椭圆拟合方法的步骤

步骤	操作
步骤 1	搜索重叠细胞轮廓并存储边缘点集
步骤 2	基于凹点和边缘点集拟合椭圆，使拟合椭圆的交点在凹点处
步骤 3	截取凹点之间的椭圆圆弧并存储点集
步骤 4	基于凹点间椭圆圆弧点集和边缘点集合构造细胞的新边界点集
步骤 5	分别基于新边界点集画出新的细胞边界，完成重叠细胞分割

基于椭圆拟合方法的重叠细胞分离过程如图 9–24 所示。图 9–24（a）展示了重叠细胞的边界曲线；图 9–24（b）展示了基于边界曲线的椭圆拟合曲线，可以看到两个拟合椭圆曲线产生了两个交点，基于交点进行细胞分离线段的计算；图 9–24（c）是两个交点之间的分离线段，基于分离线段生成细胞的拟合边界；分离后的两个细胞图如图 9–24（d）所示。可以看出，分离结果相比之前的直线分割方法更好地保留了细胞原有的边界。

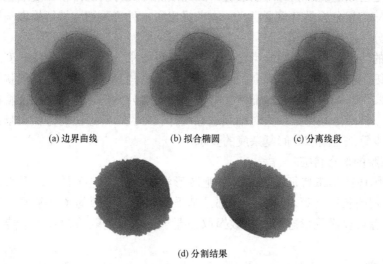

(a) 边界曲线　　　　(b) 拟合椭圆　　　　(c) 分离线段

(d) 分割结果

图 9–24　基于椭圆拟合方法的重叠细胞分离过程

在实际处理中存在一类情况，即大量融合的细胞群，如图 9–25 所示。本节的方法并不能完美地解决这类情况。在人工阅片的过程中，这一类完全融合的细胞群实际上常常被忽略，也没有分析的意义，这里称之为不可分细胞融合体。正常的重叠细胞可以通过凸包搜索和椭圆曲线来实现分离，而不可分细胞融合体很难实现椭圆拟合，这一类细胞有很少的一部分在不可分细胞融合体的轮廓上，因此也不能通过本节的方法实现分割。但是在前面提出的单细胞分割模型中，经过分水岭算法处理的这一类不可分细胞融合体，由于面积、形状和灰度都无法满足正常细胞群体的需求，所以在之前实际上已经被分割出去，通过阈值选择的方法可以利用流程的优化来实现不可分细胞融合体的分离。

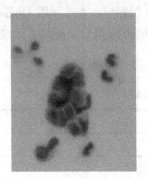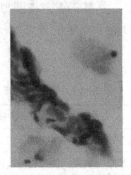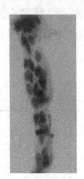

图 9-25　大量融合的细胞群

经过基于单细胞图像分割与重叠细胞分割方法处理的细胞原图，得到了单独无重叠的淋巴细胞与宫颈上皮细胞，实际上还带有少量中性粒细胞和杂质，在后面的细胞分类流程中将对此进一步进行处理。

9.2.2　宫颈细胞特征提取与选择

通过细胞扫描与分割、去重叠后得到的信息量非常大，包括宫颈上皮细胞、淋巴细胞、中性粒细胞及泄漏的细胞内容物、杂质。引发宫颈癌变的主因是淋巴细胞，而 DNA 定量分析的重要因素是宫颈上皮细胞与淋巴细胞，因此细胞分类特别是宫颈上皮细胞和淋巴细胞的分类对于 DNA 定量分析具有重要意义。本节提出了一种宫颈细胞特征提取与选择方法，为下一步的细胞分类做好铺垫。

细胞图像的特征选择在细胞分类与检测中具有重要意义。在细胞发生癌变或即将发生癌变的过程中，细胞的几类特征参数会发生改变，基于这些参数对细胞的发展状态进行测算和判别，就可以实现对细胞的分类。细胞的特征参数主要分为形态特征、色度特征、纹理特征和光密度特征，针对这些特征参数对细胞进行统计和分类，筛选出对分类贡献最大的特征参数，以达到减少算法空间和时间复杂度的要求。

1. 宫颈细胞的形态特征

宫颈细胞图像的形态特征主要是对细胞图形学的统计，包括面积、周长、轮廓的形变程度及近似椭圆的长短轴等。这些特征都是基于细胞形态参数的各种延伸，因此分割后的细胞二值化图像可以满足形态特征参数提取的要求。本节提取的细胞形态特征参数计算方法如下。

1）像素面积

计算公式为 $S = \sum_{i=1}^{i_{max}} \sum_{j=1}^{j_{max}} f(x,y)\mathrm{d}x\mathrm{d}y$，像素面积根据处理后图像的像素点面积统计得到，

$f(x,y)$ 表示二值图像上一点 (x,y) 的像素值。当 (x,y) 为图像点时，$f(x,y)=1$；当 (x,y) 为

非图像点时，$f(x,y)=0$。

2）周长

计算公式为 $L = \sum\limits_{i=1}^{n} N_{ei} + \sqrt{2} N_{oi}$，东南西北 4 个方向用数字 0～7 表示，$i$ 表示细胞图像边缘上的像素数目，N_e 表示轮廓链码中垂直或水平方向的偶数链码数量，N_o 表示轮廓链码中奇数方向码的数量，n 表示区域中点的个数。

3）高度和宽度

计算公式分别为 $H = \max\{a_{ky}\} - \min\{a_{ky}\} + 1$，$W = \max\{a_{kx}\} - \min\{a_{kx}\} + 1$。$a_{kx}$ 表示图像在 x 轴方向的投影，a_{ky} 表示图像在 y 轴方向的投影。

4）圆形度

计算公式为 $J = \dfrac{4\pi S}{L^2}$，定义为像素面积的 4π 倍与周长的平方之比，J 越接近 1，图形的形状越接近圆形。

5）矩形度

计算公式为 $R = \dfrac{S}{W \times H}$，$R \in (0,1)$，描述了图像与矩形的相似度，$R$ 越接近 1，图形越接近矩形。

6）伸长度

计算公式为 $K = \dfrac{\min\{H,W\}}{\max\{H,W\}}$，$k \in (0,1)$，伸长度表征图像宽度与高度的数量关系。

7）椭圆度

计算公式为 $Q = \dfrac{4S}{\pi \times D_L \times D_S}$，$Q \in (0,1)$，$D_L$ 表示细胞核长轴的长度，D_S 表示细胞核短轴的长度。椭圆度表征细胞接近椭圆的趋势，对于理想的椭圆形细胞，该系数为 1。

8）等效直径

计算公式为 $D = \dfrac{4S}{L}$，是将细胞核等效为圆形的等效直径。

9）圆形惯性矩

计算公式为 $I = \dfrac{\pi D^4}{64}$，D 为细胞图像的等效直径。

2. 宫颈细胞的色度特征

细胞核的染色程度一定程度上能够表征其是否发生癌变和病变程度。通常来说，与正常细胞相比，癌变细胞染色程度较深，细胞边界更为清晰。部分无法从形态特征分辨癌变程度的细胞可以利用色度特征完成分类。本节利用 RGB 色彩空间描述宫颈细胞的色度特征，将细胞的色彩分解为 R，G，B 3 个通道提取。

1）R，G，B 色彩均值

$$A_R = \frac{\sum\limits_{i=1}^{n} r_i}{n}，\quad A_G = \frac{\sum\limits_{i=1}^{n} g_i}{n}，\quad A_B = \frac{\sum\limits_{i=1}^{n} b_i}{n} \tag{9-30}$$

2）R，G，B色彩方差

$$V_{\mathrm{R}} = \frac{\sum_{i=1}^{n}(r_i - A_{\mathrm{R}})^2}{n}, \quad V_{\mathrm{G}} = \frac{\sum_{i=1}^{n}(g_i - A_{\mathrm{G}})^2}{n}, \quad V_{\mathrm{B}} = \frac{\sum_{i=1}^{n}(b_i - A_{\mathrm{B}})^2}{n} \qquad (9-31)$$

3）R，G，B色度变化系数

$$C_{\mathrm{R}} = \frac{\sqrt{V_{\mathrm{R}}}}{A_{\mathrm{R}}}, \quad C_{\mathrm{G}} = \frac{\sqrt{V_{\mathrm{G}}}}{A_{\mathrm{G}}}, \quad C_{\mathrm{B}} = \frac{\sqrt{V_{\mathrm{B}}}}{A_{\mathrm{B}}} \qquad (9-32)$$

4）R，G，B通道峰态

$$G_{\mathrm{R}} = \frac{1}{n \cdot V_{\mathrm{R}}} \sum_{i=1}^{n}(r_i - A_{\mathrm{R}})^2, \quad G_{\mathrm{G}} = \frac{1}{n \cdot V_{\mathrm{G}}} \sum_{i=1}^{n}(g_i - A_{\mathrm{G}})^2, \quad G_{\mathrm{B}} = \frac{1}{n \cdot V_{\mathrm{B}}} \sum_{i=1}^{n}(b_i - A_{\mathrm{B}})^2$$

$$(9-33)$$

以上各式中，$r_i, g_i, b_i(i=1,2,\cdots,n)$ 代表细胞图像上一点在 R、G、B 色彩空间中的颜色分量，n 为区域中点的个数。通过以上 4 组参数的计算，可以较好地反映细胞图像在色度方面的特征。

通道 R，G，B 的峰态展现了细胞图像色彩的集中程度，峰态越大说明色彩越不集中。

3. 宫颈细胞的纹理特征

宫颈细胞的纹理特征可以反映细胞核和细胞质内部的组织特征，相比于形态特征和色度特征，纹理特征在表现细胞的微观结构上具有一定优势。细胞图像的纹理特征通常非常复杂且没有固定的规律，本节采用基于 GLCM（灰度共生矩阵）的方法对宫颈细胞提取纹理特征，用于细胞分类。

GLCM 是一种常用的基于灰度图像空间相关特性的纹理描述手段，它代表 2 个灰度像素在特定距离内特定方向上同时出现的概率。灰度图像具有 0～256 个灰度级，如果对每一个灰度级都计算其灰度共生矩阵，算法的复杂度和实时性会下降。将原图像的灰度级降低，即映射到 1～16 灰度级之间是一种可行手段。

本书计算了 4 个方向 $0°$、$45°$、$90°$、$135°$ 的 GLCM，被映射到 1～16 灰度级的原图 GLCM 维度为 $16*16$。取图像中的任意一点 (x,y) 和偏离它的另一点 $(x+a, y+b)$，记录这两点的灰度值为 (g_1, g_2)，在全幅画面上移动点 (x,y)，会得到各种 (g_1, g_2) 值，在本节 $16*16$ 的图像中共有 $16 \times 16 = 256$ 种 (g_1, g_2) 的组合方式。统计出每一种 (g_1, g_2) 在全幅画面中出现的次数，并利用 (g_1, g_2) 出现的次数归一化为它们出现的概率 $P(g_1, g_2)$，这样的方阵就叫作灰度共生矩阵。当 $a=0, b=1$ 时，像素 (g_1, g_2) 水平，即 $0°$ 扫描；当 $a=1, b=1$ 时，像素对 (g_1, g_2) 是右对角线的，即 $45°$ 扫描；当 $a=1, b=0$ 时，像素对 (g_1, g_2) 是垂直的，即 $90°$ 扫描；当 $a=-1, b=-1$ 时，像素对 (g_1, g_2) 是左对角线，即 $135°$ 扫描。图 9-26 为灰度共生矩阵的计算过程。

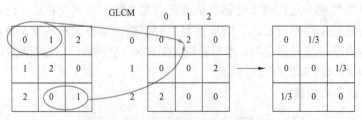

图 9-26　灰度共生矩阵的计算过程

针对图像的灰度共生矩阵 $\boldsymbol{P}$ 中 (i, j) 位置的元素取值，定为灰度级 (i, j) 在目标区域内固定方向上移动一定距离时两个像素同时出现的次数与影响 P 的像素个数 M 的比值。假定给出的是水平方向，则图像的灰度共生矩阵定义为

$$t_{i,j} = \sum_{i=0}^{M} \sum_{j=0}^{M} \delta(l,k) \tag{9-34}$$

若

$$\begin{cases} f(l,k)=i, f(l,k+1)=j \\ f(l,k)=i, f(l,k-1)=j \end{cases} \tag{9-35}$$

则

$$\delta(l,k) = 1 \tag{9-36}$$

否则

$$\delta(l,k) = 0 \tag{9-37}$$

基于灰度共生矩阵的部分纹理特征参数计算如下。

1）对比度

图像纹理变化越明显，对比度就越大，肉眼观察的效果就越好；如果对比度小，那么纹理变化就小，视觉效果就比较模糊。对比度表现的是图像清晰和纹理深浅的程度，定义式为

$$\text{Contrast} = \sum_i \sum_j (i-j)^2 P(i,j) \tag{9-38}$$

式中，P 为灰度共生矩阵。由定义得到，若 P 中偏离对角线的元素值越大，则图像对比度就越大，图像纹理变化也越大。

2）逆差矩

逆差矩表现纹理图像的同质性，反映图像局部纹理的变化，值越大表现图像纹理越均匀，计算公式为

$$\text{IDE} = \sum_i \sum_j \frac{P(i,j)}{1+(i-j)^2} \tag{9-39}$$

3）ASM 能量

ASM 能量是灰度共生矩阵元素值的平方和，反映了图像灰度分布的均匀程度和纹理的粗细程度。ASM 值大，表明纹理均匀规则变化，计算公式为

$$\text{ASM} = \sum_i \sum_j P(i,j)^2 \tag{9-40}$$

4）熵

熵在物理中的含义是物体的规则度，此处表达为图像的信息量。如果灰度共生矩阵的元素随机性较大，则元素值相差较小，熵值较大，计算公式为

$$\text{Ent} = \sum_i \sum_j P(i,j) \lg P(i,j) \tag{9-41}$$

5）自相关

自相关反映图像纹理的一致性，自相关系数越大，灰度共生矩阵元素的大小和分布越均匀，否则灰度共生矩阵的元素值分布差别越大，自相关计算公式为

$$\text{COR} = \sum_{i=1}^{k} \sum_{j=1}^{k} \frac{(i \times j) P(i,j) - u_i \times u_j}{S_i S_j} \tag{9-42}$$

式中

$$u_i = \sum_{i=1}^{k}\sum_{j=1}^{k} i \times \boldsymbol{P}(i,j) \qquad (9-43)$$

$$u_j = \sum_{i=1}^{k}\sum_{j=1}^{k} j \times \boldsymbol{P}(i,j) \qquad (9-44)$$

$$S_i^2 = \sum_{i=1}^{k}\sum_{j=1}^{k} \boldsymbol{P}(i,j)\left(i-u_i\right)^2 \qquad (9-45)$$

$$S_j^2 = \sum_{i=1}^{k}\sum_{j=1}^{k} \boldsymbol{P}(i,j)\left(j-u_j\right)^2 \qquad (9-46)$$

4. 宫颈细胞的光密度特征

光密度（optical density，OD）定义为材料遮光能力的表征。它通过透光镜测量，表示被检测物吸收掉的光密度。它是入射光强度与透射光强度比值的对数值，计算方法为

$$OD = \lg(\text{入射光强度 / 投射光强度}) \qquad (9-47)$$

光密度值同样可以用来反映细胞凸显改的特征，细胞图像上不同部分由于 DNA 的物质含量差异，在相同强度的入射光下透光度不同，因而可以建立光密度值与细胞物质含量的关系，光密度值在一定程度上也能够反映细胞内物质的量。平均透射率 T 表示物体的透光性能强弱，透射率越大，光密度越小；透射率越小，光密度越大。本节的光密度参数计算方法如下。

1）平均光密度（AOD）

AOD 定义为整个视野中细胞图像每一点的光密度叠加和除以像素点总和，AOD 计算以 Beer-Lambert 定律作为基础，物理意义表示一束单色平行光穿过均匀分布物质，光的能量等于物质的克分子量，计算公式为

$$AOD = \frac{\sum_{i=1}^{N} OD_i}{N} \qquad (9-48)$$

式中，i 代表像素点的序数，N 代表视野中的像素点总和。

2）积分光密度（IOD）

IOD 定义为测量视野中全部像素点的光密度总和，反映了所测结构光密度与面积的综合信息，其数值表示物质的相对含量，计算公式为

$$IOD = \sum OD \qquad (9-49)$$

3）平均光密度方差（VAOD）

VAOD 表示被测细胞的投影或截面图像内像素间吸光度的离散程度，反映了被测细胞染色深浅的分散程度，计算公式为

$$VAOD = \frac{\sum_{i=1}^{N}(OD_i - AOD)^2}{N} \qquad (9-50)$$

式中，i 代表像素点的序数，N 代表视野中的像素点总和。

4）光密度极差（RIOD）

RIOD 表示光密度范围误差，是本书提出的一个新型光密度统计量，用来表征视野内光

密度的变化范围，含 DNA 的细胞核光密度变化处于稳定的范围之内，可以用来表征细胞的稳定周期，计算公式为

$$RIOD = OD_{max} - OD_{min} \qquad (9-51)$$

5）光密度变异系数（CVIOD）

CVIOD 是光密度标准差与均值的比值，用来刻画光密度参数的相对分散性，计算公式为

$$CVIOD = \frac{\sqrt{VAOD}}{AOD} \qquad (9-52)$$

6）光密度偏度（SKEIOD）

SKEIOD 是用来刻画光密度对称性的指标，表示光密度数据是否向一方偏斜，计算公式为

$$SKEIOD = \frac{\sqrt{N} \sum_{1}^{N} (OD_i - AOD)^3}{\left[\sum_{1}^{N} (OD_i - AOD)^2 \right]^{\frac{3}{2}}} \qquad (9-53)$$

式中，i 代表像素点的序数，N 代表视野中的像素点总和。

5. 基于随机森林的 Filter 特征选择方法

根据本节的方法，针对宫颈细胞的图像特点，本书提取了形态特征、色度特征、纹理特征和光密度特征，最终计算出 93 个特征参数，包括 9 个形态特征，8 个色度特征，65 个纹理特征和 11 个光密度特征，由于篇幅的限制没有完全列出。在实际训练中，模型的性能与特征参数的个数并不是正相关，因为特征数量的增加加大了模型训练的时间；其次是特征数量的增加会造成"维数灾难"，分类器性能不增反降。所以需要有选择地保留特征参数，选择最佳特征。下面采用基于随机森林的方法来选择分类特征。

随机森林是一种有效的机器学习方法，用以解决分类问题。随机森林由决策树组成，用一种超平面对空间进行划分，每一棵决策树对样本进行单独分类，最终统计所有决策树中分类结果最多的那一种作为最终的分类结果。随机森林方法除了用于分类，也用于评估变量的贡献程度，选出比较重要的特征[50,51]。

本书采用袋外数据分类的准确性来测试特征的重要性。袋外数据是指每一次决策树的训练数据通过重复抽样得到，有一部分数据没有被利用，可以用来评估决策树的性能，这一部分数据叫作袋外数据。模型在袋外数据下的预测错误率，被称为袋外数据误差。计算某个特征 F 重要性的步骤见表 9-12。

表 9-12　特征重要性的计算步骤

步骤	操作
步骤 1	随机森林方法中，决策树对应的袋外数据记为 OOB，每一棵决策树对应的袋外数据误差记为 errOOB₁
步骤 2	对每一棵决策树特征 F 对应的袋外数据添加噪声干扰，随机改变样本值，此时的袋外数据误差记为 errOOB₂
步骤 3	随机森林中的数据总数记为 N，特征 F 的重要程度 I 的计算式为 $$I = \sum \frac{errOOB_2 - errOOB_1}{N} \qquad (9-54)$$

I 之所以表征特征的重要程度，是因为在加入随机噪声后，袋外数据准确率若下降，即袋外数据误差errOOB$_2$上升，说明该特征在实际中对样本分类结果影响大，进而说明其重要性。

特征选择是为了减少特征数量，进而减少算法的时间和空间复杂度，降低计算成本，也是为了保证特征与分类的结果高度相关，提高分类结果的准确性。特征选择的步骤见表9-13。

表 9-13　特征选择的步骤

步骤	操作
步骤 1	依照特征 F 的重要程度 I 对全部特征降序排列，记为原始特征集 A_1
步骤 2	结合算法的空间和时间复杂度，按照固定比例从原始特征集 A_1 中删除一定比例的特征，得到新的特征集
步骤 3	重复步骤 2，直到剩下 r 个特征（ r 为提前设定）
步骤 4	依据上述的全部特征集合，在同一分类方法下分类，选择最小分类误差的特征集作为最终特征集

最终利用特征参数选择方法对全部样本进行参数选择与参数优化，选择出最优参数样本集，用于后续的细胞分类工作。

9.2.3　基于 Adaboost-SVM 的宫颈细胞分类

1. 支持向量机（SVM）原理

支持向量机（SVM）是一种基于统计学的模式识别方法，由 Vapnik 在 1995 年提出用来寻找最优的二分类器[52]。支持向量机通过标定的训练样本，依据结构风险最小原理输出一个最优化的超平面来实现数据的分类。

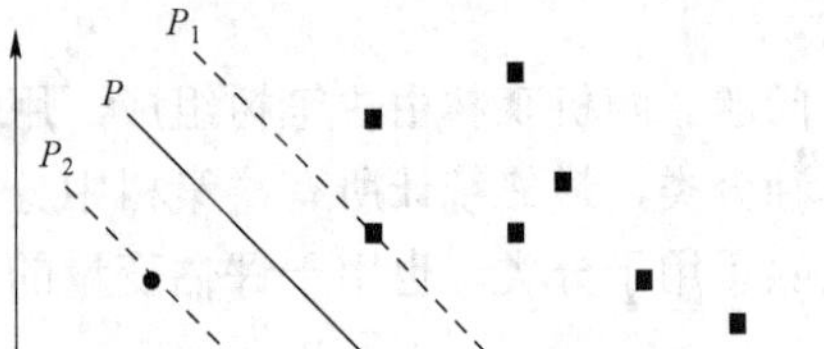

图 9-27 为线性可分下的最优分类平面示意图，当支持向量机达到最优分类时，P 为最终的分类超平面，此时 P 两侧的 P_1,P_2 是平行于 P 的两条分类平面，P_1,P_2 穿过的样本点称为支持样本点，也就是支持向量。P_1 到 P 及 P_2 到 P 的距离叫作分类间隔，具有最大分类间隔的超平面就是支持向量机所寻找的最优解。

图 9-27　线性可分下的最优分类平面示意图

针对线性可分情况下的二分类问题，设定训练样本 $(x_1,y_1),(x_2,y_2),\cdots,(x_N,y_N)$，$x_i \in \mathbf{R}^n$ 是样本的特征值，$y_i = \pm 1$ 表示正反两类样本。若原始数据属于可分的情况，存在一个超平面 H 可以将两类样本完全分开，超平面方程为

$$\omega x + b = 0 \tag{9-55}$$

式中，ω 为超平面 H 的法向量。若 $y_i = 1$，即正样本，$\omega x + b > 1$；若 $y_i = -1$，即负样本，$\omega x + b < -1$。最优超平面的求解在分类间隔达到最大时满足条件，等价于求当 $y_i(\omega x + b) \geqslant 1 (i = 1,2,\cdots,N)$ 时式（9-56）的最小值

$$\min \| \omega \|^2 \tag{9-56}$$

当训练样本非线性可分时，引入松弛变量 $\xi_i \left(\xi_i = \max \left\{ 0, 1 - y_i(\omega x_i + b) \right\} \right)$ 和惩罚因子 C，

式（9-56）变为

$$\min \frac{1}{2}\| \boldsymbol{\omega} \|^2 + C\sum_{i=1}^{N}\xi_i \tag{9-57}$$

此时， $y_i(\boldsymbol{\omega} x + b) \geq 1 - \xi_i, \xi_i \geq 0$ 。

引入拉格朗日乘子法将上述问题转化为对偶问题，当满足约束条件 $\sum_{i=1}^{N}y_i a_i = 0$ 时（ a_i 为拉格朗日系数），等价于求解下式的最大值

$$\max \omega(a) = \sum_{i=1}^{N}a_i - \frac{1}{2}\sum_{i=1}^{N}\sum_{i=1}^{N}a_i a_j y_i y_j \left(\boldsymbol{x}_i \boldsymbol{x}_j \right) \tag{9-58}$$

得到最优解 $\boldsymbol{\omega}^* = \sum_{i=1}^{K}a_i^* y_i x_i$ ， a_i^* 对应的样本为支持向量， K 为支持向量的个数。

推导出最终的决策函数为

$$f(x) = \text{sign}\left\{ \left(\boldsymbol{\omega}^* \boldsymbol{x} \right) + b^* \right\} = \text{sign}\left\{ \sum_{i=1}^{K}a_i^* y_i \left(\boldsymbol{x}_i \boldsymbol{x} \right) + b^* \right\} \tag{9-59}$$

若分类任务为非线性问题，则利用非线性变换将原始样本转化为某个特征空间中的线性问题，在高维特征空间中学习得到线性支持向量机用于分类。此时目标函数和分类决策函数只涉及实例和实例之间的内积，采用核函数替换当中的内积。核函数表示通过一个非线性转换后两个实例之间的内积。核函数 $K(x, z)$ 是一个函数，表示存在一个从输入空间到特征空间的映射 $\phi(x)$ ，对于任意输入空间中的 (x, z) ，有

$$K(x, z) = \phi(x) \cdot \phi(z) \tag{9-60}$$

在线性支持向量机的对偶问题中，利用核函数代替内积，就可以通过求解得到非线性支持向量机

$$f(x) = \text{sign}\left\{ \sum_{i=1}^{K}a_i^* y_i K\left(\boldsymbol{x}_i \boldsymbol{x} \right) + b^* \right\} \tag{9-61}$$

常用的核函数有以下几种。

（1）齐次多项式核函数

$$k\left(\boldsymbol{x}_i, \boldsymbol{x} \right) = \left(\boldsymbol{x}_i \boldsymbol{x} \right)^d \tag{9-62}$$

（2）非齐次多项式核函数

$$k\left(\boldsymbol{x}_i, \boldsymbol{x} \right) = \left(\boldsymbol{x}_i \boldsymbol{x} + 1 \right)^d \tag{9-63}$$

（3）高斯径向基核函数

$$k\left(\boldsymbol{x}_i, \boldsymbol{x} \right) = \exp\left(-\gamma \| \boldsymbol{x}_i - \boldsymbol{x} \|^2 \right) \tag{9-64}$$

（4）双曲正切核函数

$$k\left(\boldsymbol{x}_i, \boldsymbol{x} \right) = \tanh\left(\kappa \boldsymbol{x}_i \boldsymbol{x} + c \right) \tag{9-65}$$

本书采用高斯径向基核函数，用来处理非线性可分的数据，最终决策函数为

$$f(x) = \text{sign}\left\{ \sum_{i=1}^{K}a_i^* y_i \exp\left(-\gamma \| \boldsymbol{x}_i - \boldsymbol{x} \|^2 \right) + b^* \right\} \tag{9-66}$$

从上述分析可以看出，支持向量决定了 SVM 的最终决策函数，SVM 的训练复杂度与数据的特征维度无关。SVM 的训练解决取决于少数支持向量，所以可以有效剔除冗余样本，鲁棒性较好。但是 SVM 也存在部分问题，它主要应用于二分类问题，对于多分类问题效果一般。本书的分类样本包括宫颈上皮细胞、淋巴细胞、中性粒细胞、泄漏的细胞内容物、杂质，属于多分类问题。所以为了更好地实现样本的准确分类，引入 Adaboost 算法对 SVM 分类器进行改善，形成优势互补的 Adaboost-SVM 分类器。

2. Adaboost 算法原理

Adaboost 是一种迭代优化算法，主要内容是针对同个样本训练集训练不同的弱分类器，然后将这些弱分类器组合起来构成一个最终分类器（强分类器），由 Freund 和 Schapire 在 1999 年提出[53]。初始训练时，每个样本的权重初始化为相同的数字，训练出第一个弱分类器。某个样本若被错误分类，则增大其权重；若被正确分类，则减小其权重。迭代进行整个过程，最终将所有的弱分类器按照一定权重组合为强分类器。

Adaboost 算法步骤见表 9-14。

表 9-14 Adaboost 算法步骤

步骤	操作
步骤 1	输入训练数据集 $X = \{(x_1, y_1), (x_2, y_2), \cdots, (x_n, y_n)\}$
步骤 2	初始化训练数据的权重分布（D_m 表示第 m 个弱分类器样本点权重） $$D_1 = (w_{11}, \cdots, w_{1i}, \cdots, w_{1N}), w_{1i} = \frac{1}{N}, i = 1, 2, \cdots, N \qquad (9-67)$$
步骤 3	（1）利用具有权重分布 D_m 的训练集合，得到弱分类器 $G_m(x)$ （2）计算弱分类器 $G_m(x)$ 在训练集上的分类误差 e_m，e_m 越小，弱分类器在最终分类器中的权重越大 $$e_m = P(G_m(x_i) \neq y_i) = \sum_{i=1}^{N} w_{mi} I(G_m(x_i) \neq y_i) \qquad (9-68)$$ 式中，$I(G_m(x_i) \neq y_i)$ 取值为 1，表示分类错误，取值为 0，表示分类正确 （3）计算弱分类器 $G_m(x)$ 的权重系数 α_m $\alpha_m = \frac{1}{2} \ln \frac{1-e_m}{e_m}$，$e_m$ 的取值一般小于 0.5 （4）更新训练数据集的样本权值分布 $$D_{m+1} = (w_{m+1,1}, w_{m+1,2}, \cdots, w_{m+1,i}, \cdots, w_{m+1,N}) \qquad (9-69)$$ $$w_{m+1,i} = \frac{w_{mi}}{Z_m} \exp(-a_m y_i G_m(x_i)), i = 1, 2, \cdots, N \qquad (9-70)$$ 式中，Z_m 是规范化因子，用来将 w_{mi} 的值规范化到 0~1，使得 $\sum_{i=1}^{N} w_{ni} = 1$ $$Z_m = \sum_{i=1}^{N} w_{mi} \exp(-a_m y_i G_m(x_i)) \qquad (9-71)$$
步骤 4	利用加权平均法构建基本分类器的线性组合，得到最终强分类器 $$G(x) = \text{sign}(f(x)) = \text{sign}\left(\sum_{m=1}^{M} a_m G_m(x)\right) \qquad (9-72)$$

在 Adaboost 算法中，因子 $\dfrac{1-e_m}{e_m}$ 可以减小正确分类样本的权重，增加错误分类样本的权重，使分类器聚焦于错分的样本，通过迭代过程降低分类错误率。但是 Adaboost 也存在训练时间过长，易受到外界噪声干扰影响，鲁棒性一般等缺点，因此本书尝试将 Adaboost 与 SVM 分类器结合使用。

3. 基于 Adaboost-SVM 的细胞分类模型

在 9.1.1 节中将细胞涂片物质分类为①宫颈上皮细胞（CEC）；②淋巴细胞（LC）；③中性粒细胞（NGC）；④泄漏的细胞内容物（LCC）；⑤杂质（IM）五大类。它们在形态、色度、纹理和光密度方面具有明显的区别，可以利用 9.2.2 节中提取的特征参数，结合分类器加以识别。

由于 SVM 与 Adaboost 都存在一些固有缺点，实验测试中单纯使用 SVM 对细胞进行分类的结果并不十分理想。相比较 SVM，Adaboost 算法不需要事先得知弱学习器性能和错误率下限这一类先验知识，所以能够自适应调整分类器准确率。总体来说，SVM 对于高维特征样本具有良好的二分类性能，Adaboost 作为集成学习算法性能优于单一的学习算法，所以本书设计了将 SVM 作为弱分类器、结合 Adaboost 算法的分类模型，用于宫颈细胞分类。

整体思路如下：初始化训练数据的权重为相同数值，然后进入 SVM 分类器训练，在训练的过程中不断根据分类结果调整训练样本权重，增加错分类训练样本的权重，降低正确分类训练样本的权重。在训练样本的权重更新过程中，不断优化训练分类过程中的目标函数值。重复以上步骤，直到满足预先设定的结束要求。Adaboost-SVM 模型训练方法如图 9-28 所示。

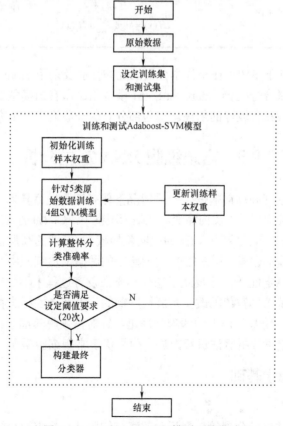

图 9-28　Adaboost-SVM 模型训练方法

Adaboost-SVM 模型算法步骤见表 9−15。

表 9−15　Adaboost-SVM 模型算法步骤

步骤	操作
步骤 1	输入标记后训练样本集 $X = \{(x_1, y_1), (x_2, y_2), \cdots, (x_n, y_n)\}$，共有 5 种类型，$N$ 个样本，迭代次数为 K
步骤 2	初始化训练数据的权重分布，根据样本权重在训练集中采样，得到各分量 SVM 分类器的训练集
步骤 3	计算训练集的标准差和分类器的训练误差 ε_t，即未正确分类样本的权值之和
步骤 4	计算第 t 次迭代分类器权重的权重系数 α_t $$\alpha_t = \frac{1}{2}\ln\frac{1-\varepsilon_t}{\varepsilon_t}, \quad \varepsilon_t \text{ 的取值一般小于 } 0.5 \qquad (9-73)$$
步骤 5	更新训练数据集的样本权值 w_i $$w_{i+1}(i) = \frac{w_i(i)}{Z_t}\exp\left(-a_t y_i H_t(x_i)\right), i = 1, 2, \cdots, N \qquad (9-74)$$ 式中，Z_t 是规范化因子，用来将 $w_i(i)$ 的值规范化到 0~1，使得 $\sum_{i=1}^{N} w_i(i) = 1$ $H_t(x_i)$ 为本次迭代最佳分类器
步骤 6	K 次迭代之后，最终利用加权平均法构建分类器的线性组合，得到强分类器的判决函数 $H(x)$ $$H(x) = \text{sign}\left(\sum_{t=1}^{K} a_t H_t(x)\right) \qquad (9-75)$$

　　理论分析表明，基于 SVM 在小样本分类的优秀性能及采用 Adaboost 算法在提升 SVM 性能的算法优越性，联合分类器 Adaboost-SVM 模型相比原有的模型在各类样本的分类准确率及分类精度上都应该具有较好的结果。实验部分对这一假设进行了充分的验证和说明。

9.3　宫颈细胞 DNA 定量分析

　　宫颈癌起源于一系列肿瘤前病变，一般情况下伴有细胞发育异常，发展成为如前所述的 CIN Ⅰ，CIN Ⅱ，CIN Ⅲ级宫颈上皮内瘤变。在临床观察中，CIN Ⅲ病变经常退变，不是全部的 CIN Ⅱ病变都会发展为侵入性癌[54]。CIN 的组间差异较大，持续的高危型人乳头瘤病毒（HPV）是导致宫颈癌的最危险的因素[55]。被 HPV 病毒感染的肿瘤上皮细胞中 DNA 表现出非整倍体，在遗传过程中呈现不稳定性[56]，这反映了遗传物质在发育过程中不受控制的增长。随着宫颈恶化程度的增加，非整倍体数值的改变是恶性肿瘤的一种特异性标志物[57]。本节所述的宫颈细胞 DNA 定量分析系统基于以上的病理学理论，针对宫颈脱落细胞核进行定量计算，结合 LSTM 方法对原有的定量分析算法进行改进，效果优于常规细胞学和一般检测方法。

9.3.1　生物学与光学基础

1. 细胞周期

细胞周期是指正常进行分裂等生命活动的真核细胞从一次有丝分裂结束后生长，再到下一次分裂结束的一种循环过程。细胞周期的时间跨度通常与细胞所处的生命状态相关，周期同时也是细胞积累分裂所需物质与执行分裂活动的循环过程。发生癌变的细胞及特定阶段的胚胎细胞在分裂周期的长度上通常与正常细胞具有不同的分裂周期。

一般来说，细胞周期分为分裂间期（I 期）和分裂期（M 期），分裂间期是细胞分裂的物质准备和积累阶段，分裂期是细胞执行增殖活动的过程。分裂间期一般分为 DNA 合成前期（gap1,G_1）、DNA 合成期（synthesis，S）和 DNA 合成后期（gap2,G_2），在此期间主要负责染色质中 DNA 复制和相关蛋白质的合成。分裂期通常分为分裂前期、前中期、中期、后期和末期，在此期间进行细胞物质的平均分配并形成两个新细胞[58]。有些细胞处于生长的相对停滞状态，这类细胞所处的时期为 G_0 期[59]。由此分析，作为二倍体生物的人类，正常情况下大部分细胞处于分裂间期，少部分细胞处于分裂期。所以对于正常宫颈上皮细胞，大部分应处于二倍体阶段，少部分处于异倍体阶段，据此也可以判断宫颈细胞的状态和健康程度。细胞周期及其对应功能如表 9-16 所示。

表 9-16　细胞周期及其对应功能

细胞周期	阶段	功能
分裂间期（I 期）	G_1 期	细胞生长、G_1 检查点控制机制做好 DNA 合成准备
	S 期	DNA 复制
	G_2 期	细胞继续增长，G_2 检查点机制做好有丝分裂阶段准备
分裂期（M 期）	分裂前期 前中期 中期 后期 末期	细胞生长停止，有序分裂为两个子细胞

2. Lambert-Beer 定律及应用

DI 值，即 DNA 指数（DNA index），指被检测细胞的 DNA 含量与正常细胞的 DNA 含量的比值，在实际的临床应用中用来表征细胞癌变的程度。DI 是 DNA 含量多少的相对指标，一般采用相对测量的方法，依据 Lambert-Beer 定律来计算。Lambert-Beer 定律是：吸光度正比于物质的量，物质的量越多，吸收光越多，透光亮越少，表达式为

$$A = -\lg \frac{I}{I_0} = \varepsilon bC \tag{9-76}$$

式中，I_0 为波长为 λ 的平行入射光强度；I 为穿透目标后的透射光强度；A 为吸光度；ε 为待测成分的摩尔吸光系数；b 为光程；C 为待测成分的物质的量浓度。

对于细胞的 DNA 定量分析方法，同样利用 Lambert-Beer 定律。假设入射光强度为 I_0，正常细胞组织涂片的透射光强度为 I_n，正常细胞 DNA 物质的量浓度为 C_n，正常细胞 DNA 的吸光度为 A_n，待测细胞涂片透射光强度为 I_p，待测细胞 DNA 物质的量浓度为 C_p，待测细胞 DNA 的吸光度为 A_p，其余条件如入射光强度 I_0 和光程 b 保持相同，且相同的待检测物质摩尔吸光系数 ε 一致，所以得到

$$DI = \frac{C_p}{C_n} = \frac{A_p}{A_n} = \frac{\lg(I_p/I_0)}{\lg(I_n/I_0)} \qquad (9-77)$$

当待测细胞处于 G_0/G_1 期时，其 DI 值约为 1；当待测细胞处于 G_2/M 期时，其 DI 值约为 2；对于非正常的癌变细胞，其 DI 值一般大于 2。在实际临床检测中，针对检测后细胞的 DI 值按照表 9-17 所列标准对疑似病人的病变程度进行评分。

表 9-17 DI 值评分标准

标准	CIN 分级
标准 1： DI≥2.5 细胞数量	
0	2
1~2	3
3 以上	4
标准 2： 增殖细胞占比（%）	
<5%	2
≥5% or <10%	3
≥10%	4
标准 3： 非整倍体峰	
不存在	2
存在	4

表 9-17 中的分级结果 2、3、4 分别代表正常、疑似和异常的病人样本。有时在实验中为了方便，将 2、3 合并为阴性，4 为阳性。

9.3.2 基于细胞图像的 DNA 定量计算

通过前面所述的细胞分割与分类方法，从宫颈细胞 DNA 涂片中提取得到宫颈上皮细胞与淋巴细胞，如图 9-29 所示。可见，宫颈上皮细胞面积较大、灰度值中等；而淋巴细胞面积较小，灰度值较大。DNA 定量分析所关注的对象为宫颈上皮细胞，而根据 Lambert-Beer 计算出的 DI 值为 DNA 相对含量，不能完全反映细胞染色体的数量。由于淋巴细胞形态相对固定，核内 DNA 含量也较为恒定，所以利用分类出的淋巴细胞作为上皮细胞的 DNA 定标物，来实现基于细胞图像的 DNA 定量计算。

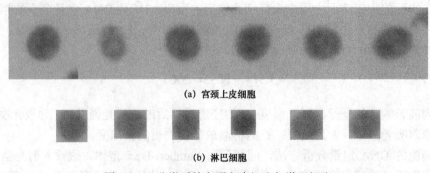

(a) 宫颈上皮细胞

(b) 淋巴细胞

图 9-29 分类后的宫颈上皮细胞与淋巴细胞

1. DI 值计算

前面叙述了基于 Lambert-Beer 定律的 DI 值计算，即

$$DI = \frac{\lg\left(I_p / I_0\right)}{\lg\left(I_n / I_0\right)} \tag{9-78}$$

式中，$\lg\left(I_p / I_0\right)$ 与 $\lg\left(I_n / I_0\right)$ 也分别叫作待测细胞的吸光度与正常细胞的吸光度，在光学中它们也叫作 OD，即光密度。它同样表征物质对光的吸收程度，光密度越大，物质对光的吸收程度越大，透射光强度和透光率就越小。宫颈上皮细胞光密度的大小反映了细胞染色的深浅和细胞中 DNA 含量的多寡。OD 也可以用平均透射率 T 计算，如式（9-79），T 为透射光强度与入射光强度的比值。

$$OD = -\lg T \tag{9-79}$$

在扫描分割得到的宫颈上皮细胞与淋巴细胞图像中，采用图像灰度值计算透射率。对于一张细胞涂片，入射光为显微镜 LED 冷光光源，假设对应纯白图像，灰度值 255。对于细胞涂片上存在的物质如细胞、杂质，光线被部分吸收，透射光强度减小，与图像上含有细胞的部分灰度值 G 呈正相关关系。所以透射光强度对应图像上像素点灰度值，得到图像 (x, y) 位置上的透射率

$$T(x, y) = \frac{G(x, y)}{255} \tag{9-80}$$

式中，$G(x, y)$ 为 (x, y) 位置的像素灰度值，进而得到点 (x, y) 位置的光密度值

$$OD_{(x,y)} = -\lg T_{(x,y)} \tag{9-81}$$

单点光密度 $OD_{(x,y)}$ 积分可得到细胞图像区域的积分光密度 IOD，由此可以利用 IOD 来表征细胞内 DNA 物质含量的多少。令 S 为积分细胞区域，$(x, y) \in S$，则有

$$IOD = \sum_x \sum_y OD_{(x,y)} \tag{9-82}$$

如前所述，$DI = \dfrac{C_p}{C_n}$，C_p 为被检测细胞 DNA 含量，C_n 为正常细胞 DNA 含量。通常人体中多数细胞为正常细胞，即使宫颈发生病变的患者也是如此。在人体细胞中，淋巴细胞相比宫颈上皮细胞具有更好的稳定性，因此采用单幅画面中淋巴细胞的 IOD 均值作为 DNA 定量计算的定标，最终得到针对单幅画面中某一宫颈上皮细胞 i 的 DI 值

$$DI_i = \frac{IOD}{IOD_{LM}} \tag{9-83}$$

式中，IOD_{LM} 为单幅画面中所有淋巴细胞的 IOD 均值。

2. DI 值矫正

在实际测量中发现，采用细胞核积分光密度（IOD）方法得到的细胞 DI 值会受到图像采集设备的精度、设备的光学特性及照明和实际情况的影响，与实际细胞中 DNA 物质的量存在一些误差，所以不能真实地反映细胞核内部状况。经研究推测，可能是由于在利用 Lambert-Beer 定律计算图像 (x, y) 位置上的透射率 $T(x, y)$ 时，假定输入 LED 光源对应图像的 255 灰度值存在漏洞，由于细胞涂片的玻璃材质本身也存在一定的入射光吸收现象，所以设定的灰度值 255 对应入射光光源只在某个范围内成立，因此判断这可能是误差的原因。

针对这一问题，本节提出一种宫颈细胞 DNA 定量分析的精确测量方法，利用图像处理与支持向量回归 SVR 的方法对 DNA 含量进行校正，在一定程度上消除外界环境对 DNA 测

算的影响，提高 DNA 定量分析的精确性和客观性，最终提升宫颈癌检测的准确性，降低假阳性率和假阴性率。本方法分为 3 个主要步骤：计算增强积分光密度（SIOD）、计算校正积分光密度（RIOD）及计算矫正后 DNA 物质含量。

1）计算增强积分光密度（SIOD）

经过 9.2 节中细胞分割与分类方法得到宫颈上皮细胞核灰度图像，同时可以获得单个细胞核图像的掩码图$\{\omega_{(x,y)}\}$。其中(x,y)表示掩码图中像素点的坐标，$\omega_{(x,y)}=1$表示该像素点属

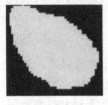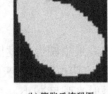

(a) 膨胀前掩码图　　(b) 膨胀后掩码图

图 9-30　膨胀前后掩码图对比

于前景即细胞核像素，$\omega_{(x,y)}=0$表示该像素点属于背景即非细胞核像素。利用形态学的膨胀算法对掩码图进行处理，采用 3*3 结构元素扫描掩码图$\{\omega_{(x,y)}\}$的每一个像素点(x,y)，若掩码图中$\omega_{(x,y)}=1$或者其任意一个 8 邻域像素(x',y')的$\omega_{(x',y')}=1$，则膨胀后掩码图$\omega^+_{(x,y)}=1$；否则$\omega^+_{(x,y)}=0$。膨胀前后的掩码图如图 9-30 所示。

在式（9-83）的基础上，利用下式可以计算得到增强积分光密度(SIOD)

$$SIOD = \sum_x \sum_y OD_{(x,y)} * \omega^+_{(x,y)} \tag{9-84}$$

由此可以看出，增强积分光密度考虑到原有上皮细胞核的邻近区域。如果细胞核附近存在 DNA 物质，则将其包括在光密度计算内；如果细胞核附近不存在 DNA 物质，由于其光密度含量为 0，也不会影响到光密度计算的准确性。可见，该方法避免了细胞形状分割中误差对光密度计算的影响，增加了算法的鲁棒性。

2）计算校正积分光密度（RIOD）

本方法利用多元非线性回归的方法对增强积分光密度进行训练和重建。训练过程利用 9.2.2 节中得到的宫颈上皮细胞特征参数和标准校正系数，根据多元非线性回归方法得到回归函数；然后以得到的回归函数为基础，对实际测量得到的细胞核特征参数进行计算得到矫正系数，并利用该矫正系数对增强积分光密度计算得到矫正积分光密度（RIOD）。

首先选择同一样本中的 n 个细胞核，计算其增强积分光密度，然后统计得到这些细胞核增强积分光密度的众数$SIOD_M$，由下式计算得到标准矫正系数$\lambda_i(i=1,2,\cdots,n)$。

$$\lambda_i = \frac{SIOD_i}{SIOD_M} \tag{9-85}$$

然后将 9.2.2 节中选择得到的细胞特征参数连接为细胞特征向量V_i，由此得到矫正系数λ_i和细胞特征向量V_i的集合$\{(\lambda_i,V_i)\}$，利用多元非线性回归方法得到矫正系数λ_i和细胞特征向量V_i之间的回归模型

$$\lambda_i = f(V_i) \tag{9-86}$$

利用得到的回归模型，针对每一个宫颈上皮细胞，计算其细胞特征参数向量V_i和增强积分光密度$SIOD_i$，得到其对应的校正系数λ'_i，然后得到每一个上皮细胞的矫正后积分光密度

$$RIOD_i = \lambda'_i * SIOD_i \tag{9-87}$$

式中，$i=1,2,\cdots,N$，N 为全部上皮细胞的数量。

经过矫正后的 RIOD 相比原始的 IOD 值能够更加精确地反映细胞中 DNA 含量，可以有效降低样本的假阴性率，提升了 DNA 定量分析系统的准确性，在后续的验证实验中也证明了该多元非线性回归方法的有效性。

3）计算矫正后 DNA 物质含量

对于矫正后的 DNA 含量，采用性质较为稳定的淋巴细胞作为计算的标定物，对式（9-87）涉及的淋巴细胞 IOD 值同样进行矫正，计算矫正后的单幅图像中淋巴细胞 IOD 均值为 IOD'_{LM}，计算得到针对单幅画面中某一宫颈上皮细胞 i 的矫正后 DI 值

$$DI_{Ri} = \frac{RIOD_i}{IOD'_{LM}} \tag{9-88}$$

经过矫正后的宫颈上皮细胞 DI 值更为精确地展示出了细胞中 DNA 的物质含量，多元线性回归的方法也有效地减弱了细胞提取过程中部分参数如面积等提取的误差影响。在实际应用中也使用细胞 C 值来判定样本的性质，细胞 C 值为 DI 值的 2 倍，同样可以表征细胞内部 DNA 的含量，细胞 C 值与 DI 值的对应关系及临床意义见表 9-18。

表 9-18　细胞 C 值与 DI 值的对应关系及临床意义

DNA 指数（DI）	细胞 C 值	临床意义
$1.25 \leqslant DI \leqslant 1.75$	异倍体细胞	（1）少数正常的增殖期细胞 （2）峰值出现伴随恶性肿瘤的可能
$1.75 \leqslant DI \leqslant 2.5$	4C 细胞（四倍体细胞）	（1）少数正常的增殖期细胞 （2）超过细胞总量 10% 考虑癌前病变或肿瘤
$DI \geqslant 2.5$	5C 细胞（异倍体细胞）	（1）细胞数量小于 3：考虑癌前病变、HPV 感染或绝经前激素水平变化 （2）细胞数量大于 3：考虑宫颈癌前病变或肿瘤，少数为 HPV 感染
$DI \geqslant 4.5$	8C 细胞（异倍体细胞）	（1）少量为增生 （2）多量为肿瘤
$DI \geqslant 5$	9C 细胞（异倍体细胞）	肿瘤或宫颈癌

本书提出的 DNA 定量分析系统针对矫正后宫颈上皮细胞的 C 值按照由高到低的顺序排列，可以得到如图 9-31 所示的实验结果。

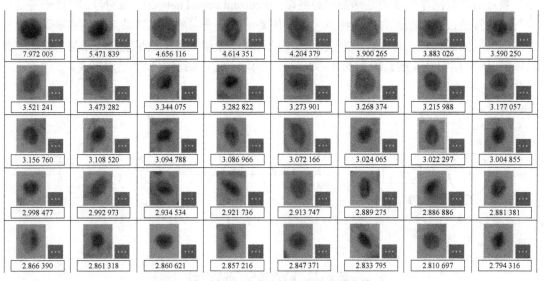

图 9-31　矫正后宫颈上皮细胞 C 值降序排列

从降序排列的矫正后宫颈上皮细胞 C 值中可以看出，对于非正常样本，极少数细胞的 C 值在 5C 以上，绝大部分细胞的 C 值从 4C 左右下降到 2C 附近，2C 即对应正常的二倍体细胞。依据降序后的宫颈上皮细胞 C 值和表 9-18 的判断标准，可以对细胞涂片进行阴性、阳性或者疑似的病理诊断，进而实现既定的宫颈细胞 DNA 定量分析。

9.3.3 基于 LSTM 的宫颈上皮细胞数据分类

如前所述的 DNA 倍体精密计算是针对样本的每一个细胞进行，其结果是在细胞层面的细胞癌变与否的指标表征。宫颈细胞 DNA 定量分析的最终目的是对每一份样本进行宫颈癌的筛查。每一份宫颈细胞涂片样本都包含着大量的宫颈上皮细胞，筛选后的每一个宫颈上皮细胞都有其对应的细胞 C 值。经实际观察发现，经过降序排列的矫正后宫颈上皮细胞 C 值的排列具有一定的规律。宫颈癌阴性样本的细胞 C 值通常较低，从小于 5C 的数值快速下降到 2C 附近；而宫颈癌阳性样本的序数据下降速度较慢，通常缓慢地从 5C 附近下降到 4C，然后继续缓慢下降至 2C 附近。通过观察发现，这两类样本的最大区别在于降序数据的下降速率不同。因此针对这一现象，本节考虑将矫正后宫颈上皮细胞 C 值降序数据看作时间序列数据，通过不同样本下降速率的差异，来进行阳性、阴性和疑似样本的分类。针对时序数据，采用长短期记忆网络（long short-term memory，LSTM）实现数据分类。这也是本书的一个创新点所在，即利用细胞时序数据来对样本进行分类。这一手段既引入了传统细胞图像处理方法，又采用了 DNA 定量分析技术进行定量计算，除此之外，还利用 LSTM 对时序数据进行有效分类，充分利用了各类现存技术的优势，从而实现宫颈细胞涂片的样本层面筛查。

1. RNN 时间序列模型

时间序列预测分析是利用过去一段时间内某事件时间的特征来预测未来一段时间内该事件的特征。这是一类相对比较复杂的预测建模问题，和回归分析模型的预测不同，时间序列模型依赖于事件发生的先后顺序，同样大小的值改变顺序后输入模型产生的结果是不同的。对于降序 C 值数据，可以利用前一段的下降数据来预测后一段数据值，利用预测的偏差来判断数据的归属。

最常用的时间序列模型是递归神经网络（recurrent neural network，RNN）。相比于普通神经网络计算结果之间相互独立的特点，RNN 的每一次隐含层的计算结果都与当前输入及上一次的隐含层结果相关。通过这种方法，RNN 的计算结果便具备了记忆前几次结果的特点。最简单的 RNN 结构及其展开图如图 9-32 所示，由输入层、隐藏层和输出层组成。

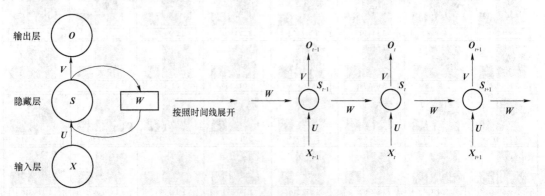

图 9-32 RNN 结构及其展开图

X 是一个向量，表示输入层的值；U 是输入层到隐藏层的权重矩阵；S 是隐藏层的向量，表示隐藏层的值；通过隐藏层到输出层的权值矩阵 V，得到输出层的值向量 O，这是 RNN 的基本输入输出结构。而 RNN 之所以能够处理时间序列数据，是因为权重矩阵 W。在图 9–32 右侧图中，隐藏层在 t 时刻的输入为 X_t，隐藏层为 S_t，输出层为 O_t。而隐藏层 S_t 的值不仅取决于 X_t，还取决于隐藏层上一时刻的值 S_{t-1}，所以 RNN 可以对时间序列数据建模。

$$O_t = g(VS_t) \tag{9-89}$$

$$S_t = f(UX_t + WS_{t-1}) \tag{9-90}$$

2. LSTM 时间序列模型

RNN 用于时间序列建模存在一定的局限。对于较长的时间序列建模，为了实现长期记忆，需要将当前隐含层的状态与前 n 次的计算相关联，即

$$S_t = f(UX_t + W_1 S_{t-1} + W_2 S_{t-2} + \cdots + W_n S_{t-n}) \tag{9-91}$$

在实际计算中这种方式会导致计算量呈指数式增长，模型训练的时间大大增加，所消耗的时间和内存成本令人无法接受。在 RNN 的基础之上，一种特殊的变型网络[60]LSTM 由 Juergen Schmidhuber 提出，经过进一步改进和普及，已被用来解决各种各样的问题，直到目前还被广泛应用。

LSTM 的核心思想是细胞状态用贯穿细胞的水平线来表示。细胞状态就像一条运动的传送带，它穿越整个细胞且没有太多的分支，保证原始信息在流动的过程中保持其基本的特征。LSTM 通过一种被称为门的结构对细胞状态进行删除或者添加信息。门能够有选择地决定让哪些信息通过。门的结构很简单，是一个 Sigmoid 层和一个点乘操作的组合。如图 9–33 所示，Sigmoid 层输出的是 0～1，代表多少信息可以流过 Sigmoid 层。0 代表所有数据都不能流过，而 1 代表数据都能通过。

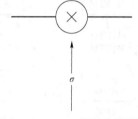

图 9–33　LSTM 门结构示意图

LSTM 利用 3 个门来控制细胞状态，分别为忘记门、输入门和输出门，其整体结构示意图如图 9–34 所示。

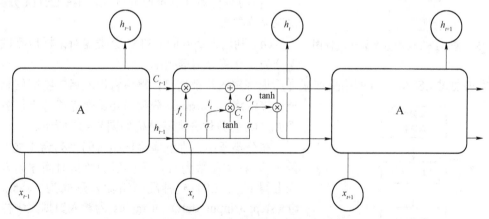

图 9–34　LSTM 整体结构示意图

LSTM 的计算步骤主要分为 3 步。第一步通过忘记门查看 h_{t-1} 和 x_t 来输出 0～1 间的向量，该向量表示细胞状态 C_{t-1} 的信息保留多少。忘记门计算式为

$$f_t = \sigma\left(W_f(h_{t-1}, x_t) + b_f\right) \tag{9-92}$$

第 2 步是给细胞增添新的信息。首先利用 h_{t-1} 和 x_t 通过输入门决定更新哪些信息，然后通过 tanh 层得到新的候选细胞信息 $\tilde{C}_t$，即

$$i_t = \sigma\left(W_i(h_{t-1}, x_t) + b_i\right) \tag{9-93}$$

$$\tilde{C}_t = \tanh\left(W_C(h_{t-1}, x_t) + b_C\right) \tag{9-94}$$

第 3 步更新旧的细胞信息 C_{t-1} 为新细胞信息 C_t，即通过忘记门忘记旧细胞信息的一部分，然后利用输入门添加候选细胞信息 $\tilde{C}_t$ 的一部分得到新的细胞信息 C_t，即

$$C_t = f_t C_{t-1} + i_t \tilde{C}_t \tag{9-95}$$

更新细胞状态之后利用输入的 h_{t-1} 和 x_t 判断需要输出的细胞状态特征，利用输出门 sigmoid 层得到判断条件，然后经过 tanh 层得到一个 −1 到 1 之间的向量，该向量与输出门的判断条件相乘得到最终 LSTM 单元的输出，即

$$o_t = \sigma\left(W_0(h_{t-1}, x_t) + b_0\right) \tag{9-96}$$

$$h_t = o_t \tanh\left(C_t\right) \tag{9-97}$$

基于 LSTM 的时序建模优势，本节通过 LSTM 模型来实现宫颈上皮细胞 C 值降序时序数据的分类，具体的网络架构在后面给出。

3. 基于 LSTM 的宫颈上皮细胞时序数据分类

针对宫颈上皮细胞时序分类问题，分类算法上主要分为以下若干流程，如图 9-35 所示。

（1）对于训练数据集，采用 Python 的 Pandas 模块进行数据预处理，统一样本数据的小数位数。

（2）划分训练集和测试集，利用分段随机特征采样方法对预处理后的数据进行特征采样，将原始划分训练集和测试集转化为采样后训练集和采样后测试集。

（3）将采样后训练集作为输入，训练 LSTM 分类器，并保存分类模型。

（4）利用训练好的 LSTM 分类器对采样后测试集进行分类并计算分类准确率。

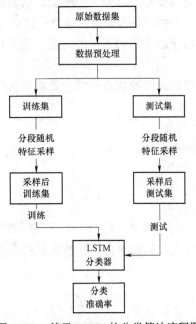

图 9-35　基于 LSTM 的分类算法流程图

本书通过 LSTM 神经网络提取采样后训练集的特征信息，然后将提取后的特征信息通过全连接网络与 softmax 分类器相结合完成分类任务。基于 LSTM 的整体分类器结构如图 9-36 所示。

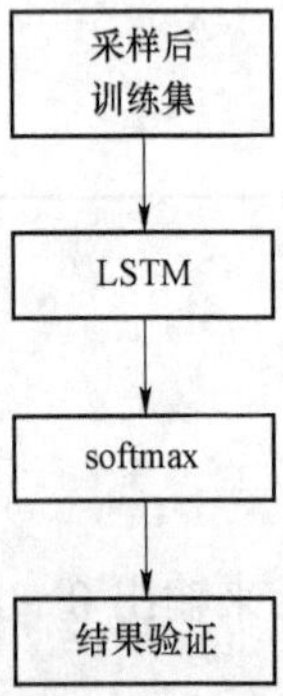

在分类器中，训练集中原始时间序列为 1 500 维向量 v_{org}，样本总数为 m，采样后训练集时间序列为 150 维向量 v'_{org}。LSTM 神经网络输入形式为（samples，timesteps，input_dim），samples 为输入数据集中样本的总数，timesteps 为样本中数据步长，设置为 1。input_dim 为输入数据的维度。为了使原始数据满足输入维度的要求，采用 NumPy 和 Pandas 库对 Excel 中原始数据进行处理，然后输入到 LSTM 中进行训练。由于 softmax 层

图 9-36　基于 LSTM 的整体分类器结构

要求数据输出形式为 onehot 编码，所以对采样数据的标签处理时利用 onehot 编码来进行模型的拟合和训练。

本书利用 Keras 来构建 LSTM 网络，hidden_units 设置为 100，基本思路是利用前 100 个降序数据来预测后 50 个数据，然后根据预测差值来进行数据分类。首先训练样本经过 LSTM 层训练得到特征向量，LSTM 内部神经元激活函数设置为 sigmoid 激活函数。作用于 LSTM 阈值并将输出归一化到（0，1）区间。LSTM 提取到的采样数据特征向量与 dense 层连接，dense 层参数设置为（3，activation="softmax"），根据 softmax 输出 3 类结果的概率大小来选择概率最大的类别作为输出类别，最终输出 3 类结果。

在实际的参数调优过程中，将学习率 lr 设置为 0.000 1，损失函数为 categorical_crossentropy，metrics 为 Accuracy。training set：testing set=4，batch_size 设置为 32，epochs 设置为 100。最终训练确定 LSTM 模型并计算其分类准确率，将迭代后的最优模型作为降序宫颈上皮细胞数据的分类模型，对阳性样本、阴性样本和疑似样本完成三分类。

9.4 实验与分析

本节主要分为 3 个模块进行算法和模型检测：显微镜 ROI 聚焦实验、细胞分割实验、基于 LSTM 的 DNA 倍体精密计算与病理诊断实验。

9.4.1 显微镜 ROI 聚焦实验

实验平台如图 9-37 所示，图中左侧为 Leica DM 2000 显微镜与 Imaging Source DMK 33G274 工业相机，此部分为图像采集模块，用于宫颈上皮细胞 TCT 图像采集，采集后的图像通过相

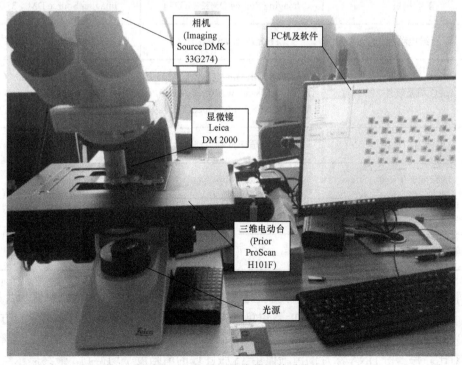

图 9-37　ROI 聚焦软硬件系统

机网口传输到 PC 端；下方为 Prior ProScan H101F 三维电动台，用于控制载物台在三维空间中行进；右侧为 PC 机，通过厂商提供的 SDK 和串口，采用自研软件对相机与三维电动台进行精密控制，实现显微镜 ROI 聚焦。

1. 宫颈细胞 DNA 涂片 ROI 清晰度测试

本书所提光学显微镜 ROI 聚焦算法针对宫颈细胞 DNA 涂片，不同于其他的一般显微镜聚焦算法，对宫颈上皮细胞核所在区域进行精准清晰度判断，重点关注核区域是否清晰，这关系到后续扫描图像核区域即 DNA 定量分析的清晰与否。

为了说明本 ROI 聚焦算法在 ROI 区域的聚焦性能，设计了以下实验方案：实验对比在一般非 ROI 聚焦算法与本 ROI 聚焦算法之间展开，通过平台控制在玻片的相同 XOY 区域进行聚焦操作，分别对得到的两组最优聚焦平面图像进行含核 ROI 区域的清晰度对比。含核 ROI 区域采用本书所提算法分割出的已有结果，与原图掩模运算，从而获得待判断区域的图像。选取多个清晰度评价函数进行比较，通过含核 ROI 区域的图像清晰值来说明本书所提聚焦算法对特定感兴趣区域的有效性。两类聚焦算法的实验硬件参数和算法见表 9-19。

表 9-19　ROI 清晰度对比实验硬件参数和算法

硬件参数和算法	ROI 聚焦算法	非 ROI 聚焦算法
光学显微镜	Leica DM 2000	Leica DM 2000
工业相机	Imaging Source DMK 33G274	Imaging Source DMK 33G274
三维电动台	Prior ProScan H101F	Prior ProScan H101F
PC 机及软件	16 GB RAM，Intel Core（TM）i7-8700，Windows 10（64-bit），Visual Studio 2015，OpenCV 2.4.9	16 GB RAM，Intel Core（TM）i7-8700，Windows 10（64-bit），Visual Studio 2015，OpenCV 2.4.9
调焦窗口选择	自适应分割算法	九点取样法
清晰度评价函数	Prewitt 梯度函数	Prewitt 梯度函数
最佳焦平面搜索算法	爬山搜索算法	爬山搜索算法
单幅涂片清晰度计算	ROI 面积权重	九点取样面积权重

实验所用 DNA 涂片来源于北京民航总医院，共选取 15 张 DNA 涂片，每张涂片采图 15 张，共 15×15=225 张图像参与 ROI 聚焦算法实验。针对一般聚焦算法与本书所提方法所得到的感兴趣区域图像，选择了方差函数、Brenner 梯度函数、梯度向量平方函数 3 类清晰度函数用于对比。每一份 DNA 涂片的清晰值由 15 张图像的清晰度平均得到，最终展示结果为归一化清晰度评价函数值，效果如图 9-38 所示。

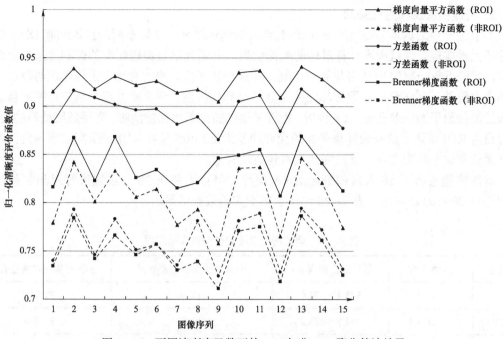

图 9-38　不同清晰度函数下的 ROI 与非 ROI 聚焦算法效果

从图 9-38 中可以看出，在每一种清晰度评价函数的实验条件下，本书提出的 ROI 聚焦算法都优于一般非 ROI 聚焦算法。不论从单一涂片还是全部涂片的层次去分析，ROI 聚焦算法都稳定地优于非 ROI 聚焦算法。在同一清晰度评价函数作用下，不同涂片的清晰度值有所波动，可能是由于制片流程中的操作环境变更导致。同时也可以看出，梯度向量平方函数的归一化清晰度值略大于方差函数和 Brenner 函数。由此可以看出，本书提出的针对宫颈上皮细胞核的 ROI 聚焦算法实现了既定的实验目标，针对宫颈上皮细胞核这一感兴趣区域完成了清晰的采图操作，与原有的一般聚焦算法相比有显著的优势。为了简单直观地说明本书所提聚焦算法的优越效果，图 9-39 中是两种算法针对同一 XOY 坐标下的采集图像对比，也可以直接支持本书所提算法的有效性。由于受宫颈上皮细胞涂片中大的胞浆和杂质的影响，一般聚焦算法通常聚焦在大的背景物质上，如杂质和胞浆。而本书所提的 ROI 聚焦算法通过图像处理针对特定目标实现清晰度判断和聚焦，相比原有的一般聚焦算法具有显著优势。

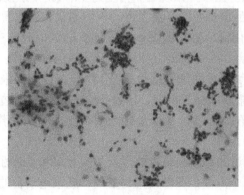

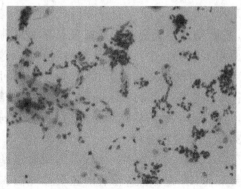

(a) 非 ROI 聚焦算法　　　　　　　　　　　　(b) ROI 聚焦算法

图 9-39　非 ROI 与 ROI 聚焦算法对比

2. 调焦精度及稳定性测试

为了进一步测试本书提出的 ROI 聚焦算法的调焦精度，针对不同的宫颈细胞 DNA 涂片进行了大量实验。通过肉眼选择最佳的焦面位置，利用光学显微镜配套的控制盒来设定调焦零点，记录下每一次的 ROI 聚焦算法所划定的最佳焦平面。通过对比人工焦平面与算法焦平面的绝对偏差，来判断 ROI 聚焦算法的调焦精度和鲁棒性。经观察发现，当三维控制台 Z 轴与人工最佳焦平面误差在 ±2 μm 内时，相机采集的图像基本保持清晰，满足后续处理的要求。因此设定 ROI 聚焦算法与最佳焦平面的允许误差为 ±2 μm，只要 ROI 聚焦算法所确定的最佳焦平面处在这个范围之内，就认为此次对焦成功有效。

本次实验选择了 10 张宫颈细胞 DNA 涂片，每张涂片在 30 个位置进行对焦实验，共取得 10×30=300 次样本。表 9−20 记录了本次实验数据结果。

表 9−20　调焦精度及稳定性测试实验结果

编号	成功次数	最佳焦面范围/μm	无效对焦实验方差/μm²	全部对焦绝对偏差/μm
1	27	345.1～374.6	17.3	39.8
2	28	344.8～376.2	10.6	36.4
3	30	345.8～372.3	0	31.1
4	29	343.6～371.9	10.2	32.5
5	27	348.8～376.3	11.1	35.8
6	27	344.3～375.1	18.5	41.3
7	29	344.5～377.3	9.7	35.2
8	30	346.3～385.8	0	29.8
9	28	343.2～376.5	10.3	36.7
10	29	345.1～374.4	12.4	34.5

从表 9−20 中的数据可以看出，本书提出的 ROI 聚焦算法在 30 次实验中有 2 次焦面全部对准，最差实验结果为 3 次未对准。在 300 次实验中，系统调焦精度为 94.7%，满足系统要求。无效对焦实验方差与全部对焦绝对偏差都处于可控范围之内，总体来说，系统鲁棒性较好，能够稳定地采集分析所需的核区域清晰图像。整体的调焦精度还有部分提升的空间，分析原因可能有 2 个：首先是系统噪声的干扰，在采取爬山算法求取最优焦平面时，系统的噪声干扰可能导致在最优搜索时处于清晰度函数的饱和区位置，导致没有搜索到最优焦平面；其次是系统首次输入的图像可能存在部分模糊的情况，导致后续处理时细胞边界不准确，后续可以采用迭代聚焦的方式逐级提升清晰度，从而最终达到最优的聚焦操作。

3. 聚焦实时性分析

在自动聚焦的过程中，不仅要考虑聚焦算法的精度和鲁棒性，聚焦的效率和实时性也非常重要。本书所提聚焦算法耗时主要体现在 3 个方面：图像采集与处理、三维电动台的移动控制及图像清晰度评价，而数据传输则可以忽略不计。

（1）实验中采集的图像分辨率为 1 200*1 600，采样时钟频率为 44 MHz，则可以计算出采集图像的时间为 40 ms 左右。在采集图像的同时并行图像处理操作，这部分时间粗略估计约 150 ms。

（2）三维电动台的运动速度与加速度是电机行进的 2 个重要参数，除此之外，步进电机进行一次 ROI 聚焦的操作取决于电机频率和步长。本系统的三维电动台步进电机与加速度在出厂设置下达到了最优状态，电机功率工作频率为 1 kHz，最大步长为 100 步，所以电机调整的时间约为 100 ms。

（3）在使用 Prewitt 清晰度评价函数进行图像清晰度评价时，所需要的时间主要取决于 ROI 区域的数目和大小，对一幅 ROI 图像进行清晰度判断的时间为 20 ms。

根据以上分析可以看出，完成一次 ROI 聚焦操作的时间约为 310 ms。为了更好地测试在实际连续聚焦过程中的算法耗时，本节选择了 10 张宫颈上皮细胞涂片，每张涂片对 30 个位置进行聚焦，共进行聚焦操作 300 次，通过记录每一组涂片的聚焦时间，得到了如表 9−21 所示的测试数据。

表 9−21　聚焦效率测试数据

编号	聚焦算法效率/s
1	14.9
2	15.3
3	16.1
4	15.8
5	14.9
6	15.4
7	15.5
8	15.8
9	15.3
10	15.9

从表 9−21 中的测试数据中可以看出，300 张图像的聚焦总时间为 154.9 s，平均一张图像的聚焦时间为 0.52 s，略高于上述的分析时间。在实际应用中聚焦算法耗时略长于理论分析时间，这可能是受内存的释放和占用效率及采用爬山算法搜索最优焦平面过程的耗时过长所影响，相信通过硬件的改善和算法效率的优化可以进一步提升聚焦效率，提高聚焦速度。

9.4.2　细胞分割实验

这部分实验主要分为 2 个部分，针对本章提出的基于分水岭算法与改进 GVF Snake 模型的单细胞图像分割算法和基于凸包搜索与椭圆曲线拟合的重叠细胞图像分割算法进行实验分析。细胞分割实验所采用的硬件与软件环境见表 9−22。

表 9-22　细胞分割实验的硬件和软件环境

CPU	Intel Core（TM）i7-8700
内存	32 GB RAM
系统	Windows 10（64-bit）
VS	Visual Studio 2015
Opencv	OpenCV 2.4.9
MATLAB	MATLAB 2018b

1. 单细胞图像分割实验

下面主要对基于分水岭算法与改进 GVF Snake 模型的细胞分割算法进行定量实验分析，评估分割结果的指标主要包括 F_1-score、目标检测精准率(prec_o)、目标检测召回率(rec_o)、Dice 系数（DC）、像素级别精准率$\left(\text{prec}_p\right)$和像素级别召回率$\left(\text{rec}_p\right)$。这几类评价参数越高，代表分割性能越优秀。此处采用 ISBI 2014 重叠宫颈细胞学图像分割挑战数据集[17]来评估本书所提方法的有效性，该数据集包括 45 张训练和 900 张测试的灰度重叠宫颈细胞图像，图像分辨率为 512*512。训练图像由 4 张 EDF（拓展景深场）宫颈细胞学图像生成，测试图像由 12 张 EDF 宫颈细胞学图像生成。训练图像与测试图像都经过了标注。

若细胞核区域 A 满足条件 $\dfrac{A\cap B}{A}>0.6$ 且 $\dfrac{A\cap B}{B}>0.6$，B 为标注后真实区域，则认为细胞核区域 A 被正确分割。评估分割结果评价指标的计算方法分别为

$$\text{prec}_o = \frac{正确检测的目标数量}{全部检测的目标数量} \tag{9-98}$$

$$\text{rec}_o = \frac{正确检测的目标数量}{\text{Ground truth}中的全部目标数量} \tag{9-99}$$

$$F_1\text{-score} = 2 \cdot \frac{\text{prec}_o \cdot \text{rec}_o}{\text{prec}_o + \text{rec}_o} \tag{9-100}$$

$$\text{prec}_p = \frac{正确检测的像素数量}{全部检测的像素数量} \tag{9-101}$$

$$\text{rec}_p = \frac{正确检测的像素数量}{\text{Ground truth}中的全部像素数量} \tag{9-102}$$

$$DC = \frac{2|A\cap B|}{|A|+|B|} \tag{9-103}$$

为了说明本书所提方法的优越性，利用 ISBI 2014 重叠宫颈细胞学图像分割挑战数据集中的图像对算法进行了性能的比较，对比实验中的其他方法来自 Ushizima，Nosrati，Lu，Phoulady，Tareef 等人。对比的结果见表 9-23。

表 9-23 ISBI 2014 数据集下的细胞核分割评估实验结果

方法来源	训练/测试集	DC	$prec_o$	rec_o	$prec_p$	rec_p
Ushizima	45/810	0.914（±0.039）	0.959	0.895	0.968（±0.055）	0.871（±0.069）
Nosrati	45/810	0.900（±0.053）	0.903	0.893	0.901（±0.097）	0.916（±0.093）
Lu	45/810	0.921（±0.049）	0.977	0.883	0.942（±0.078）	0.912（±0.081）
Lu	45/900	0.920（±0.050）	0.730	0.850	0.960（±0.060）	0.900（±0.080）
Phoulady	135/810	0.947	0.961	0.933	—	—
Tareef	45/90	0.930（±0.040）	0.990	0.940	0.950（±0.060）	0.930（±0.070）
本书	45/900	0.950（±0.028）	0.984	0.946	0.919（0.035）	0.941（±0.027）

从表 9-23 中的结果可以看出，本书所提方法基于目标的检测精度 $prec_o$ 在 900 幅图像中达到了 0.984，略低于精度最高的方法（Tareef）0.6 个百分点；而本书所提方法的 rec_p 较高，达到了 0.946，相比于其他方法，本书所提方法漏掉的细胞核最少；在分割精度方面，本书所提方法的 DC 值最高，为 0.950，像素级别召回率也达到了 0.941，表明与其他方法相比，本书所提方法丢失的核像素更少，分割结果更为准确，各项指标表明了本书所提方法的分割性能更优。本书所提方法在基于像素的分割精度上还存在提升的空间，$prec_p$ 值相比于最高的 0.968 还有不小的差距，在后续的算法中可以通过优化图像处理方法的手段来进一步提升。

本书提出的细胞分割方法的主要目的是应用于宫颈细胞的 DNA 精密分析，本分割方法除了应用在公开的细胞数据集中，也使用在自建的宫颈细胞涂片图像中，处理结果如图 9-40 所示。

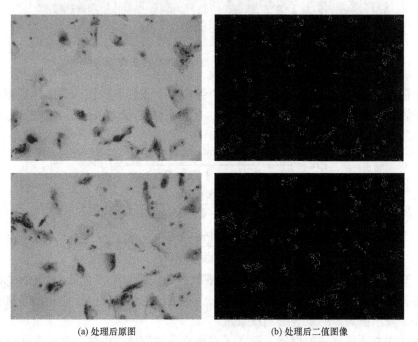

(a) 处理后原图　　　　　　　　　　(b) 处理后二值图像

图 9-40 宫颈细胞涂片细胞分割处理结果

从图 9-40 中可以看出，本书提出的细胞分割方法对于绝大多数的宫颈上皮细胞都能实现有效分割，宫颈上皮细胞、淋巴细胞、中性粒细胞和杂质等都被算法从背景分割出来，但是目前的分割算法还存在一定的缺陷。例如，图像中很多细小的应当舍弃的杂质被分割为前景，以及少部分肉眼所见的空白背景出现了细胞分割产生的绿色轮廓，初步分析可能是在背景中由于染色技术的缺陷而导致的部分杂质像素，后续考虑通过滤波的方法进一步去除和改善。但是这一缺点不影响本研究的整体处理流程，因为算法流程中对于 GVF Snake 分割出的 ROI 会进行细胞与否的判断，这一部分大的堆叠细胞 ROI 与小的背景杂质由于不满足细胞的筛选条件在流程中将被滤除。综合来说，本书提出的宫颈细胞分割算法可以有效地筛选出各类细胞 ROI，在 ISBI 2014 数据集上表现出较好的效果，在实际使用中还存在部分改进的空间，在后续的研究中可以进一步优化。

2. 重叠细胞图像分割实验

在分割后的宫颈细胞涂片中，各类细胞如宫颈上皮细胞、淋巴细胞、中性粒细胞和杂质等都已经基本被分开，但是在实际中发现部分宫颈上皮细胞还存在重叠现象，针对这一类重叠细胞，本书采用凸包搜索算法与椭圆曲线拟合的手段来实现重叠宫颈上皮细胞的检测和分割。实际中重叠细胞核具有多种形式，它们的形状如图 9-41 所示。

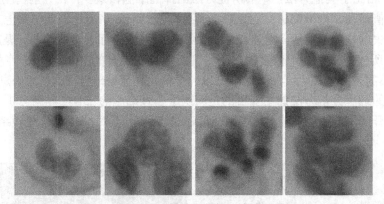

图 9-41　不同形状的宫颈细胞涂片重叠细胞

为了评估本书所提算法的性能，采用一个包含 180 张细胞核图像的本地数据集来进行性能测试。评估参数有 3 个，分别为精度(Pre)、召回率(RC)和 F_1-score。这些参数的计算公式分别为

$$Pre = \frac{TruePositive}{TruePositive + FalsePositive} \times 100\% \qquad (9-104)$$

$$RC = \frac{TruePositive}{TruePositive + FalseNegative} \times 100\% \qquad (9-105)$$

$$F_1\text{-score} = \left(2 \times \frac{Pre \times RC}{Pre + RC}\right) \times 100\% \qquad (9-106)$$

式中，TruePositive 表示正确划分为重叠细胞核的重叠细胞核数量，TrueNegative 表示划分为单细胞核的单细胞核数量，FalsePositive 表示错误划分为重叠细胞核的单细胞核数量，FalseNegative 表示被漏掉的重叠细胞核数量。

为了评估本书所提算法的性能，建立了本地宫颈细胞核数据集，共包含 180 张宫颈细胞涂片，分割出 4 500 例重叠细胞核与非重叠细胞核，然后利用本书所提的凸包搜索算法对细胞核进行检测与分割。由于凸包搜索算法中一些参数需要根据图像的实际分割效果来调整，

所以划分数据集为训练集和测试集，比例为 80:20，见表 9-24。然后将本书所提算法与凹点检测算法和 B-spline 曲线拟合方法进行综合对比，得到算法评估的结果，见表 9-25。

表 9-24　训练和测试阶段使用的细胞核数量

原始数据	训练集	测试集	总计
单细胞核	2 984	738	3 722
重叠细胞核	616	162	778
总计	3 600	900	4 500

表 9-25　不同方法的分割结果对比

方法	Pre	RC	F_1-score
凹点检测算法[64]	0.878	—	—
B-spline 曲线拟合方法[65]	0.993	0.950	0.970
本书所提算法	0.987	0.961	0.974

从表 9-24 的简单对比结果中可以看出，本书所提算法的分割准确率远高于凹点检测算法，略低于 B-spline 曲线拟合方法。初步分析是由于图像预处理中的噪点对分割边界产生影响，导致部分边界模糊的细胞被错误分割，使分割准确率下降。从召回率 RC 与 F_1-score 两个指标来看，本书所提算法均优于 B-spline 曲线拟合方法。综合分析得出，本书所提算法在算法复杂度上比 B-spline 曲线拟合方法更简单，也更加具有实际应用价值，在之后的工作中可以借鉴改进的 B-spline 方法来进一步提升分割准确率。

除此之外，本书选用文献[44]的方法进行直观的图像分割对比，分割结果见表 9-26，采用本书提出的方法进行细胞图像分割的结果在上，采用文献[44]中的方法得到的分割结果在下。

表 9-26　重叠细胞分割实验结果

No.	重叠细胞图像	分割结果
1		

No.	重叠细胞图像	分割结果

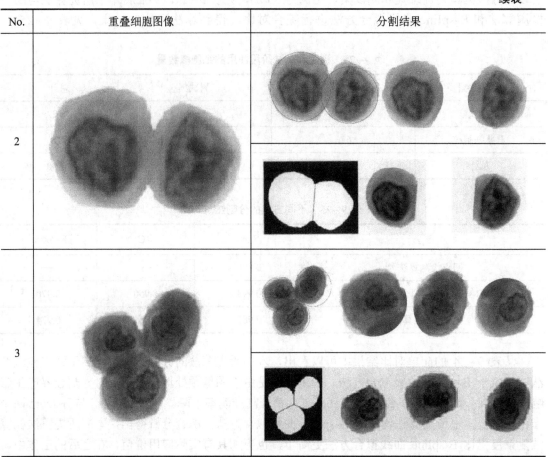

从表 9-26 中可以看出，本书提出的分割重叠细胞方法相比原有方法具有较大的提升，较好地保持了细胞的原有形状和细胞边界，而非生硬地以直线进行分割。但是经过观察发现，本书所提方法也存在一定的不足，在利用椭圆曲线拟合细胞边界时，若两细胞距离较近，可能会在扩展边界区域的过程中包含到隔壁细胞的细胞核，使得细胞的纹理和灰度等发生变化，在以后的工作中可以根据非扩展区域的纹理和色度特征来拟合扩展区域的纹理和色度特征。但是本书所提的分割方法是为了分割细胞核而开展的，在实际使用中很少涉及胞浆，所以这一方法的缺点不会对实际使用和分割结果产生影响。

9.4.3　特征提取实验

为了实现各类宫颈细胞的分类，本书针对形态特征、色度特征、纹理特征和光密度特征 4 类参数进行细胞图像特征提取，最终计算出 93 个特征参数，包括 9 个形态特征、8 个色度特征、65 个纹理特征和 11 个光密度特征，由于篇幅的限制没有完全列出。基于算法空间和时间复杂度的考虑，使用基于随机森林的 Filter 特征选择方法对特征进行优化选择。软硬件参数与 9.4.2 节中配置相同。

最终筛选出用于分类识别的特征共 32 个，分别按照特征种类列在表 9-27 中。

表 9-27 筛选后的特征参数

特征类别	具体特征
形态特征	1. 像素面积；2. 周长；3. 高度；4. 宽度；5. 圆形度；6. 矩形度；7. 伸长度；8. 椭圆度；9. 等效直径；10. 圆形惯性矩；11. 最小半径；12. 最大半径
色度特征	1. 色彩均值；2. 色彩方差；3. 通道峰态；4. 平均灰度；5. 灰度方差；6. 灰度峰态
纹理特征	1. 对比度；2. 逆差矩；3. ASM 能量；4. 灰度熵；5. 梯度熵；6. 自相关；7. 小梯度优势；8. 大梯度优势
光密度特征	1. 平均光密度；2. 积分光密度；3. 平均光密度方差；4. 光密度极差；5. 光密度变异系数；6. 光密度偏度

  细胞特征的自动提取结果经病理医生确认基本符合宫颈上皮细胞、淋巴细胞、杂质及泄漏的细胞内容物基本特征，在实际中能够满足病理医生辅助诊断的需求。为了进一步说明特征提取算法对细胞分类精度的提升效果，选择在两个数据集上分别运行随机森林算法（RF）、多元自适应回归样条算法（MARS）、决策树算法（C4.5）和支持向量机算法（SVM）。统计不同算法的分类精度，然后执行本书所提的特征选择算法，分别以 RF、MARS、C4.5、SVM 算法衡量特征子集的分类效果，并统计特征子集上分类效果的准确率。采用的两个数据集：一是常用的宫颈细胞数据集 Herlev，共有 917 张图像，训练集和测试集的比例为 1:9，采用十折交叉验证的方法统计准确率；另一个数据集是自采集图像的自建宫颈涂片数据集（网站链接为 https：//github.com/zcwooo/Data-of-Improved-random-forest-based-on-AFSA），共包含 800 张宫颈细胞图像，其中有 400 张宫颈上皮细胞图像，400 张淋巴细胞图像，采用与 Herlev 数据集同样的训练方式对两个数据集的细胞进行分类和准确度测试。

  表 9-28 列出了不同算法在两个数据集上的特征选择结果和分类精度，数据为测试集结果。

表 9-28 8 种算法在 Herlev 与自建数据集上的分类性能比较

数据集	RF		MARS		C4.5		SVM	
	特征数量	分类准确率/%	特征数量	分类准确率/%	特征数量	分类准确率/%	特征数量	分类准确率/%
Herlev	37	88.15	37	90.67	37	81.30	37	91.74
自建数据集	15	91.44	15	92.84	15	87.65	15	93.31
	RF& RF		RF&MARS		RF&C4.5		RF&SVM	
	特征数量	分类准确率/%	特征数量	分类准确率/%	特征数量	分类准确率/%	特征数量	分类准确率/%
Herlev	31	89.43	28	90.85	30	85.01	32	91.91
自建数据集	13	92.03	15	92.84	15	87.65	13	93.75

  为了更为直观地说明改进后算法的分类性能，图 9-42 中以柱状图的形式表现了对比实验结果。从表 9-28 和图 9-42 可以看出，在 Herlev 与自建数据集上，经过 Filter 后的随机森林分类算法 RF&RF、RF&MARS、RF&C4.5、RF&SVM 的分类精度相比较于未进行特征选取的原始算法具有提升效果，同时选出了小于等于原始特征集合的子集合。以 Herlev 为例，

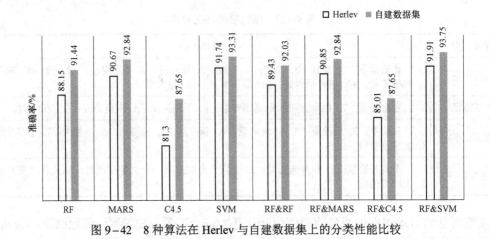

图 9-42　8 种算法在 Herlev 与自建数据集上的分类性能比较

RF、MARS、C4.5、SVM 在全部 37 个原始特征集的分类准确率分别为 88.15%、90.67%、81.30% 和 91.74%，利用本书所提随机森林特征选取方法 RF&RF、RF&MARS、RF&C4.5 和 RF&SVM 选出的特征数量分别为 31、28、30、32，对应特征子集的分类准确率分别为 89.43%、90.85%、85.01% 和 91.91%。平均分类准确率高出 0.17%～3.71%。这说明特征选取方法减少分类特征数量的同时也提高了分类精度。至于 Herlev 数据集的分类特征多于自建数据集，这可能是由于自建数据集的细胞种类较少，图像较为清晰，所以不需要那么多的特征参数就可以完成分类。在自建数据集上，RF&MARS 与 RF&C4.5 选取的特征子集与原始特征子集相同，分类准确率也未改变，这可能是因为自建数据集上 MARS 与 C4.5 方法特征维度较低且为强相关特征，所以特征选择方法未改变特征子集数量。也可以看出，C4.5 方法选出了较小的特征子集，提高了分类准确率，但是可能丢失了部分复杂特征，所以分类精度低于其他 3 种方法，而其他 3 种方法的分类精度相差不大。

　　由以上的分析可以看出，本书使用的基于随机森林的特征选择方法具有减小特征集合的效果，而且减少了算法的时间和空间复杂度，同时提升了细胞分类的准确性，后续可以通过与其他特征提取方法的横向比较来进一步说明本书所提特征选择方法的优越性。

9.4.4　细胞分类实验

　　经过单细胞图像分割与重叠细胞图像分割操作，可以得到分割出的各类宫颈上皮细胞、淋巴细胞、中性粒细胞、泄漏的细胞内容物和杂质，如图 9-43 所示。重叠细胞按照前面提出的基于椭圆曲线拟合的边界分割方法分割后归类到单细胞图像中。由于宫颈细胞 DNA 定量分析系统的主要判别依据是宫颈上皮细胞和淋巴细胞，所以需要从各类细胞图像中精确分类出这两种细胞。本书采用的 SVM&Adaboost 组合分类器方法能够实现对各类细胞的准确分

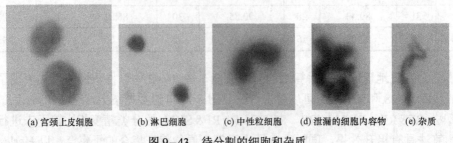

(a) 宫颈上皮细胞　　(b) 淋巴细胞　　(c) 中性粒细胞　　(d) 泄漏的细胞内容物　　(e) 杂质

图 9-43　待分割的细胞和杂质

割，从而保证 DNA 倍体的精密分析。

下面利用自建细胞数据集来评估本书所提细胞分类方法的有效性。为说明本书提出的 SVM&Adaboost 组合分类器相较于现有分类器 SVM 和 Adaboost 的优越性，基于上述提取和选择后的细胞特征，根据实际情况设置自建细胞数据集进行分类器对比实验，共包含 5 类细胞与杂质，全部细胞来自 28 张宫颈细胞 DNA 涂片，具体的细胞数量见表 9-29。细胞数据集中的细胞样本基于前述细胞分割方法对宫颈细胞涂片分割得到，不存在重叠细胞图像，杂质多为玻片表面的纹理和破碎细胞。全部细胞图像来源于北京民航总医院，每一个细胞的种类划分都依据了专业医生的指导和配合，保证了细胞所属类别的准确性。

表 9-29　自建数据集细胞种类及数量

种类	数目
宫颈上皮细胞	648
淋巴细胞	235
中性粒细胞	46
泄漏的细胞内容物	83
杂质	51

为排除分类实验中偶发现象对于分类结果的影响，采用十折交叉验证对 1 063 张细胞及杂质小图进行特征提取后的细胞分类，每次选取数据集中的 9 份作为训练集，1 份作为测试集，共进行 10 次。其中特征提取参数分别为 13 和 11。由于在实际的系统应用中，细胞分类准确率是更为重要的分类指标，所以此处分类实验使用分类准确率作为衡量分类器分类效果的有效指标。最终以按照细胞数量权重划分的分类准确率表征分类器的精度。分类准确率对比结果如图 9-44 所示。二分类指分类为细胞与非细胞两类，五分类指按照类别精确分类。五分类的准确识别结果见表 9-30。通过这种细胞数据集不变而分类器变化的对比实验方法，根据分类准确率就可以判断不同分类器在这一细胞分类任务上的分类效果。直观地看，柱状图高度越高，分类效果越好。

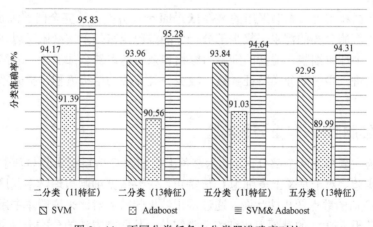

图 9-44　不同分类任务中分类器准确率对比

表 9-30　自建数据集五分类的准确识别结果

类别	总数/个	准确识别个数/个	分类准确率/%
宫颈上皮细胞	648	614	94.7
淋巴细胞	235	218	92.7
中性粒细胞	46	45	97.83
泄漏的细胞内容物	83	79	95.18
杂质	51	50	98.04
总计	1 063	1 006	94.64

从图 9-44 的分类结果中可以看出，在不同分类方法下的二分类准确率均大于五分类准确率，这是由于细胞与非细胞之间的特征差异远远大于细胞与细胞之间的特征差异。针对二分类与五分类内部，可以看出当特征数量由 13 下降到 11 时，分类准确率的变化并不明显，这是因为此时经过特征选取留下的特征部分非强特征，去除这一部分弱特征后对分类准确率影响不明显。而从不同分类器 SVM、Adaboost 和本书提出的 SVM&Adaboost 组合分类器的分类准确率可以看出，SVM 的分类准确率较高，但运行时间较长；Adaboost 的分类准确率偏低，但运行速度相比 SVM 更快。组合 SVM&Adaboost 分类器相比 Adaboost 分类器显著提升了分类准确率，在运行时间上耗时增加不明显。所以本书选用的 SVM&Adaboost 组合分类器相比原有的分类方法具备更高的分类准确率，而时间复杂度增加不多，具备实际应用的价值。

表 9-30 是在图 9-44 的基础上，选择分类准确度最高的二分类（11 特征）的五分类 SVM&Adaboost 进行分类，从结果中可以看出，杂质、泄漏的细胞内容物和中性粒细胞的分类准确度较高，均超过了 95%；而淋巴细胞和宫颈上皮细胞的分类准确率偏低，但是也在 92% 以上。这是因为杂质与细胞之间的差别比较大，而且中性粒细胞在形态上具有明显的独有特征，所以这 3 种细胞杂质的分类准确率较高；而淋巴细胞与宫颈上皮细胞部分形状非常接近，灰度相差不大，在临床上病理医师对这两类细胞的分类也不能保证完全准确。本书提出的 DNA 分类系统鲁棒性较高，能够消减部分极少数错分的淋巴与宫颈上皮细胞造成的系统误差，所以这两类错分的细胞影响不大。而且将淋巴细胞识别为宫颈上皮细胞并不会对患者造成真正的伤害。

经过实际测试和实验，本书采用的 SVM&Adaboost 分类方法完全能够满足本 DNA 定量分析系统对 5 类细胞分类的需求，极少部分错分的淋巴或宫颈上皮细胞可以在人工挑选的过程中手动清除，中性粒细胞、泄漏的细胞内容物和杂质基本被全部清除。后续可以通过优化特征选择方法来进一步消减分类特征参数，减少分类算法的结构流程，提升系统的分类效率和准确率。

9.4.5　宫颈细胞 DNA 定量分析实验

本节的实验主要分为两个部分，分别为宫颈上皮细胞 C 值矫正实验与基于 LSTM 的宫颈上皮细胞分类实验。对于宫颈上皮细胞 C 值矫正，主要依据细胞病理学中鼠肝片的标准判定方法生成细胞 C 值的散点图与柱状图，通过矫正结果的前后对比来说明本书所提矫正方法的有效性。针对基于 LSTM 的宫颈上皮细胞分类实验，从同类方法的分类准确率、运行时间的角度来进行对比和分析。

1. 宫颈上皮细胞 C 值矫正实验

本矫正实验在前期实验的基础之上展开，利用鼠肝片作为定性参考标准，生成细胞 C 值定量分析直方图和散点图来确定矫正方法的有效性。基于形态学观察、流式细胞仪等诸多细胞分析技术，相关研究证实鼠肝脏存在不同倍体肝细胞共存的现象。而这些倍体细胞的数量分布存在一定的规律，主要根据二倍体、四倍体的峰值对比来定标细胞 C 值的定量计算效果。

本实验使用老年 Wistar 大鼠肝脏制成的鼠肝片玻片来进行光学扫描和定量分析。正常大鼠细胞主要为二倍体细胞，但超过 1 年的大鼠细胞存在二倍体、四倍体和少量八倍体细胞。取出老年大鼠肝脏并制成肝脏玻片，用 10%甲醛固定 30 min，空气干燥 5 min 和盐酸室温水解 1 h，并使用 Feulgen 染色 1 h 完成制片。对 10 组鼠肝片图像利用本书提出的细胞分割、分类与 DNA 计算和矫正算法，分别得到矫正前后的宫颈上皮细胞直方图与散点图。直方图由细胞 C 值作为横坐标、每个 C 值对应的细胞总数为纵坐标得到，散点图由细胞 C 值作为横坐标、每个细胞核面积为纵坐标得到。细胞 C 值经矫正算法处理前后的数据对比如图 9–45 所示。

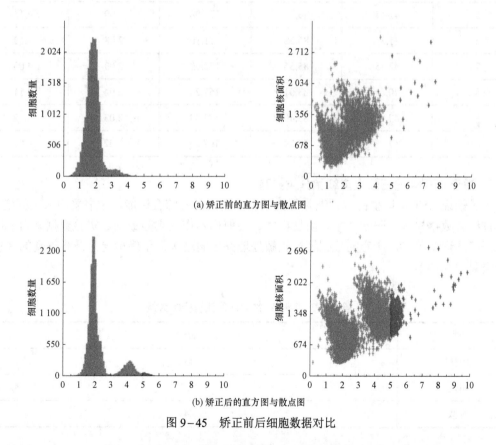

图 9–45　矫正前后细胞数据对比

从图 9–45 可以看出，矫正前的直方图只存在一个峰值，散点图的数据分布非常密集，只具有一个团簇。矫正后的直方图存在 2 个非常明确的峰值，分别对应 2 和 4 的细胞 C 值，散点图细胞点分散成 2 个清晰的团簇。这也符合文献中利用 Tiger 图像分析仪得出的结论。从图像对比前后的效果来看，本书提出的 DNA 矫正算法对宫颈上皮细胞分布图的峰值分化及其 C 值的精确计算具有显著的修正效果。

针对本实验测试的 10 组鼠肝片图像，分别记录每组鼠肝片各 DNA 倍体细胞核矫正后的含量及其比值并记录在表 9–31 中。由表 9–31 中的数据可以得到矫正算法从整体上调低了细胞的 C 值大小，使每一个倍体峰值两侧的细胞向倍体的中心收敛，从而使细胞分布更加集中。DNA 二倍体、四倍体、八倍体之间的比值接近与 2:4:8 的比例关系，呈现出明显的倍数关系，证明本书提出的矫正方法合乎理论，也具有实际可操作性。

表 9–31　各组鼠肝片倍体细胞核 DNA 含量及其比值

No.	2cIOD	4cIOD	8cIOD	4c/2c	8c/2c
1	40.83	82.48	165.37	2.02	4.05
2	40.91	84.27	169.37	2.06	4.14
3	41.37	85.66	172.51	2.07	4.17
4	43.32	87.07	178.91	2.01	4.13
5	41.44	86.61	171.98	2.09	4.15
6	41.53	86.38	171.10	2.08	4.12
7	42.15	85.56	172.39	2.03	4.09
8	40.69	83.01	167.24	2.04	4.11
9	42.07	85.40	173.33	2.03	4.12
10	41.28	83.39	167.60	2.02	4.06

2. 基于 LSTM 的宫颈上皮细胞分类实验

为了验证 LSTM 模型在宫颈细胞与宫颈癌检测方面的综合性能，本书采用人工标定的 3 类宫颈细胞数据样本：阳性样本、阴性样本、疑似样本作为实验数据。实验数据来自北京民航总医院病理检验科，所有的数据经过脱敏处理并由病理医师精确标定，最终得到的 3 类样本数量见表 9–32。

表 9–32　LSTM 性能评估实验样本数量

分类	数量
阳性	432
阴性	3 075
疑似	841

本实验的核心代码使用 Python 编写，LSTM 的模型构建主要依赖 Tensorflow 和 Keras，操作系统为 Windows 10 专业版，CPU 为 Inter（R）Core（TM）i7-8550U，内存为 16 GB。由于实验条件的限制，LSTM 模型在 10 epoch 下进行训练。最终模型的训练和验证损失及基于 MAE（mean absolute error）的准确度在 15 epoch 下的折线图如图 9–46 所示。

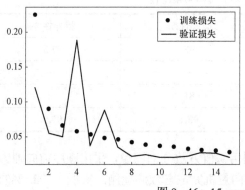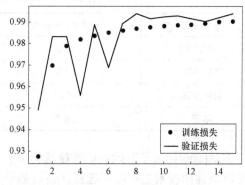

图 9-46　15 epoch 下的训练和验证损失

从图 9-46 中可以看出，随着 epoch 的增加，训练损失函数值从 0.25 逐渐下降到 0.03 附近，验证损失函数值从 0.13 逐渐下降到 0.02 附近；而训练准确度由 0.92 逐渐上升到 0.985，验证准确度由 0.95 逐渐上升到 0.99 附近。在第 4 个和第 6 个 epoch 处出现了损失函数与精确度的突变，这可能是由于样本数据较大而训练 epoch 次数太少，学习率设置较小，所以出现了损失函数的突变，在后续可以通过调节学习率和 batch_size 的训练方法加以解决。

在医学图像领域所使用的评价指标通常有多个，如敏感性（SEN）、特异性（SPE）及分类准确率（ACC）。敏感性又称真阳性率，指发病之后诊断方法对疾病的敏感程度（识别能力）。敏感性越高，漏诊概率越低。特异性又称真阴性率，非病人的特征有别于病人特征，我们利用这些差异避免误诊，那么诊断标准对于这些差异利用得如何就用特异性来表示。特异性越高，误诊概率越低。表 9-33 说明了诊断的若干种情况，便于理解评价指标的计算。

表 9-33　评价指标混合矩阵

类别	诊断阳性（P'）	诊断阴性（N'）
实际阳性（P）	真阳性（P_T）	假阴性（N_F）
实际阴性（N）	假阳性（P_F）	真阴性（N_T）

在表 9-33 中，分类准确率（ACC）、敏感性（SEN）和特异性（SPE）的计算公式分别为

$$\text{ACC} = \frac{P_T + N_T}{P_T + N_T + P_F + N_F} \tag{9-107}$$

$$\text{SEN} = \frac{P_T}{P_T + N_F} \tag{9-108}$$

$$\text{SPE} = \frac{N_T}{N_T + P_F} \tag{9-109}$$

利用表 9-33 中的实验数据，设置训练集与测试集的比例为 4:1 得到分类结果并通过 5 折交叉验证计算出分类准确率（ACC）、敏感性（SEN）和特异性（SPE），与其他宫颈癌检测方法得到的评价指标结果进行对比可得到表 9-34。

表 9–34　不同方法计算评价指标结果比较

方法来源	分类准确率/%	敏感性/%	特异性/%
文献[106]	98.5	98	97.5
文献[107]	82.9	—	—
文献[108]	92	81	94
本书	**98.3**	**98.1**	**97.9**

文献[106]比较了宫颈癌的特征选择方法，利用阈值方法分割图像，采用顺序前向搜索和顺序浮动前向搜索进行特征选择，最终基于支持向量机完成宫颈癌检测，实现了 98.5%的分类准确率、98%的敏感性和 97.5%的特异性结果。文献[107]利用 K-nearest 算法从宫颈细胞涂片中划分不同阶段的宫颈癌，通过 5 折交叉验证方法实现了 82.9%的准确率。文献[108]提出了一种基于生物学可解释特征的子宫颈癌显微活检图像自动检测和分类的框架，利用 K-means 算法分割图像、K-nearest neighborhood 分类样本，该方法的分类准确率为 92%，敏感性和特异性分别为 81%和 94%。综合比较来看，本书提出的基于 LSTM 的宫颈癌检测方法在分类准确率上相比这些文献中的方法略低，但是在敏感性和特异性上优于文献中的方法。相比文献中的方法，本书提出的方法在 3 个指标上都具有优越性，可见本书提出的基于 LSTM 的宫颈癌检测方法在保证分类准确率的基础上，敏感性和特异性效果良好，优于其他的同类方法。

由于硬件条件的约束，本书提出的 LSTM 算法的训练时间较长，利用表 5–14 的训练数据，在 Windows 10 系统、Inter（R）Core（TM）i7–8550U、16 GB 内存与 PyCharm（2018.3.5）社区版的条件下运行 10 epoch 所需的时间在 1 h 40 min 左右。后期通过优化训练方法与改善硬件设备可以有效降低训练时间，进一步提升算法的分类准确率。

10 基于改进 DSOD 网络的乳腺钼靶图像肿块分类方法研究

10.1 乳腺 X 射线图像预处理

10.1.1 乳腺钼靶 X 射线图像和病灶特征简介

乳腺钼靶 X 射线摄影检查，是国际通用的医学影像检查手段。目前，乳腺钼靶检查是进行乳腺疾病检查和普通人群乳腺疾病筛查的最佳方式，也是应用范围最广、普适性最高的一种医疗影像检查手段。这种检查方式能够清晰地呈现乳房内部整体的组织结构，尤其是癌症前期可能出现的微小钙化点。同时，该方法操作简单，分辨率较高且能实现无创式检测。

乳腺钼靶 X 射线摄影的常规摄片一般包括双侧乳腺以便对比。通常采用头尾位（CC）和内外侧斜位（MLO），必要时辅以侧位（lateral）、局部点压放大摄影片。内外侧斜位采用检测平板与胸腺部位平行的视角，这样能保证 X 射线光经由乳腺的内上方和外下方。头尾位视角采用检测平板位于乳腺的垂直下方，头尾位拍摄视角所展示的区域和内外侧斜位视角互补，弥补了内外侧斜位视角图像不能显示的部位。胸腺分为左侧和右侧，故通常区分为左头尾位（L-CC）、右头尾位（R-CC）、左内外侧斜位（L-MLO）、右内外侧斜位（R-MLO）。图 10-1（a）、（b）分别是 CC 视角和 MLO 视角的图像示例。

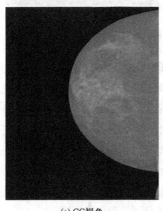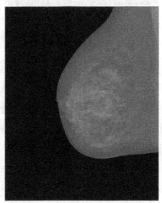

(a) CC视角   (b) MLO视角

图 10-1　双视角图像示例

通过乳腺钼靶 X 射线图像表现出来的病灶主要分为肿块、钙化、结构扭曲和不对称性，它们是乳腺癌症检查分析的重要征象。其中，肿块和钙化是最为重要的两项病灶征象。根据病情的程度，钙化和肿块均可区分为良性和恶性。良性肿块呈现圆形、卵圆形等，密度偏低；恶性肿块与之相反，密度高，边缘呈现尖锐的毛刺状，形态大小不规则。良性钙化一般分布松散，呈现点状，直径为 20 μm～1 mm 不等，有的位于肿块内部，密度较高且均匀，颗粒形态大小不一。恶性钙化则一般成堆分布，有聚集倾向，呈现现样、线样分支状。图 10-2 为良恶性肿块和钙化图示例，图中标注的轮廓区域即为病灶，均由专业医生统一标签标记。

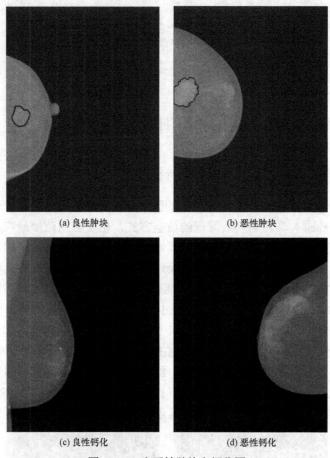

(a) 良性肿块   (b) 恶性肿块

(c) 良性钙化   (d) 恶性钙化

图 10-2　良恶性肿块和钙化图

可以直观地发现，肿块与周围正常乳腺组织极其接近，边界处对比度低，甚至可能出现肿块被掩埋或重叠在乳腺组织中的情况，肉眼难以区分开来。同时，肿块形状大小各异，边缘不规则。钙化点则由于较小（恶性钙化点通常小于 0.5 mm）而导致不易被人眼发现，再加上钼靶 X 射线图像成像原因和噪声的影响，钙化点会在生成数字图像时发生丢失现象。这些都是乳腺 X 射线钼靶图像检测的难点，同时，也是目前临床诊断中基于人工阅片的痛点。因此，通过计算机视觉的方法进行乳腺钼靶 X 射线图像的自动检测和分类是很有必要的，具有非常重要的应用价值和意义。通过计算机辅助诊断的方法不仅能够减轻医生的工作压力，同时不存在人为主观因素的影响，以客观的事实为医生提供第二建议。

10.1.2　乳腺钼靶 X 射线图像数据集

医学图像数据一般涉及患者的隐私信息，以及需要经过专业放射科医生进行准确标注后才能进行研究和使用。图像数量一般较少，较难达到自然图像数据集如 ImageNet 的百万数量级别。本书使用的数据集均是国际标准开源乳腺钼靶图像数据集，即 MIAS 数据集和 INbreast 数据集。

MIAS 数据集全称 minimammographic database，它由英国研究组织创建，是建立比较早的较小型乳腺钼靶 X 射线图像数据集。MIAS 数据集提供了 161 例西方女性患者的内外侧斜位左右乳腺图像，共计 322 张。其中，正常无病变图像 209 张，良性病变 62 张，恶性病变 51 张。该数据集提供的病变类型包括钙化、良性肿块、恶性肿块、结构扭曲和不对称。同时，标注信息包括了病变的严重程度和腺体类型。病变信息以病变区域的中心坐标和半径的形式呈现，需要根据提供的坐标信息在原图像中进行标注。

INbreast 数据集由葡萄牙波尔图乳房中心医院提供，图像在 2008 年 4 月至 2010 年 7 月之间获取。该数据集提供了 115 例患者的共计 410 张图像，图像像素为 3 328*4 084 或 2 560*3 328。其中，90 例图像来自双乳腺女性，包括 CC 和 MLO 视角，每例 4 张图像。25 例图像来自乳房切除患者，每例 2 张图像。该数据集包含的病变种类分为钙化、肿块、结构扭曲和不对称。病灶的标注均来自专业放射科医师的像素级轮廓标注并提供了 xml 格式文件。标注信息包括病变类型、BI-RADS 等级分类、双乳腺的详细病变描述信息等。BI-RADS 是美国放射学会的乳腺影像报告和数据系统（breast imaging reporting and data system），其将乳腺病变程度划分为 0～6 级，等级越高意味着病变恶化程度越高。等级中将 1～3 级划分为良性病变，将 4～6 级划分为恶性病变。表 10－1 为详细的 BI-RADS 等级分类。

表 10－1 BI-RADS 等级分类

BI-RADS 等级		分类结果
0 级		信息不完整，检查不能全面评价病变，需要其他相关影像检查辅助
1 级		阴性结果，未见明显异常
2 级		良性病变，可基本排除恶性
3 级		可能良性病变，建议短期（3～6 个月）随访，恶性病变率一般<2%
4 级	4a	需要活检，但恶性可能性较低（3%～30%）
	4b	倾向于恶性，恶性可能性为 31%～60%
	4c	进一步疑似为恶性，可能性为 61%～94%
5 级		高度可能恶性，可能性＞95%
6 级		已经活检证实为恶性

10.1.3 图像预处理

本书同时采用 MIAS 数据集和 INbreast 数据集。由于数据集的采集设备和 X 射线摄影参数的设置不同等原因，两个数据集图像的成像方式、图像对比度、分辨率和亮度等都存在差异。同时，乳腺钼靶 X 射线图像存在共同的缺陷，主要为以下几个方面。

（1）由于拍摄设备和成像方式等原因，乳腺钼靶 X 射线图像普遍存在一定的噪声干扰，比较容易与微小的钙化点相混淆。

（2）病变区域和正常腺体组织灰度值较接近，肿块边缘处对比度偏低，尤其是对于致密性乳腺组织肿块的检测更加具有挑战性。

（3）在两个数据集所提供的图像中，均存在较大比例的与乳腺无关的黑色背景，这在一定程度上对图像特征的学习造成了干扰。除此以外，MIAS 数据集中的图像大部分存在图像标签信息，同样不属于目标区域，对整个算法会造成一定干扰。

故针对以上原因，对图像进行预处理是图像处理流程中不可或缺的重要一环。图像预处理工作主要包括图像数据去中心化、图像去噪、乳腺目标区域分割和图像增强。借助图像预处理，可以进一步加强图像特征提取的可靠性，提高目标检测的算法性能。

1. 图像去噪

乳腺钼靶 X 射线图像在获取的过程中，由于设备工作时仪器本身内部存在一定的噪声，同时在对拍摄者的身体内部拍摄成像的过程中，也会不可避免地产生一些外部干扰噪声。噪声的存在将会影响整张图像信息的显示，并会对放射科医生的阅片造成一定的干扰，严重时甚至引发误诊情况。因此，对乳腺钼靶 X 射线图像进行滤波去噪有利于后续的图像利用和分析。采取适当的图像滤波方法不仅能够去除噪声干扰，也能有效地保护图像的信息不丢失。

目前常见的滤波主要分为两种，即线性滤波和非线性滤波，可通俗地理解为输入图像所进行的运算方式不同。前者经过一系列线性运算（如简单的加减乘除运算等）得到输出结果；后者则通过非线性运算得到结果，最小值、中值和均值等都是简单的非线性运算操作。滤波指的是根据滤波器对图像的像素进行线性或非线性运算，从而使整个图像达到所需要的状态，为后续处理进行铺垫。本书根据乳腺钼靶 X 射线图像的成像特点，对乳腺钼靶 X 射线图像进行自适应中值滤波操作。

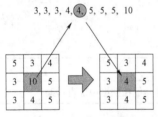

3, 3, 3, 4, (4), 5, 5, 5, 10

图 10-3 中值滤波
运算的示意图

中值滤波运算的示意图如图 10-3 所示。中值滤波的基本思路是选取以像素点为中心的一定范围内的区域作为邻域，然后将邻域内像素值按照由低到高的顺序进行排列，选择结果中排在中间位置的像素值作为邻域中心像素值，依次对该邻域遍历图像所有像素点。假设设定的邻域大小为（2n+1)*（2n+1)，原图像用 $f(x, y)$ 表示，经过中值滤波后的图像用 $g(x, y)$ 表示。

中值滤波的数学原理可用公式表示为

$$g(x, y) = \text{Med}\{f(x, y)\} = \text{Med}\{f(x+i, y+j), -n \leqslant i, j \leqslant n\} \tag{10-1}$$

中值滤波的操作不仅可以保留原始图像的细节信息，也能有效去除干扰噪声。然而，中值滤波容易受滤波窗口大小的影响，如果窗口尺寸过大，虽然能很好地去除噪声，但图像信息也不可避免地会遭受损失；反之，如果窗口尺寸过小，噪声则无法得到有效的处理。因此，考虑到乳腺钼靶 X 射线图像中存在类似椒盐噪声，本书采用自适应中值滤波达到去除噪声的较理想的效果。

自适应中值滤波是为了改进中值滤波的问题而提出的。自适应中值滤波能够根据像素点的分布，自适应地调制其滤波窗口的尺寸大小，更加细致地保留了原始有用的细节信息，同时对干扰噪声进行处理。算法实现原理如下。

预先定义符号如下：S_{ij} 表示图像中以第 j 行第 i 列的像素点为中心的滤波器对应区域；$Z_{\min}$ 表示 S_{ij} 中最小灰度值；$Z_{\max}$ 表示 S_{ij} 中最大灰度值；Z_{med} 表示 S_{ij} 中灰度值中值；Z_{ij} 表示图像中第 j 行第 i 列像素点的灰度值；$S_{\max}$ 为作用域 S_{ij} 所允许的最大窗口尺寸。

自适应中值滤波中，首先进行过程 A，如式（10-2）和式（10-3）所示。

$$A_1 = Z_{\text{med}} - Z_{\min} \tag{10-2}$$

$$A_2 = Z_{\text{med}} - Z_{\max} \tag{10-3}$$

如果 $A_1 > 0$ 且 $A_2 < 0$，则进行过程 B；否则增大滤波器作用域尺寸，若增大尺寸后的作

用域尺寸不大于 $S_{\max}$，则重复过程 A，否则输出 Z_{med}。

对于过程 B，如式（10-4）和式（10-5）所示：

$$B_1 = Z_{ij} - Z_{\min} \tag{10-4}$$

$$B_2 = Z_{ij} - Z_{\max} \tag{10-5}$$

如果 $B_1 > 0$ 且 $B_2 < 0$，则输出 Z_{ij}，否则输出 Z_{med}。

自适应中值滤波与中值滤波之间较明显的区别在于，自适应中值滤波能够在图像滤波过程中自适应改变作用域窗口尺寸大小。通过自适应中值滤波，能够减少噪声对乳腺钼靶 X 射线图像检测的干扰，同时能较好地保护图像中的细节信息，减少信息过度丢失。

2. 图像去背景

在乳腺钼靶 X 射线图像中，除了乳腺区域外，占据很大一部分面积的是黑色背景。如图 10-4 所示，图像中包含背景区域和标签信息，这些信息与乳腺图像中病灶的检测无关。因此需要进行背景和标签区域的去除，实现乳腺分割，提取只包含乳腺的目标区域。

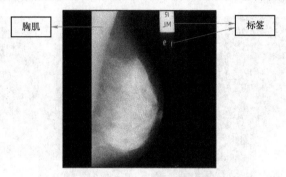

图 10-4　乳腺钼靶 X 射线图像

从图像中可以明显看出，乳腺区域和背景区域的灰度值差别较大，比较适合使用阈值分割的方法进行乳腺分割。因此本书采用了 Otsu 阈值分割算法。整个背景去除的流程如图 10-5 所示。

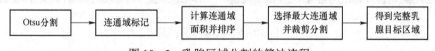

图 10-5　乳腺区域分割的算法流程

Otsu 阈值分割算法也称为最大类间方差算法，这是一种动态调节阈值的自适应图像分割方法。该算法通过计算图像中前景和背景的方差将前景和背景区分开来。与其他预先定义分割阈值的方法相比，这种利用方差来自适应确定分割阈值的方法更加准确细致，故采用最大类间方差算法可使错误分割的概率变小。经过 Otsu 阈值分割，图像中包含的标签信息也被分割为前景，此时计算连通区域面积并排序，筛选出最大连通域并裁剪分割，最后得到完整乳腺目标区域。分割结果如图 10-6 所示。

在图 10-6 中，图 10-6（a）为输入的乳腺钼靶 X 射线图像原图。图 10-6（b）为经过 Otsu 阈值分割后得到的结果。在此基础上，计算各连通域的面积并按面积大小进行排序，面积最大的连通域即为乳腺目标区域，画出目标轮廓得到如图 10-6（c）所示的图像。最后根据轮廓边缘做出最小矩形框并裁剪，如图 10-6（d）所示，得到最终预处理后的乳腺钼靶 X 射线图像。

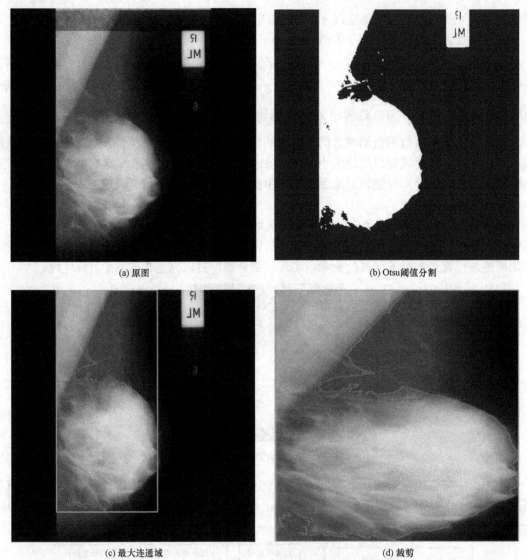

(a) 原图   (b) Otsu阈值分割

(c) 最大连通域   (d) 裁剪

图 10-6 乳腺分割结果

3. 图像增强

为了提高目标检测模型的检测性能，需要对乳腺钼靶 X 射线图像进行图像增强操作，从而进一步提高乳腺病灶和正常腺体组织间的对比度，使得目标与背景之间有更加显著的边界和差异性。综合乳腺肿块与周围腺体组织的特点，本书采用限制对比度的自适应直方图均衡（CLAHE）方法对图像进行图像增强。

直方图均衡（HE）是一种常用的简单高效的图像增强技术，它通过改变直方图来改变图像中像素的灰度分布，将不同像素间灰度值差异的分布范围进行拉伸，从而增强图像整体对比度。但是，传统的直方图均衡是将整个图像作为整体统一进行灰度分布的调节，没有考虑图像局部信息，因此会导致部分局部图像出现亮度过曝，反而失去了图像增强的效果。针对这个问题，可以将整张图像进行区域划分，然后对划分后的每一个子区域进行直方图均衡。但是当同一子区域像素邻域分布较均匀时，经过变换函数运算以后，这一小部分分布均匀的像素范围会投射到整体像素分布中，从而也扩大了噪声分布范围。

限制对比度的自适应直方图均衡针对以上问题提出了新的解决方法。CLAHE 主要是对其对比度进行限幅，它首先用预定义的阈值来裁剪直方图，然后再计算直方图函数（CDF）。阈值的设定能够有效控制其幅度范围，从而限制了斜率以减少噪声的增强。CLAHE 的算法示意图如图 10-7 所示，在 CLAHE 计算过程中，将超出阈值的直方图进行裁剪，裁剪掉的直方图被均匀平铺在整个灰度范围内，得到新的直方图分布。此时再重新计算得到的变换函数的斜率是否符合预期，以避免因局部对比度过高而出现失真现象及放大噪声的影响。

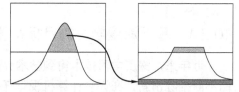

图 10-7 CLAHE 的算法示意图

图 10-8 展示了不同直方图均衡方法的效果对比。第一行依次为原始图像、HE 均衡处理和 CLAHE 均衡化后的图像，第二行为其对应的直方图。从图 10-8 中可以较直观地看出，原图中胸肌与肿块交界处对比度较低，边缘模糊。经过普通的直方图均衡处理后，图像中腺体组织区域存在局部亮度过高的现象。由于普通的直方图均衡是对图像全局进行均衡化处理，使得图像出现部分失真。观察直方图发现部分像素点的像素值为 0，说明存在信息丢失现象。经过 CLAHE 均衡处理后，图像局部对比度提高，肿块与正常腺体组织之间的差异性更明显，病灶的边界更突出，灰度值分布也得到改善，细节信息得到保护。

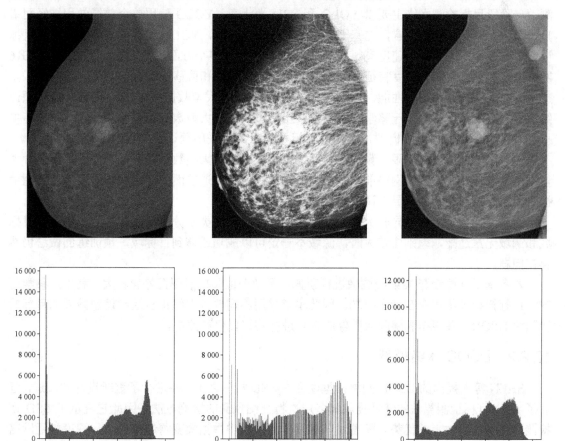

图 10-8 不同直方图均衡方法的效果对比

10.2　DSOD 网络的改进

10.2.1　基于深度学习的目标检测概述

近年来，深度学习技术得到学术界的广泛关注，卷积神经网络（CNN）在结构和应用方面不断推陈出新，在许多计算机视觉任务中实现了项目落地，取得了突出的成绩。诸多研究者提出了各种创新的卷积神经网络。从 AlexNet 到 GoogleNet 及其演变的 Inception 改进结构，再到 ResNet、DenseNet 和 MobileNet 等，神经网络经历了从增加深度到增加宽度，再到跳层连接的残差网络结构避免梯度消失和梯度爆炸，以及逐渐让网络变得更"轻"的发展历程。得益于这些优秀的网络结构，许多计算机视觉任务的准确性和鲁棒性得到不断提升。

基于 CNN 的目标检测模型主要分为两种。一种是基于区域建议方法的两阶段目标检测，另一种则是不需要区域建议的端到端一阶段目标检测。基于区域建议方法的网络模型以 R-CNN 系列为代表，这类神经网络模型利用 Selective Search（SS）搜索方法生成图像中所有可能包含识别目标的区域，过滤掉一部分无关的背景区域，然后对建议的目标区域采用分类和回归得到最终的检测结果。两阶段目标检测方法的计算量较大，实时性不如一阶段目标检测。一阶段目标检测网络主要以 YOLO 和 SSD 为代表。YOLO 使用单个前馈卷积神经网络直接预测对象的类别和位置，与基于区域建议的方法不同，YOLO 不需要再对区域建议目标进行二次分类，因此检测速度有很大提升。SSD 则是在多个方面进行改进，它通过 VGG16 网络提取特征，利用多尺度特征图预测目标框的位置类别和偏移量。

为了获得更好的检测性能，许多目标检测模型选择在大型数据集如 ImageNet 上进行预训练后再微调网络，这也是迁移学习的过程。虽然微调借助大型数据集能够加快收敛，提高鲁棒性，并得到更优的最终模型，但是在目标检测任务中采用预训练网络也存在以下弊端。

（1）网络结构设计受限。预训练的网络模型大多经过大型数据集的分类任务，其包含大量网络参数，在预训练时网络前面几层需要冻结，无法知道前面的网络结构是否为适合的数据集，因此预训练时能够灵活调整网络结构的空间较小。

（2）源域和目标域差异较大。虽然微调能够缩小不同类别分布造成的差距，但是当目标域和源域无法适配，差别比较大时，源域不一定可以成功迁移到目标域，预训练的做法仍然存在问题。

本章基于乳腺钼靶 X 射线图像进行研究，医学图像和自然图像差异较大，利用迁移学习方法进行模型训练仍存在诸多弊端。因此本章采用不需要预训练也能达到理想效果的目标检测网络 DSOD，并根据乳腺肿块图像的特点进行网络优化和改进。

10.2.2　DSOD 网络模型

SHEN 等人提出的 DSOD 网络模型建立在 SSD 模型之上，并进行了重新设计和改进，延续了 SSD 目标检测算法的特征提取和多层次特征图预测的检测方法，因此它继承了 SSD 在检测速度和准确性上的优势。随着目前深度学习领域中数据集变得越来越大，深度神经网络模型的训练代价也越来越昂贵，作者通过实验证明 DSOD 模型可以不经过模型预训练，原数据集从零开始训练也可达到与经过预训练后的模型相媲美的检测精度和检测效率，非常适合医学图像的模型训练。DSOD 网络参数更少，模型更加紧凑，是一个更加灵活高效、适合部署在移动端的目标检测网络。

1. DSOD 特征提取子网络

DSOD 网络模型是无需区域建议方法的目标检测模型，融合了 SSD 目标检测模型和 DenseNet 网络的设计思想。DSOD 网络结构可以分为两部分：一是实现提取图像特征的前端子网络，二是进行多尺度特征层预测的子网络。特征提取子网络利用了 DenseNet 网络的密集连接思想，在其网络结构的基础上进行优化和改进而来。它由 1 个 Stem 模块、4 个密集块、2 个过渡层和 2 个无池化层过渡层组成。多尺度特征层预测子网络同样利用了 DenseNet 的思想，采用密集预测结构，每个预测特征层融合了多尺度信息，实现多尺度特征层预测。表 10-2 为 DSOD 网络模型的架构。

表 10-2　DSOD 网络模型的架构

Layer		Output Size（Input 3*300*300）	DSOD
Stem	Convolution	64*150*150	3*3 conv，stride 2
	Convolution	64*150*150	3*3 conv，stride 1
	Convolution	128*150*150	3*3 conv，stride 1
	Pooling	128*75*75	2*2 max pool，stride 2
Dense Block（1）		416*75*75	$\begin{bmatrix} 1*1 & \text{conv} \\ 3*3 & \text{conv} \end{bmatrix} *6$
Transition Layer（1）		416*75*75	1*1 conv
		416*38*38	2*2 max pool，stride 2
Dense Block（2）		800*38*38	$\begin{bmatrix} 1*1 & \text{conv} \\ 3*3 & \text{conv} \end{bmatrix} *8$
Transition Layer（2）		800*38*38	1*1 conv
		800*19*19	2*2 max pool，stride 2
Dense Block（3）		1 184*19*19	$\begin{bmatrix} 1*1 & \text{conv} \\ 3*3 & \text{conv} \end{bmatrix} *8$
Transition w/o Pooling Layer（1）		1 120*19*19	1*1 conv
Dense Block（4）		1 568*19*19	$\begin{bmatrix} 1*1 & \text{conv} \\ 3*3 & \text{conv} \end{bmatrix} *8$
Transition w/o Pooling Layer（2）		1 568*19*19	1*1 conv
DSOD Prediction Layers		—	Plain/Dense

首先，Stem 模块的设计受到 Inception-v3 和 Inception-v4 结构的启发，Stem 模块包括卷积层和最大池化层，卷积核分别为 3*3 和 2*2。第一个卷积层步长为 2，后两层步长为 1。Stem 结构的添加能够明显提高整体网络框架的检测精度，减少图像信息的丢失。

DSOD 模型中设计了 4 个密集块，每个密集块内的卷积单元数目依次为 6，8，8，8。密集块的设计借鉴了 DenseNet 网络结构的思想。密集块的结构如图 10-9 所示。密集块内的每一层输出信息不仅向其相邻层进行传递，也依次对其后面的每一层实现信息输入。因此网络

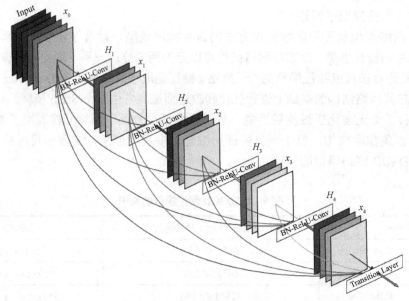

图 10-9 密集块的结构

中的每一当前层都接收到了来自前面各个层的特征信息融合，从而实现了浅层和深层的直接连接，提高了信息利用率和传递效率。假设一个密集块内包含 L 层，每一层都经过一个非线性变换 $H_i(\cdot)$，其中 i 表示第 i 层，$H_i(\cdot)$ 指常规运算，如归一化 BN、激活函数、池化或卷积等。第 i 层的输出记为 x_i。那么第 i 层接收到了来自其前面各个层的特征信息，实现信息流通和共享。以 $x_0, x_1, \cdots, x_{i-1}$ 作为前面层的输入，则第 i 层接收的特征信息计算公式为

$$x_i = H_i([x_0, x_1, \cdots, x_{i-1}]) \tag{10-6}$$

式中，$[x_0, x_1, \cdots, x_{i-1}]$ 表示特征映射的级联。由于每两层之间都有直接连接，因此对于 L 层的密集块共有 $L(L+1)/2$ 个直接连接。这种密集连接的设计实现了浅层和深层的直接连接，在误差反向传播进行参数优化时，能有效缓和梯度消失现象。层与层相互连接的方式大大提高了特征信息的流动和利用，同时在一定程度上精简了模型参数。为了使这种密集连接的网络达到一定深度以提取高级语义信息，网络需要下采样操作使得分辨率降低。分辨率发生改变会导致无法进行上述级联方式，因此，在网络的密集块之间引入过渡层来适应密集块的连接，起到下采样作用。过渡层包括卷积和最大池化，其卷积核分别为 1*1 和 2*2。同时，为了保证能够在不降低特征图分辨率的前提下增加密集块的数量，引入了无池化层的过渡层。

密集连接的网络连接方式使得这种网络架构与现有的网络架构之间的重要区别之一就是密集块内部可以有很窄的层，通过控制网络生长率 k 来控制网络宽度。假设经每个变换 $H_i(\cdot)$ 后生成 k 个特征图，输入层通道数为 k_0，则第 k 层的输入特征图数量为 $k_0 + k \times (L-1)$。这种网络结构使得每个层与其他层建立了信息连接通道，接收到了来自前面各层的特征信息映射，这部分融合的信息可以认为是网络的"共享信息"，增加了全局状态。每层将自己的 k 个特征图添加到此状态，网络生长率 k 视为调节每一层为全局状态贡献多少新信息。

这种密集块的设计，在任意两个图层之间引入直接连接，能够灵活扩展网络深度，同时避免了优化困难；能够通过更少的参数和计算量达到最优网络性能。稠密连接方式加强了特征重用，最后的特征预测层所得到信息是多层次特征的融合，特征提取能力和决策性更好。

2. DSOD 多尺度特征层预测子网络

DSOD 多尺度特征层预测子网络同样融合了 DenseNet 密集连接的思想，提出了密集预测结构。如图 10-10 所示，左侧为 SSD 网络的特征预测平坦连接（plain connection）方式，右侧为 DSOD 特征预测层密集连接（dense connection）方式。平坦连接中共 6 个尺度特征预测层，具有最大分辨率的特征层为 38*38，来自特征提取子网络中间层，主要面向检测小目标。虚线框中都有一个 1*1 卷积和一个 3*3 卷积，这种瓶颈过渡操作使得特征层逐渐向下采样提取特征。每一个特征预测层都从前一个特征层直接采样得到。1*1 卷积能够有效控制参与运算的通道个数，从而减少 3*3 卷积层的运算量。每个特征预测层之间单向信息传递，每个瓶颈的输入都是前一个瓶颈的输出。

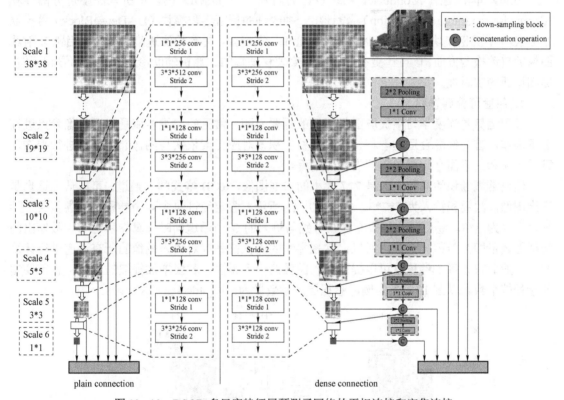

图 10-10 DSOD 多尺度特征层预测子网络的平坦连接和密集连接

右侧密集连接中，与平坦连接不同的是，用于预测的特征层都融合了多尺度信息。在 DSOD 网络中，限制每个特征预测层输出相同的通道数，每个尺寸的特征预测层（除第一个以外）包含两部分：一部分是通过前面一层由一系列卷积层学习的结果，另一部分是直接通过其连续的前一特征层进行下采样。密集连接和平坦连接的另一个明显区别在于，密集连接中 3*3 卷积的通道数量变为平坦连接对应卷积中的一半。右边虚线框内为下采样块，下采样块由 2*2 卷积的池化层和 1*1 的卷积层构成。池化层的目的是降低分辨率，在 concat 级联时与当前分辨率大小相匹配。1*1 卷积层将通道数减半。下采样块中带有来自其先前所有尺度的多分辨率特征图融合信息，每个当前尺度只学习一半的特征信息，另一半由前一层特征信息进行重新利用。每个瓶颈的输入是前面所有瓶颈输出的融合。这种多尺度预测层融合和信息再利用的方式，使得特征包含更多的信息，有利于模型保持甚至提高检测精度，同时在一

273

定程度上减少模型参数。

10.2.3 基于深度可分离卷积的稠密卷积模块

目前深度学习网络模型在诸多领域实现了新的突破和进展，但多数网络模型受到资源的限制。网络模型具有很高的计算复杂度和众多的模型参数，这些都需要具有更高峰值 FLOP 的计算单元，因此复杂的模型通常会增加功耗预算，包括计算资源和内存资源。含有大量参数的复杂网络模型无法在资源有限的前提下进行部署和运行。虽然密集块的设计同以往的网络结构相比已经减少了模型参数量，但是当密集块的模型结构增加到百层以上时，依然存在参数量较多的问题，不易进行移动端部署，同时稠密连接导致特征信息冗余。

因此，本书受到 MobileNet 网络设计的启发，在 DSOD 模型中引入深度可分离卷积（depthwise separable convolution），设计出一种改进的稠密卷积模块（D-DenseBlock）替换原始 DSOD 中的密集块，旨在减少网络参数量和计算资源，提高检测速度。在乳腺钼靶 X 射线图像的自动检测方面，该设计更有利于模型实现移动端的计算机辅助诊断系统的部署和开发，提高诊断的实时性。

1. 深度可分离卷积

卷积运算是深度学习中提取图像特征的重要方法，常见的二维卷积是对图像像素点进行运算操作。首先选取合适的卷积核，然后将卷积核对应元素依次与图像邻域像素进行乘法运算后再加和。下面介绍图像常规卷积的过程。

假设常规卷积的原始输入是 7*7 大小的二维图像，RGB 格式的 3 通道，可以认为这也是三维图像，故卷积输入为 7*7*3。如图 10-11 所示，假定经过包含 4 个卷积核的卷积层，卷积核尺寸为 3*3。卷积时，每个卷积核分别与输入的 3 个通道同时计算卷积运算，故输出的特征图数量即为卷积核个数。所以，常规卷积的卷积核是针对输入图像的所有通道进行计算的，一般而言，每个卷积核可以提取输入图像的一个属性，若要增加提取的属性，就需要增加卷积核个数。以图 10-11 为例，卷积层的参数量为：$N\_std=4 \times 3 \times 3 \times 3=108$。

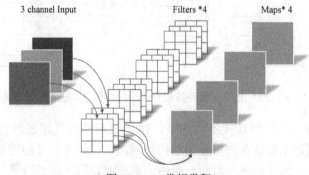

图 10-11 常规卷积

深度可分离卷积则是在常规卷积的基础上，将每个通道的卷积单独计算，它的核心思想是将一个完整的深度可分离卷积运算分为两步进行：首先是深度卷积运算，然后是点卷积运算。如图 10-12 所示，一个大小为 7*7 的三通道图像为卷积层的输入，卷积层是 3*3 卷积核大小，卷积核个数与上一层通道数相同。卷积时，每个卷积核分别与上一层的 3 个通道单独卷积，此次卷积完全在二维平面上进行。经过这样一次卷积后，输出 3 个特征层。此时，卷积部分参数量为：$N\_depthwise=3 \times 3 \times 3=27$。

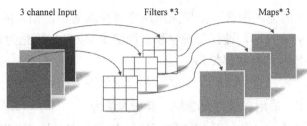

图 10-12   深度卷积

但是，深度卷积运算是在图像的通道维度，通过卷积核分别提取信息。此时每个通道之间没有建立空间信息的联系，因此需要进行第二步，即点卷积，如图 10-13 所示。点卷积的运算可以类比常规卷积运算，此时是在深度卷积输出信息的基础上，利用 1*1 卷积核顺着通道维度进行卷积运算，将不同通道域的信息进行融合，得到最终深度卷积输出的特征图。输出的特征层个数等于此时卷积的卷积核个数。可以发现，经过点卷积后，同样得到了 4 个特征图，与常规卷积相同。此时卷积部分参数量为：N_pointwise=1×1×3×4=12。整个深度可分离卷积示意如图 10-14 所示。

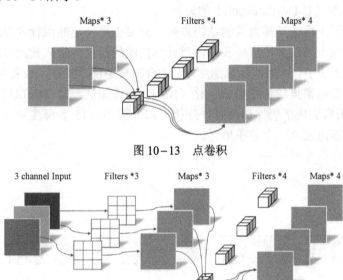

图 10-13   点卷积

图 10-14   深度可分离卷积

最后来对比一下两种卷积方式的参数量和计算成本。常规卷积的参数量为 N_std=4×3×3×3=108；深度可分离卷积的参数量包括 N_depthwise=3×3×3=27、N_pointwise=1×1×3×4= 12，即 N_separable=N_depthwise+N_pointwise=39。可见在输入和输出相同的情况下，深度可分离卷积的实现仅仅用了常规卷积 35% 的参数量。继续比较两者的计算量，常规卷积乘法计算量为 3×3×3×4×5×5=2 700；深度可分离卷积乘法计算量包含两个部分，分别为深度卷积乘法计算量和点卷积乘法计算量。其中深度卷积乘法计算量为 3×3×3×1×5×5=675；点卷积乘法计算量为 4×1×1×3×5×5=300。深度可分离卷积总计算量为 675+300=975。可见，应用深度可分离卷积后，计算量约是常规卷积的 36%。

同理，对任意尺寸的输入图像，如果应用深度可分离卷积，输入图像 $H*W*D$（卷积核个数为 Q，大小为 $h*h*D$），进行常规卷积，设定步长为 1，填充为 0。因此输出大小为 $(H-h+1)*(W-h+1)*Q$，此时计算量为

$$Q \times h \times h \times D + (H-h+1) \times (W-h+1) \qquad (10-7)$$

同样输入输出操作，采用深度可分卷积，其计算量为

$$D \times h \times h \times 1 \times (H-h+1) \times (W-h+1) + Q \times 1 \times 1 \times D \times (H-h+1) \times (W-h+1) =$$
$$(h \times h + Q) \times D \times (H-h+1) \times (W-h+1) \qquad (10-8)$$

最后将两种卷积运算的计算量进行比值计算，即

$$\frac{(h \times h + Q) \times D \times (H-h+1) \times (W-h+1)}{Q \times h \times h \times D \times (H-h+1) \times (W-h+1)} = \frac{1}{Q} + \frac{1}{h^2} \qquad (10-9)$$

可以看出，由于卷积核尺寸 h 远小于卷积核个数 Q，在输入和输出维度相同的情况下，深度可分离卷积的参数量约是常规卷积参数量的 $1/h^2$。所以在参数量相同的情况下，采用深度可分离卷积可以将网络结构设计得更深。

2. 稠密卷积模块（D-DenseBlock）的设计

深度卷积神经网络往往具有大量的结构参数，需要占用一定的运行内存才能实现模型的运行。为了进一步减小模型参数规模和降低对计算资源的消耗，提高检测速度，本书将深度可分离卷积引入密集块中，以加快运算速度，更适合将模型部署在移动设备端实现实时检测。设计的深度可分离卷积密集块包括批归一化（BN）、线性激活函数（ReLU）、深度可分离卷积（DW-Conv）。密集块内部仍然采用稠密连接方式。图 10-15 为深度可分离卷积密集块的示意图，其中虚线框内表示一个卷积单元。

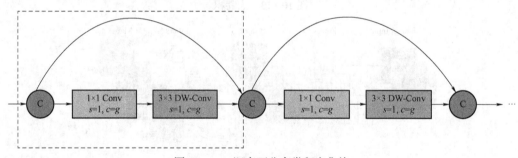

图 10-15　深度可分离卷积密集块

在每个密集块中，包含多个深度可分离卷积单元。在每个单元中，首先利用卷积核为 1*1 的常规卷积将输入通道数压缩到设定的网络生长率 g，然后进行卷积核为 3*3，步长为 1 的深度可分离卷积。每个卷积单元的输出直接和输入连接。依次类推，每两个单元之间都有直接连接，故形成稠密连接方式。

在深度可分离卷积密集块中，每个卷积层后都有批归一化层和线性激活函数。批归一化是一种数据标准化过程，在网络模型的训练过程中，网络的每一轮迭代都要重新调整以学习适应不同的数据，此时如果输入数据的分布差异较大，会严重影响模型训练速度和优化效果。因此，引入批归一化的操作能够改变数据分布，从而加快网络收敛速度。批归一化的过程包括两个部分。

（1）数据归一化操作，包括计算均值和标准差，即

$$x' = \frac{x - E(x)}{\sqrt{V(x)}} \qquad (10-10)$$

式中，x 表示输入数据，$E(x)$ 指对输入数据进行平均值运算；$\sqrt{V(x)}$ 指对输入数据进行标准差运算。

（2）变换重构，即

$$y = \gamma x' + \beta \qquad (10-11)$$

数据归一化时进行变换重构，是由于强制对输入数据进行转化会导致数据发生较大的分布差异，此时需要进一步改进，提高其鲁棒性。因此，变换重构是在基础公式的基础上加上两个参数 γ 和 β，这样在训练中就可以学习这两个参数，此时网络不仅提高了鲁棒性，也避免了丢失原始数据的分布特征。

采用的激活函数是神经网络中的线性激活函数 ReLU，其公式为

$$\mathrm{ReLU}(x) = \begin{cases} x, & x \geqslant 0 \\ 0, & x < 0 \end{cases} \qquad (10-12)$$

ReLU 函数是两阶段类型函数，它在正区间梯度为恒值，解决了梯度消失问题，计算速度较快，收敛速度远高于 Singmoid 函数和 tanh 函数。

同时，模块中采用的信息融合方式为 Concat 连接方式，区别于 Add 连接方式。Add 连接方式是指将输入的各路数据在对应的维度上进行相加级联，相加后每一维度的信息量增加，但输出的总维度和输入相同。Concat 连接方式则是在通道域上进行相加级联，输入数据在每一维度上保持不变，级联后总维度增加。假设有两路输入的通道分别为 $x_1, x_2, x_3, \cdots, x_m$ 和 $y_1, y_2, y_3, \cdots, y_m$，则 Concat 融合后单通道输出为

$$Z_{\mathrm{Concat}} = \sum_{i=1}^{m} x_i \otimes K_i + \sum_{i=1}^{m} y_i \otimes K_{i+c} \qquad (10-13)$$

Add 融合后的单通道输出为

$$Z_{\mathrm{Add}} = \sum_{i=1}^{m} (x_i + y_i) \otimes K_i = \sum_{i=1}^{m} x_i \otimes K_i + \sum_{i=1}^{m} y_i \otimes K_i \qquad (10-14)$$

本书设计的深度可分离卷积的稠密卷积模块将取代原 DSOD 网络结构中原始的密集块，引入深度可分离卷积可以大大减少模型参数和计算复杂度，通过合理控制深度可分离卷积密集块中的网络增长率 g，有效增加适应的网络宽度，可以提高图像特征提取的效果。

10.2.4　引入基于通道域注意力机制的 SE-Block

注意力是一个真实存在于人们生活但又往往被人们忽略的细节。注意力机制可以从视觉的角度对以下现象给出解释：人类能够快速扫描图像、发现目标物体，进而能够将更多注意力集中在关注的目标物体上，以获得目标物体的更多细节和信息，同时，人类能够自觉抑制其他区域的无关信息。但是对神经网络而言，神经网络在训练学习的过程中，如果不额外加以控制，神经网络对输入的全部特征信息是平等处理的。因此，如果能够对网络加以控制，使其具备类似人脑的自动分辨能力，则会大大增强神经网络的特征提取能力和分辨力。

2017 年，Hu 等人提出了 SENet 网络模型，并凭借其独特优势一举夺得 ILSVRC2017 分类赛冠军。SENet（squeeze-and-excitation network）是典型的注意力机制的网络学习方法，对于不同的输入样本，不同的通道特征在分类任务中的重要程度经常是不相同的。SENet 借助

网络训练的学习过程自动建立通道特征相关性，得到每个通道特征的重要性比例，同时根据重要程度来提升重要特征并抑制不利特征。这个过程相当于施加不同的注意力在各个通道特征中。SENet 模型结构示意图如图 10-16 所示。中间的核心模块是其独特的注意力机制模块，该模块主要包括压缩（squeeze）、激励（excitation）和注意（attention）。

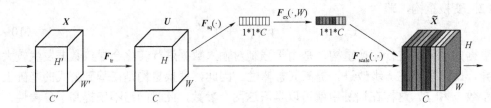

图 10-16   SENet 模型结构示意图

首先输入特征图层 $X \in \mathbf{R}^{H' \times W' \times C'}$，经过 F_{tr} 变换，输出处理后的特征信息 $U \in \mathbf{R}^{H \times W \times C}$。这里的变换可以是卷积运算和池化运算等。然后进行压缩操作，挤压函数为

$$s = F_{sq}(z, W) = \sigma(g(z, W)) = \sigma(W_2 \delta(W_1 z)) \qquad (10-15)$$

可以看出，挤压函数是将输入信息进行池化操作，该池化方式为全局平均池化，即顺着空间维度将特征信息求取均值，因此每个二维的特征通道信息通过变换以数值的形式进行输出。此时得到的输出为 $1*1*C$，输出维度等于输入特征通道数。此时的输出结果包括全局特征信息映射，而且网络前面几层也带有高级语义信息。接下来是激励操作，激励函数为

$$s = F_{ex}(z, W) = \sigma(g(z, W)) = \sigma(W_2 \delta(W_1 z)) \qquad (10-16)$$

其中 δ 为 ReLU 激活函数，$W_1 \in \mathbf{R}^{\frac{C}{r} \times C}$，$W_2 \in \mathbf{R}^{C \times \frac{C}{r}}$，$\sigma$ 为 Sigmoid 激活函数。这里引入两个全连接层（FC），W_1 和 W_2 分别为两个全连接的权值。第一个全连接把 C 个通道进行压缩，得到 C/r 个通道数量，从而节省了计算量，并在其后进行 ReLU 激活。第二个全连接又恢复成 C 个通道，后面跟着 Sigmoid 激活函数。r 是通道压缩比例。本书选择 $r=16$。激励是 SENet 思想的核心，通过两个全连接层融合各通道的特征图信息，各个特征层的权重通过全连接层和非线性层学习到，因此可以进行端到端训练。

最后，激励的输出权重可认为是网络学习到的每个通道特征的重要程度的量化，然后在原不同通道上的值乘上对应的不同权重，因此，最后的输出结果带有在通道域上的不同通道特征重要程度的标记，从而增强对关键通道域的注意力。最终输出为

$$x = F_{scale}(u_c, s_c) = s_c u_c \qquad (10-17)$$

本书基于 SENet 的设计思想，在改进的稠密卷积密集块基础上引入 SE-Block。由于 DSOD 结构中特征提取网络采用稠密连接方式，存在特征信息冗余现象。另外，乳腺肿块与周围腺体组织较相似，边缘模糊且对比度低，乳腺肿块特征并不突出，特征提取易受到干扰，因此引入 SE-Block 能够对通道间的特征权重进行学习，增加特征通道间的相关性。通过这种注意力机制，从通道域的维度方面减少特征信息的冗余，增强对任务有利的特征而抑制无关特征，从而加强网络对乳腺肿块特征的提取能力和分辨力。

本书将 SE-Block 放在 DSOD 特征提取网络中过渡层与下一个密集块之间，在经过每一个密集块提取特征信息后，通过 SE-Block 实现通道间信息的重新标定，增强有利信息的表达而抑制无关和不利的特征信息。加入 SE-Block 的改进的密集块结构如图 10-17 所示。每个

密集块内部采用深度可分离卷积单元，并仍然沿用密集连接方式。

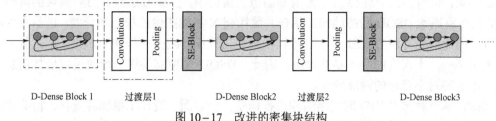

图 10-17　改进的密集块结构

10.3　改进的 DSOD 网络在乳腺肿块分类中的应用

针对乳腺钼靶 X 射线图像肿块良恶性的检测和分类任务，根据 10.2 节提出的 DSOD 模型改进思想，对 DSOD 模型中的特征提取子网络和特征层预测子网络重新进行网络结构设计，同时对 DSOD 模型的损失函数进行改进。

10.3.1　改进的 DSOD 网络结构设计

针对乳腺钼靶 X 射线图像肿块的良恶性分类，本书采用 INBreast 数据集和 MIAS 数据集。如图 10-18 所示，乳腺钼靶 X 射线图像背景较复杂，乳腺良性肿块和恶性肿块的纹理特征比较接近，尤其是良性肿块和致密度较高的正常腺体组织十分相似，甚至常被正常腺体组织覆盖导致无法辨别出肿块。在某些情况下，即便是专业医生，也比较难以区分其良恶性类别。因此，乳腺钼靶 X 射线图像肿块特征的提取极其重要且关键。传统的乳腺肿块分类基于手工提取肿块特征，这要求研究者既对肿块特征有充分成熟的认识，又需要将肿块特征完整地转化为数学模型进行表达和利用。同时采用这种方法提取的特征有限，无法完全对整张图像进行全面的理解和分析。因此，本节提出基于深度学习方法，即改进的 DSOD 模型来对乳腺钼靶 X 射线图像进行端到端模型训练，利用基于深度可分离卷积的稠密卷积模块搭建的特征提取子网络，充分提取图像的浅层信息和高层语义信息，基于多尺度特征融合的特征层预测子网络实现乳腺肿块的良恶性分类。

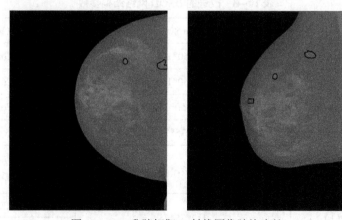

图 10-18　乳腺钼靶 X 射线图像肿块病灶

一方面，由于乳腺钼靶 X 射线图像分辨率可达到 4 096*3 328，在通过卷积神经网络对图像特征进行提取时，需要神经网络达到一定深度以降低图像分辨率，从而得到图像的高级抽象特征信息。同时，由于乳腺钼靶 X 射线图像数量较少，无法和达到百万数量级的自然图像比较，直接将原始 DSOD 网络结构应用在乳腺钼靶 X 射线图像的检测和分类，极易发生网络过拟合，因此需要将原 DSOD 模型进行结构轻量化设计，减少模型参数。此外，乳腺肿块的形状大小不一，小尺度肿块不易被检测，因此，DSOD 模型需要进一步改进以增加信息的多样性，以提高对小目标的检测效果。

因此，本节对原 DSOD 的网络结构进行调整。一方面，设计了更加轻量化、精简化的网络模型，在保证网络特征提取能力的前提下，使其网络参数更少，防止过拟合。另一方面，针对肿块这类小目标检测问题，在初级预测特征层引入膨胀卷积 Inception 模块，改进了特征层预测子网络，提高对小目标的检测能力。

1. 特征提取子网络的结构设计

本节以 DSOD 作为基准网络模型进行改进，在特征提取子网络中引入深度可分离卷积密集块（D-DenseBlock）和基于通道域注意力机制的 SE-Block。同时针对乳腺钼靶 X 射线图像，对网络结构参数进行调整，以进一步减少网络复杂度和参数，避免过拟合的发生。

原 DSOD 网络模型的输入图像分辨率为 300*300。DSOD 中特征提取子网络部分采用密集连接方式，即每一层的输入都连接到后面所有输出层，这样虽然能够得到多样化的特征信息，但是也会带来特征信息冗余爆炸的明显缺点。因此，引入网络生长率 k 来量化这个过程，网络生长率 k 即每一层输出的特征信息特征图的数量，通过对网络生长率 k 的控制，能够让网络更轻，减小网络宽度。在 DSOD 原模型中，将 k 设置为 48。本书针对乳腺钼靶 X 射线图像数据集，将 k 降低至 24。原模型中 4 个密集块模块的卷积单元数目分别为 6，8，8，8。在本书的网络设计中，将密集块中的卷积数目设置为 4，6，6，6，并将 3*3 普通卷积替换为深度可分离卷积。密集块之间保留密集连接方式，过渡层的设置保持不变。

同时，在过渡层与下一密集块之间引入 SE-Block 模块，该模块能够加强通道特征注意力，根据不同通道特征的重要程度进行特征的表达和利用，提高对当前任务的有利特征而抑制无关特征，整体上提高模型的特征提取能力。改进的 DSOD 网络结构参数设置见表 10-3。

表 10-3　改进的 DSOD 网络结构参数

Layer		Output Size（Input Size 3*300*300）	改进 DSOD
Stem	Convolution	64*150*150	3*3 Conv，stride 2
	Convolution	64*150*150	3*3 Conv，stride 1
	Convolution	128*150*150	3*3 Conv，stride 1
	Pooling	128*75*75	2*2 max pool，stride 2
D-DenseBlock（1）		224*75*75	$\begin{bmatrix} 1*1 & \text{Conv} \\ 3*3 & \text{DW}-\text{Conv} \end{bmatrix}*4$
Transition Layer（1）		112*75*75	1*1 Conv
			2*2 max pool，stride 2
SE-Block（1）		112*75*75	scale*1

续表

Layer	Output Size（Input Size 3*300*300）	改进 DSOD
D-DenseBlock（2）	256*38*38	$\begin{bmatrix} 1*1 & \text{Conv} \\ 3*3 & \text{DW}-\text{Conv} \end{bmatrix}*6$
Transition Layer（2）	256*19*19	1*1 Conv
		2*2 max pool，stride 2
SE-Block（2）	256*19*19	scale*1
D-DenseBlock（3）	400*19*19	$\begin{bmatrix} 1*1 & \text{Conv} \\ 3*3 & \text{DW}-\text{Conv} \end{bmatrix}*6$
Transition w/o Pooling Layer（1）	200*19*19	1*1 Conv
SE-Block（3）	200*19*19	scale*1
D-DenseBlock（4）	344*19*19	$\begin{bmatrix} 1*1 & \text{Conv} \\ 3*3 & \text{DW}-\text{Conv} \end{bmatrix}*6$
Transition w/o Pooling Layer（2）	172*19*19	1*1 Conv

　　在本节设计的改进 DSOD 网络中，首先输入大小为 300*300 的图像，经过 Stem 主干网络部分提取特征，Stem 主干网络由 3 个卷积层和 1 个池化层组成，得到 75*75 大小的特征图。然后进入 4 个 D-DenseBlock，4 个密集块内部卷积单元数目依次为 4，6，6，6。每个卷积单元包括卷积核为 1*1 的常规卷积和卷积核为 3*3 的深度可分离卷积。连续 2 个密集块之间仍然由过渡层和 SE-Block 模块组成。其中，过渡层由一个 1*1 卷积和 2*2 最大池化层组成。

　　SE-Block 内部结构如图 10-19 所示。在每一个 SE-Block 模块中，首先接收来自上一层的特征图，然后进行全局平均池化操作进行挤压，接着进行激励操作，包括第一个全连接层将通道数压缩为 C/r，经过 ReLU 函数激活后由第二个全连接层恢复为通道数 C，最后经过 Sigmoid 函数激活得到不同通道的特征权重比例。输入的特征图与权重比例对应相乘，获取特征重新标定的输出特征图。

　　改进的 DSOD 模型输入图像分辨率为 300*300，需要网络达到一定深度以充分提取图像特征，获得高层语义信息。但是随着网络的加深，不可避免地造成图像分辨率下降，导致一定程度的信息丢失。因此，为了保证在不降低图像分辨率的情况下尽可能增加网络深度，本节延续了原 DSOD 的设计，在第三、四个密集块中采用了无池化层的过渡层。即只包含一个 1*1 卷积层，去掉池化层。最后在特征提取子网络中得到的输出特征图大小为 172*19*19。

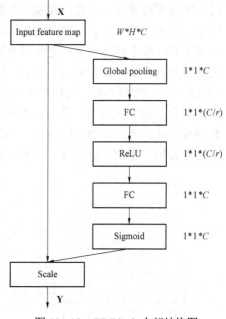

图 10-19　SE-Block 内部结构图

2. 改进的特征层预测子网络的结构

　　DSOD 网络模型的特征层预测子网络在 SSD 基础上进行改进，同样采用了密集连接的思想，在由密集块组成的基础网络后面添加一些卷积层，添加的卷积层在空间分辨率上逐渐递减，感受野增加，实现多尺度预测。最大的特征预测层大小为 38*38，用于预测小目标。整个预测网络共提取 6 个特征层，采用密集连接方式进行多尺度预测。每个特征层中有一半来自前一特征层的下采样，另外一半由当前层通过 3*3 卷积学习得到。这种特征层预测的密集连接方式不同于传统 SSD 模型算法，传统的 SSD 网络在特征预测时只将多个尺度信息进行单独预测，每个尺度之间没有进行特征融合。DSOD 中密集连接的特征预测增强了特征重用和多尺度特征融合的效果，能够将网络浅层的低级特征和高层的抽象语义特征结合，提高目标检测性能。

由于乳腺肿块的形状尺寸大小不一，网络对小目标的检测能力仍然需要进一步改进。虽然模型中采用的 38*38 大小的特征层主要用于预测小目标，但是小目标的检测既需要网络达到一定深度以提取到有效特征，又需要保持一定的空间分辨率大小。38*38 大小的特征层在网络中仍然处于较底层，缺少高级语义信息。同时，同一尺度卷积核所对应的感受野较单一，对不同形状和尺寸的肿块边缘轮廓特征无法得到充分的表达。因此本书在网络模型的小目标检测方面进行改进，在 38*38 大小的特征层后加入膨胀卷积 Inception 模块，通过在膨胀卷积中设置不同的采样步长来扩大感受野，增加上下文信息，这也是一种多尺度信息提取的方式，有利于浅层对小目标的检测。

下面介绍本书提出的改进的膨胀卷积 Inception 模块。

1）膨胀卷积（dilated convolution）

膨胀卷积，顾名思义，就是在常规卷积基础上对卷积核进行"膨胀"，即在卷积核中相邻两个点之间用 0 填充，从而使图像中参与卷积运算的邻域变大，因此感受野增大。同时，由于填充的是 0，参数没有增加。在深度卷积神经网络中，为了增加感受野并降低计算量，一般采取降采样，这样虽然能够增加感受野但是空间分辨率也降低了。因此，膨胀卷积能够有效解决这个问题，它能够在卷积核大小不变即参数量不变的情况下，增加感受野。同时，经过膨胀卷积运算后，其输出和输入的特征图大小相同。感受野的增加可以提高目标定位的精确度，获取多尺度信息。膨胀卷积中增加了新的参数即扩张率（dilated rate），该参数指的是上述的卷积核中相邻两个点之间填充的 0 的个数。假设膨胀率为 k，则卷积核中相邻两个点之间填充的 0 的个数为 $k-1$。图 10-20 为不同扩张率的膨胀卷积，图中左侧图像为扩张率为 1 的卷积，即常规卷积，卷积核为 3*3，感受野为 3*3。中间图像为在左侧图像的基础上进行扩张率为 2 的膨胀卷积，此时在卷积核为 3*3 的情况下，感受野为 7*7。右侧图像继续在左侧图像的基础上进行卷积核为 3*3，扩张率为 4 的膨胀卷积，此时感受野为 15*15。可见相比于普通卷积，相同参数情况下的膨胀卷积能获得更广范围的感受野，增加了上下文信息。

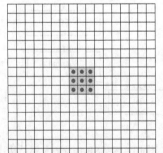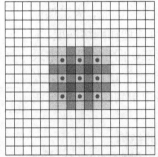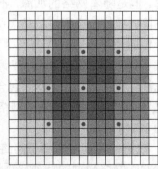

图 10-20　不同扩张率的膨胀卷积

2）膨胀卷积 Inception 模块（dilated-Inception block）

本书借鉴 Inception 网络结构中的多分支多尺度卷积层设计思想，进行了膨胀卷积 Inception 模块设计。如图 10-21 所示，模块采用不同大小卷积核，并引入膨胀卷积，通过设置不同的扩张率实现多尺度特征的提取和融合，结合了 Inception 网络和膨胀卷积的优点。首先通过 1*1 卷积层降低输入通道数量以减少计算量，然后在支路分别添加 3*3 卷积层和 5*5 卷积层。在每个分支上的特定卷积核大小的卷积层后添加对应的膨胀卷积，3 个支路的膨胀卷积的扩张率分别为 1，3，5。最后将所有分支的特征图进行 Concat 连接实现特征融合。膨胀卷积的 Inception 模块能够通过多分支且不同大小的卷积核提取不同尺度信息，并且在不增加参数的情况下获得不同尺度的感受野，融合后的特征图实现了特征密集采样，增加了上下文信息，可有效提高模型对小尺度肿块的检测和分类能力。

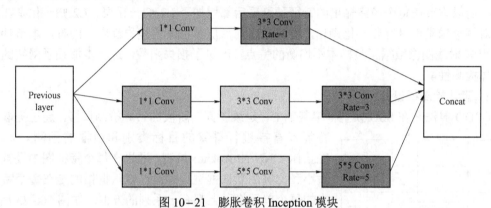

图 10-21　膨胀卷积 Inception 模块

本书在浅层 38*38 特征预测层后加入膨胀卷积 Inception 模块，在进行目标预测之前，利用 Inception 网络结构的多分支和多尺度卷积进一步获得多尺度信息融合，膨胀卷积使得网络接收更大的感受野，融合后的特征图具备更多的全局信息，提高改进 DSOD 网络的小目标检测效果。

本书提出的改进 DSOD 网络结构如图 10-22 所示。首先输入分辨率为 300*300 的图像，然后经过改进的特征提取子网络得到图像的特征信息，该部分包括本书设计的 4 个基于深度可分离卷积的稠密卷积模块。经过第 2 个密集块后得到 38*38 分辨率的特征层，本书在该层作为特征预测之前，加入膨胀卷积 Inception 模块，从而有效地提高了对小目标的检测性能。

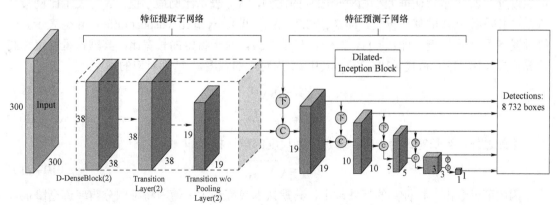

图 10-22　改进 DSOD 网络结构

在特征提取子网络后依次加入空间分辨率递减的卷积层，分辨率分别为 19*19、10*10、5*5、3*3 和 1*1。然后特征层预测子网络通过密集连接的方式进行特征预测。每个特征预测层将前一层下采样得到的特征信息和通过卷积得到的学习特征的信息融合。整个特征层预测子网络将高级语义信息和浅层信息有效融合，大大提高了信息的多样性和全局性。最后通过 6 个不同尺度的特征层进行目标预测和分类，得到其边框位置和类别置信度。

10.3.2 模型训练

本节提出的改进 DSOD 网络模型以 SSD 网络为基础，仍然采用与其相同的训练策略，包括预测层、默认框大小和比例设置及数据增强等。SSD 中只有 38*38 特征层后加入 L2 归一化，与 SSD 不同的是，改进的 DSOD 网络模型的特征预测层是由多个不同尺度特征层级联而成的，所以本节在每个最终输出的特征预测层后都增加了 L2 归一化层。L2 归一化是在通道域上对每个像素点进行归一化操作，能够减缓前后层数据间的差异程度。同时，本节针对乳腺钼靶 X 射线图像数据正负样本不均衡的特点，改进了损失函数，进一步加强了网络的训练和整体检测性能。

1. 默认检测框设置

DSOD 算法是在 SSD 模型框架基础上，延续了其一阶段的目标检测风格，通过提取图像

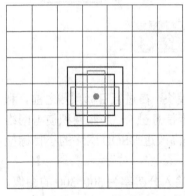

图 10-23 默认框

特征，直接进行最终的目标类别和边框的预测。其借鉴 FasterR-CNN 的 Anchor 机制，通过在每个特征图中设置不同大小和比例的默认框进行预测。默认框指的是在每个特征图中的每个单元格子上都有一系列的方框，如图 10-23 所示，假设特征图大小为 $m*n$，则共有 $m \times n$ 个单元格，假设每个单元格设置为 k 个默认框。其中每个默认框需要预测 c 个类别的得分和 4 个位置偏移量，此时该特征图会有 $(c+4) \times m \times n \times k$ 个输出。

默认框的大小和长宽比的计算采用以下方法，计算公式为

$$S_k = S_{\min} + \frac{S_{\max} - S_{\min}}{m-1}(k-1), k \in [1, m] \qquad (10-18)$$

式中，m 表示特征图的个数，对于 DSOD 模型而言，$m=5$。因此第一层 38*38 尺度的特征图单独设置。S_k 表示默认框大小相对于图片的比例，$S_{\min}$ 表示比例最小值，$S_{\max}$ 表示比例最大值。本书采用 SSD 的默认设置，即 $S_{\min}=0.2$，$S_{\max}=0.9$。长宽比（aspect ratio）用 α_r 表示，一般设置 5 种不同比例，即 $\alpha_r=\{1, 2, 3, 1/2, 1/3\}$，对于特定的长宽比，其默认框的宽和高计算见式（10-19）和式（10-20）。其中 w_k^α 为对应的宽度，h_k^α 为对应的高度。

$$w_k^\alpha = S_k \sqrt{\alpha_r} \qquad (10-19)$$

$$h_k^\alpha = S_k / \sqrt{\alpha_r} \qquad (10-20)$$

除此之外，当长宽比为 1 时，增加一种尺度的默认框，即

$$S_k' = \sqrt{S_k S_{k+1}} \qquad (10-21)$$

因此可以看出，特征图的尺寸越小，其默认框尺度越大。随着特征图分辨率逐渐降低，默认框尺度逐渐变大以适应不同尺度特征的提取。默认框在不同特征层有不同尺度，在同一

特征层具有不同的长宽比例，所以这种默认框的设计可以覆盖图像中不同形状和大小的目标。最后在实现预测的 6 个特征预测层中，每一个中心点生成的默认框数量分别为 4，6，6，6，4，4。最后预测的边界框共计 38×38×4+19×19×6+10×10×6+5×5×6+3×3×4+1×1×4=8 732（个）。

每个特征预测层特征图之后的信息流包括 3 个部分，以 38×38 大小的特征图 Conv4_3 层为例，如图 10-24 所示。第一部分为 softmax 分类，得到每个默认框对应各类别的置信度；第二部分为边框回归，得到预测框的左上角和右下角对应坐标；第三部分为特征图中每个像素点生成默认框。

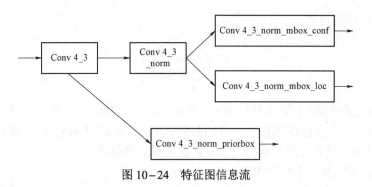

图 10-24　特征图信息流

2. 匹配策略

在模型训练过程中，模型中生成的默认框用来与图像中真正的目标框进行配对，将默认框与真实目标进行匹配时主要依据 IoU 进行。如图 10-25 所示，IoU 指的是默认框与真实目标的重叠度，主要用于评价定位精度。IoU 计算式为

$$IoU = \frac{\text{area } A \bigcap \text{area } B}{\text{area } A \bigcup \text{area } B} \tag{10-22}$$

依据 SSD 算法中的默认框与真实目标匹配方法，主要有 2 个匹配原则。第一个原则是，对图像中的每个真实目标，匹配到与之 IoU 最大的默认框，该默认框与真实目标进行匹配，称之为正样本，而那些没有与任何真实目标进行匹配的称为负样本。这样能保证每个目标都能有一个先验框与其匹配。但是，图像中往往真实目标很少，先验框数量较多，如果仅仅采取 IoU 最大的默认框匹配，则会产生非常多的负样本，导致正负样本比例失衡，影响网络训练。所以，此时按照第二个原则进行匹配。对剩余未匹配的默认框，倘若它与某真实目标的 IoU 大于一定阈值，则该默认框同样也与真实目标进行匹配，采用这种方式会导致一个真实目标有多个默认框匹配。

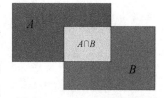

图 10-25　IoU 计算示意图

为了在训练时尽量提高收敛速度，避免正负样本比例失衡过度，SSD 采用了难例挖掘策略，即对负样本根据前向损失值进行降序排序，根据排序结果将一部分损失值高的难例作为训练所用的负样本进行损失反向传播计算，从而保证了正负样本比例接近 1:3。

10.3.3　损失函数的改进

1. DSOD 多任务损失函数

原 DSOD 网络模型采用了和 SSD 网络模型相同的损失函数，主要包括两部分，即边框回归损失和类别置信度损失，总损失为两者的加权和，计算公式为

$$L(x,c,l,g)=\frac{1}{N}\big(L_{\mathrm{conf}}(x,c)+\alpha L_{\mathrm{loc}}(x,l,g)\big) \tag{10-23}$$

式中，N 为默认框的正样本数量，L_{conf} 表示类别置信度损失，L_{loc} 为边框回归损失，α 是所附带权重系数。类别置信度损失采用交叉熵 softmax loss，边框回归损失采用 smooth L_1 损失。

对于类别置信度损失，计算公式为

$$L_{\mathrm{conf}}(x,c)=-\sum_{i\in\mathrm{Pos}}^{N}x_{ij}^{p}\lg\big(\hat{c}_{i}^{p}\big)-\sum_{i\in\mathrm{Neg}}\lg\big(\hat{c}_{i}^{0}\big) \tag{10-24}$$

式中，$\hat{c}_i^p$ 由下式计算得到

$$\hat{c}_{i}^{p}=\frac{\exp\big(c_{i}^{p}\big)}{\sum_{p}\exp\big(c_{i}^{p}\big)} \tag{10-25}$$

式中，i 和 j 分别表示第 i 个默认框和第 j 个默认框，p 为类别的种类。x_{ij}^p 表示第 i 个默认框与第 j 个真实框，且真实框的类别为 p 时的匹配情况。匹配成功则 $x_{ij}^p=1$，此时默认框为正样本且目标类别为 p，反之匹配失败则 $x_{ij}^p=0$，默认框为负样本。

对于边框回归损失，计算公式为

$$L_{\mathrm{loc}}(x,l,g)=-\sum_{i\in\mathrm{Pos}}^{N}\sum_{m\in\{c_x,c_y,w,h\}}x_{ij}^{k}\mathrm{smooth}_{L_1}\big(l_{i}^{m}-\hat{g}_{j}^{m}\big) \tag{10-26}$$

其中 $\hat{g}_j^m$ 由下式计算得到

$$\begin{aligned}
\hat{g}_{j}^{c_x}&=\frac{g_{j}^{c_x}-d_{i}^{c_x}}{d_{i}^{w}}\\[2mm]
\hat{g}_{j}^{c_y}&=\frac{g_{j}^{c_y}-d_{i}^{c_y}}{d_{i}^{h}}\\[2mm]
\hat{g}_{j}^{w}&=\lg\left(\frac{g_{j}^{w}}{d_{i}^{w}}\right)\\[2mm]
\hat{g}_{j}^{h}&=\lg\left(\frac{g_{j}^{h}}{d_{i}^{h}}\right)
\end{aligned} \tag{10-27}$$

真实框可以用其左上角坐标和宽高来表示，即采用 4 个量表示为 $(x,\ y,\ w,\ h)$。但是这 4 个值并不直接参与网络训练，网络监督的是真实框相对于默认框的偏置量。计算损失进行网络迭代训练。其中 l_i^m 表示预测框与默认框的位置偏移量，g_j^m 表示默认框与真实框的位置偏移量。边框回归采用 smooth L_1 损失，即

$$\mathrm{smooth}_{L_1}(x)=\begin{cases}0.5x^2, & |x|<1\\ |x|-0.5, & \text{其他}\end{cases} \tag{10-28}$$

训练结束后，在测试时网络输出的不是偏置量，而实真正的边框位置。该过程需要上述编码过程的反转即可。已知预定义的默认框和网络输出的 d_x、d_y、d_w、d_h，边框位置计算公式为

$$l_x=d_w\Delta l_x+d_x \tag{10-29}$$

$$l_y = d_h \Delta l_y + d_y \qquad (10-30)$$

$$l_w = d_w \mathrm{e}^{\Delta l_w} \qquad (10-31)$$

$$l_h = d_h \mathrm{e}^{\Delta l_h} \qquad (10-32)$$

2. 焦点损失函数 Focal loss

现阶段目标检测算法主要分成两类，一类是基于区域建议的两阶段算法，另一类是以 SSD、YOLO 为代表的端到端一阶段算法。两阶段算法需要先进行候选区域提取，再进行边框回归和目标分类。一阶段网络则不需要进行候选区域提取，直接进行分类和回归即可。所以两阶段算法检测速度较一阶段算法慢，但是精度比一阶段算法高。有学者对此进行过研究，Lin 等人发现导致这一现象的一部分原因是数据的正负样本分布极度不平衡，正负样本接近 1 000:1，且负样本大部分为简单负样本。同时，整个网络的梯度优化过程会被简单负样本过度干扰，导致网络优化时过度关注这些简单负样本，从而影响了网络的检测性能，降低了识别精度。

在乳腺钼靶 X 射线图像数据集中，一张图像内的肿块目标一般情况下不超过 3 个，且图像中大部分为背景信息。同时，数据集中有病灶的图像数量较少，是正常乳腺钼靶 X 射线图像数量的 1/3 左右。SSD 网络模型在训练时会产生约 $10^4 \sim 10^5$ 个默认框，其中包含大部分背景区域，这种正负样本分布的巨大差异导致训练时大部分的负样本会提供无用的信息，进而淹没正样本的梯度信息，在一定程度上造成模型的退化。虽然 SSD 算法采用难例挖掘（online hard example mining，OHEM）机制，根据候选框的损失进行排序，人为控制正负样本可达到 1:3 的比例，但是这种样本抽取策略会额外增加计算时间和内存消耗，同时根据排序而剔除的样本会造成网络特征信息的缺失，并不是一种最理想的做法。

为了解决上述问题，本节对 DSOD 模型损失函数进行改进，采用焦点损失函数 Focal loss 替换原交叉熵损失。Focal loss 基于交叉熵损失进行改进，通过减少易分样本的权重，让网络模型在训练时更多关注难例样本，从而有效地解决了正负样本不均衡带来的问题，提高了网络性能。

首先介绍交叉熵损失，二分类情况下的交叉熵损失计算式为

$$\mathrm{CE}(p, y) = \begin{cases} -\lg p, & y = 1 \\ -\lg(1-p), & \text{其他} \end{cases} \qquad (10-33)$$

式中，$p \in [0, 1]$，表示预测样本的置信度，$y \in \{1, -1\}$，表示真实标签。为了表示方便，将 p_t 代替 p，计算公式为

$$p_t = \begin{cases} p, & y = 1 \\ 1-p, & \text{其他} \end{cases} \qquad (10-34)$$

因此，根据式（10-33），重写式（10-34）为

$$\mathrm{CE}(p, y) = \mathrm{CE}(p_t) = -\lg p_t \qquad (10-35)$$

对交叉熵损失进行较简单的改进就是引入权重系数 $\alpha \in [0, 1]$，见式（10-36）。根据正负样本的频率进行设置，如负样本出现次数多，则降低其权重系数。

$$\mathrm{CE}(p_t) = -\alpha_t \lg p_t \qquad (10-36)$$

引入权重系数虽然能够通过调整正负样本的比重来控制其对损失函数及梯度的影响，但

是仍然无法区分简单样本和困难样本。图 10-26 为正样本预测概率与损失值的关系曲线图。

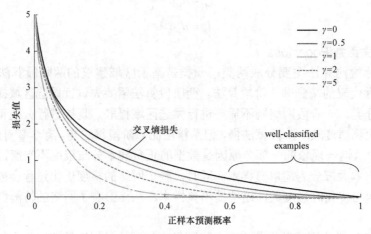

图 10-26　正样本预测概率与损失值的关系曲线图

从图 10-26 中可以看出，简单易区分样本同样具有不低的损失数值，如果这一部分样本占据较大比例，则很容易淹没数量少的正样本损失。因此，在焦点损失函数中引入调制因子 $(1-p_t)^\gamma$，$\gamma \geqslant 0$，具体公式为

$$\mathrm{FL}(p_t) = -\alpha_t (1-p_t)^\gamma \lg p_t \tag{10-37}$$

从焦点损失函数公式中可以分析到以下两个关键性质。

（1）当样本被错误分类时，其预测概率 p_t 很小，则调制因子 $(1-p_t)$ 趋近于 1，损失值几乎不受影响。当 p_t 接近 1 时，表示此时模型对目标分类正确，同时该样本是容易分类样本，因此调制因子 $(1-p_t)$ 接近 0，即在整体损失中的占比较小。

（2）当 $\gamma=0$ 时，此时为传统交叉熵损失。随着 γ 的增大，调制因子的影响力也增加，γ 参数能够平滑地调节简单样本赋予低权值的比例，提升困难样本权重。

焦点损失函数不仅解决了正负样本分布不平衡的问题，而且控制了简单样本和困难样本的权重，使网络专注对难例样本的挖掘，平衡度量简单样本和困难样本对总损失的贡献程度，有利于网络收敛，提高模型性能。

针对乳腺钼靶 X 射线图像数据，焦点损失函数中的超参数 α 和 γ 分别取 0.25 和 2。本节利用焦点损失函数对 DSOD 模型损失函数进行改进，没有采用原 DSOD 模型训练过程中的难例挖掘策略，将原损失函数中的分类置信度损失改进为焦点损失函数，得到新的分类置信度损失函数计算公式为

$$\mathrm{FL}_{\mathrm{conf}}(x,c) = -\sum_{i \in \mathrm{Pos}} (1-\alpha) \lg p_i - \sum_{i \in \mathrm{Neg}} \alpha (1-p_i)^\gamma \lg p_i \tag{10-38}$$

最后，本节设计的 DSOD 网络总损失函数为

$$\mathrm{Loss} = \frac{1}{N} [\mathrm{FL}_{\mathrm{conf}}(x,c) + L_{\mathrm{loc}}(x,l,g)] \tag{10-39}$$

10.4 乳腺钼靶 X 射线图像的肿块分类实验与分析

10.4.1 实验环境

本节的实验研究基于 Windows 10 系统，计算机搭载 NVIDIA GeForce GTX1080Ti，8 GB 显卡，CPU 型号为 Intel® Core™i7−8700。编程的软件环境为 Python 3.6，Anaconda 2.0，CUDA 10.0 和 cuDNN 7.4.1.5。部分数据预处理实验基于 MATLAB 软件完成。采用的深度学习框架为 Pytorch 1.0。Pytorch 深度学习框架是目前非常优秀的一种易上手、代码简洁易读的主流开源框架。Pytorch 除了支持 GPU 加速计算之外，还具备支持动态神经网络的功能，因此与其他深度学习框架相比，Pytorch 受到更多开发者的喜爱。

10.4.2 数据处理

1. 数据增强

深度学习模型的训练需要大规模数量的图像作为样本，数据集的质量同样关乎模型的各项性能。图像样本过少将导致模型不足以学习到足够的特征信息，模型泛化能力差；样本过多则反而导致模型学习到过多的细节特征而忽略了主要特征，模型分类能力下降。在医学图像方面，医学图像的来源与自然图像存在较大差别，医学图像通常来自医学或医疗研究机构，获取途径较少且数量有限。同时，医学图像必须经过专业医师的标注以确认病灶情况及标签。本书采用 INbreast 数据集和 MIAS 数据集，共获得了 447 张含乳腺肿块病灶的图片。乳腺钼靶 X 射线图像数据存在正负样本分布不平衡现象，正样本较为稀缺。针对以上情况，本书采用数据增强的方法实现训练数据的扩增，使模型能够学习到更加具有辨别力、更具泛化性的特征，以提高模型的训练效果。

数据增强在一定程度上能够缓解训练数据过少的问题。它通过几种常见的图像预处理方法，在已有的基本数据基础上，利用翻转、平移、旋转角度等方式实现数据样本的扩增。本书结合乳腺钼靶 X 射线图像特点，采用以下几种数据增强方式。

（1）图像几何变换，包括一定角度的旋转和上下水平翻转，其中旋转角度包括 45°、90°、135° 和 180°。

（2）随机调整图像亮度和对比度。

（3）图像在水平和垂直方向进行平移。

经过上述图像增强方法的组合，乳腺钼靶 X 射线图像数量增加了 20 倍，最后共得到 8 940 张含肿块病灶的图像。根据训练模型需要，所有图像被划分为 3 类，分别为训练集、验证集和测试集，划分比例为 8:1:1。

2. 数据集制作

本书数据集的制作采用 VOC 2012 的格式，即分为 3 个子文件夹，分别为 JPEGImages、Annotations 和 ImageSets。其中，JPEGImages 文件夹下为训练原图像，格式为 jpg；Annotations 文件夹下存放用 LabelImg 标注软件标记好的 xml 文件，其与 JPEGImages 文件夹下的图像一一对应；ImageSets 文件夹下则存放划分好的用于训练、验证和测试的 txt 文件。图 10−27 为利用 LabelImg 软件进行标注的图像示例。

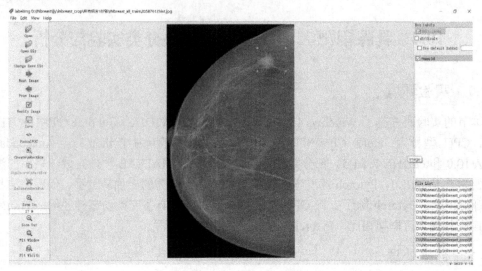

图 10-27　LabelImg 标注图像示例

10.4.3　评价指标

本书基于改进的 DSOD 模型实现乳腺钼靶 X 射线图像的肿块良恶性识别，采用准确度、敏感度、特异度和每秒检测帧数即检测速度作为模型的评价指标。下面分别对各个评价指标进行详细介绍。

在医学图像检测与识别中，模型对目标预测正确且预测为恶性，表示为真阳性（TP）；模型预测错误且预测为良性，真实标签为恶性，表示假阴性（FN）；模型预测错误且预测为恶性，真实标签为良性，表示假阳性（FP）；模型预测正确且预测为良性，真实标签为良性，表示真阴性（TN）。P_T、N_F、P_F、N_T 分别对应于 4 种情况下的样本数。

根据上述概念可引出准确度、敏感度、特异度等评价指标。准确度（ACC）是一个较直观的评价指标，表示分类正确的样本数在总样本中的占比，计算公式为

$$ACC = \frac{P_T + N_T}{P_T + N_T + P_F + N_F} \qquad (10-40)$$

敏感度（SEN）也称为召回率，表示实际为正的样本中被预测正确的样本比例。它针对原样本而言，衡量了模型对正样本的预测能力，计算公式为

$$SEN = \frac{P_T}{P_T + N_F} \qquad (10-41)$$

特异度（SPE）表示模型预测出的负样本占所有负样本的比例，它衡量了模型对负样本的预测效果，计算公式为

$$SPE = \frac{N_T}{N_T + P_F} \qquad (10-42)$$

此外，本书也对分类速度方面进行了评估。采用检测速度作为评估指标，它指在每秒内模型可以检测的图像数量。在对比检测速度时，需要在相同硬件设备上进行，每秒内处理的图像数量越多，表示模型运算速度越快，效率越高。

10.4.4 实验结果与分析

本节基于数据增强后的 INBreast 数据集和 MIAS 数据集进行模型训练，优化器算法采用随机梯度下降法（SGD），将 momentum 设置为 0.9，weight decline 设置为 $5×10^{-4}$。将学习率初始值设置为 $1×10^{-3}$，经过 $5×10^3$ 次和 $15×10^3$ 次迭代后，学习率分别除以 10 进行调整，迭代次数共为 40 000。卷积层初始化采用"xavier"方法。batchsize 经过几次调整，最终设置为 12。多次实验表明，在硬件设备支持的情况下，设置合理的 batchsize 值将有利于提高模型的检测性能。本书的改进 DSOD 模型经过 300 epochs 迭代训练，得到损失曲线如图 10-28 所示。

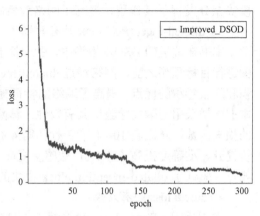

图 10-28　训练损失曲线

1. 消融实验

本节采用消融实验对各个改进模块进行有效性的验证，改进的模块包括 D-DenseBlock、SE-Block、膨胀卷积 Inception 模块和焦点损失函数 Focal loss。消融实验中采用移除和保留相应模块作为对比，模型训练参数同上述设置，其他实验参数设置与原改进 DSOD 模型相同，实验的硬件和软件环境相同，以达到控制变量的目的，确保实验的客观性和严谨性。实验结果见表 10-4。

表 10-4　消融实验结果

D-DenseBlock	SE-Block	dilated-Inception block	Focal loss	ACC	SEN	SPE
√			√	76.7%	77.2%	76.6%
	√		√	78.3%	78.5%	77.3%
		√	√	79.6%	78.4%	78.9%
			√	75.2%	76.8%	75.9%
√	√	√		80.3%	78.9%	77.5%
√	√	√	√	82.9%	80.6%	80.3%

1）D-DenseBlock 的有效性

本书为了验证 D-DenseBlock 的有效性，移除了原改进 DSOD 模型中的 SE-Block 和 dilated-Inception block，保存了 D-DenseBlock 并在损失函数中使用 Focal loss。实验结果见表 10-4，第 1 行中 DSOD 模型中使用 D-DenseBlock 和 Focal loss 时的准确度为 76.7%，敏感度为 77.2%，特异度为 76.6%。第 4 行为 DSOD 模型中仅使用原密集块和改进的损失函数 Focal loss 的结果数据，通过对比发现，D-DenseBlock 模块的利用使得模型检测的准确度、敏感度和特异度都有了提高。

2）SE-Block 的有效性

在验证基于通道域注意力机制的 SE-Block 模块有效性时，移除了原改进 DSOD 模型中的 D-DenseBlock 和 dilated-Inception block，保留了 SE-Block 模块和改进的损失函数 Focal loss，实验对比数据见表 10-4，表中第 2 行为使用 SE-Block 和 Focal loss 的实验结果数据。对比仅仅使用改进的损失函数 Focal loss 的模型实验数据（即表 10-4 中第 4 行），可以发现，SE-Block 模块的引入将模型检测准确度由 75.2%提高到 78.3%，敏感度由 76.8%提高到 78.5%，特异度由 75.9%提高到 77.3%。各项评价指标得到了约 1 个百分点的提高。由此可见，SE-Block 模块充分发挥了其作用，提高了网络对特征的利用能力，模型的分类效果得到了有效改进。

3）dilated-Inception block 的有效性

本书在改进的 DSOD 模型中，引入基于膨胀卷积的 Inception 模块。在低层次 38*38 特征图进行目标预测之前，网络经过 dilated-Inception block 模块，利用 Inception 模块的多尺度卷积和膨胀卷积的优点，提高了网络的特征提取能力，扩大了感受野，有利于对小目标的检测。本书同样采用消融实验验证其有效性，移除 D-DenseBlock 模块和 SE-Block 模块，保留改进的损失函数。对比表 10-4 第 3 行和第 4 行可以发现，准确度、敏感度和特异度都得到了显著提升，准确度提高了 4.4%，敏感度提高了 1.6%，特异度提高了 3.0%。实验结果与预期较相符，验证了 dilated-Inception block 模块的有效性。

4）Focal loss 的有效性

本书利用 Focal loss 对原模型的损失函数进行改进，在消融实验中首先保留了 D-DenseBlock 模块、SE-Block 模块和 dilated-Inception block 模块，移除改进后的损失函数，并与采用所有模块的改进 DSOD 模型进行对比，实验结果见表 10-4 第 5 行和第 6 行数据。实验数据表明，引入 Focal loss 的改进损失函数进一步提高了模型的检测性能，各项评价指标提升了约 2 个百分点。

同时，移除其他模块，只保留改进后的损失函数，通过设置不同的 Focal loss 中的 α 和 γ 数值，验证其参数设置的合理性。实验数据见表 10-5。

表 10-5　采用不同 α 和 γ 值的损失函数 Focal loss 对模型性能的影响

γ	α	ACC	SEN	SPE
0.2	0.75	72.4%	74.5%	73.8%
0.5	0.5	73.9%	75.3%	74.6%
1.0	0.25	74.3%	75.7%	74.2%
2.0	**0.25**	**75.2%**	**76.8%**	**75.9%**
5.0	0.25	74.1%	75.3%	75.4%

由表 10-5 所列实验数据可知，随着不同 α 和 γ 的多种组合，模型对乳腺肿块分类的准确度、敏感度和特异度指标经历了先逐渐提升后下降的过程，其中最优的 α 和 γ 参数设置为 0.25 和 2，此时模型的准确度、敏感度和特异度指标均得到最优结果，证实了本书在 Focal loss 参数选择上的可行性。

2. 对比实验

本书利用数据预处理和数据增强后的 INBreast 数据集和 MIAS 数据集中的数据，对提出的改进 DSOD 模型与目前主流目标检测模型进行对比，评价指标采用准确度、敏感度、特异度、检测速度和模型参数量，从 5 个维度进行比较，从模型检测性能、效率及模型参数方面进行对比分析。不同模型的评价指标对比数据见表 10-6。

表 10−6 不同模型的评价指标对比

模型算法	检测速度/fps	模型参数/M	ACC	SEN	SPE
SSD	22	26.3	78.6%	77.5%	78.2%
YOLOv3	26	48.2	76.3%	75.2%	75.9%
DSOD	17	14.8	80.4%	79.5%	77.8%
改进 DSOD	**27**	**10.50**	**82.9%**	**80.6%**	**80.3%**

同时，为了更加直观地显示不同模型的评价指标结果以便进行对比，图 10−29 进行了直方图展示。通过对比实验结果可以得出以下结论。

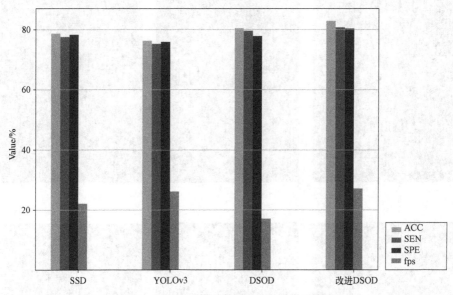

图 10−29 不同模型的评价指标直方图对比

（1）针对乳腺钼靶 X 射线图像肿块分类问题，本书提出的改进 DSOD 模型检测速度最快，模型参数数量最少。对比原 DSOD 模型，其检测速度由 17 fps 提高到 27 fps，模型参数由 14.8 M 降低至 10.5 M，验证了模型中引入的 D-DenseBlock 模块发挥了有利作用，有效减少了模型参数并提高了运算速度。

（2）对比其他目标检测模型，基于改进 DSOD 模型的分类准确度、敏感度和特异度指标为最高值，分别达到了 82.9%、80.6% 和 80.3%。与未改进的 DSOD 模型相比较，各项评价指标都得到了提升。这说明本书增加的 SE-Block 模块和 dilated-Inception block 模块提高了特征提取能力和表达能力，同时改进的损失函数克服了正负样本失衡的问题，模型对肿块的分类性能得到了明显改善。

（3）对比 SSD 和 YOLOv3，可以发现，YOLOv3 具有更快的检测速度，可以达到 26 fps。但是对乳腺钼靶 X 射线图像数据集而言，其检测准确度方面不如本书的改进 DSOD 模型，模型参数量也约是本书所提模型的 4.6 倍。SSD 目标检测算法具有优于 YOLOv3 的检测精度，但综合其检测精度和速度评估指标，上述两种模型均不如本书所提模型。

　　最后将本书提出的基于改进 DSOD 模型的预测结果与手工标注真实标签进行视觉对比。图 10-30 为乳腺钼靶 X 射线图像良性肿块的模型预测结果与手工标注结果的对比。模型预测结果包括两部分，即目标的位置信息和所属类别，并给出置信度。图 10-30 中第一行为手工标注的真实标签，第二行为模型预测结果。模型预测的目标位置和真实位置基本吻合，并给出了正确的类别。同时通过实验可以发现，良性肿块与其周围的腺体组织密度较相似，视觉上的对比度较低，比较难以分辨肿块和正常组织，因此良性肿块的检测精度比恶性肿块偏低，算法针对良性肿块的检测有待进一步提高。

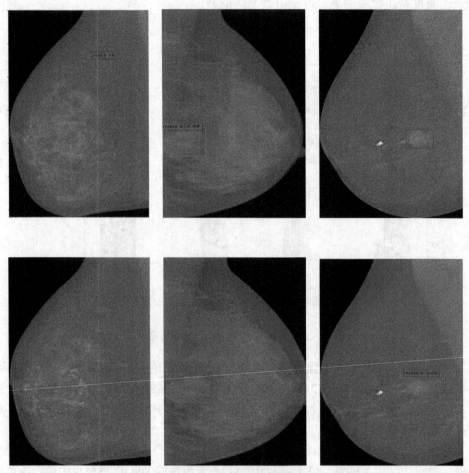

图 10-30　良性肿块的模型预测结果与手工标注结果的对比

　　图 10-31 为乳腺钼靶 X 射线图像的恶性肿块的模型预测结果与手工标注结果的对比。恶性肿块具有比较明显的特点，形状多数为不规则的针刺状，密度较高，其与周围的正常组织有很明显的区别，视觉上也更容易分辨，对比度更高。模型对恶性肿块的预测效果也优于良性肿块。

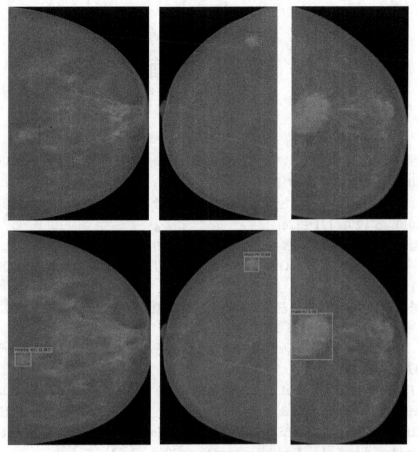

图 10-31 恶性肿块的模型预测结果与手工标注结果的对比

综上所述，本书提出的改进 DSOD 模型能够有效地对乳腺钼靶 X 射线图像进行检测和分类，根据模型的预测结果，可以得到有效的肿块位置、类别和相应的置信度，能够为放射科医生提供病情诊断的第二意见。

参 考 文 献

［1］ 赵同香，邓小虹，韩历丽. 宫颈癌筛查状况及评价指标研究进展［J］. 中华疾病控制杂志，2013，17（8）：715－717.

［2］ 王楠，马蓉，吴建中，等. 宫颈癌的发病机制、诊断及治疗进展［J］. 中国肿瘤外科杂志，2013，5（2）：121－124.

［3］ 贾西彪，王红静. 年轻宫颈癌的诊治进展［J］. 实用妇产科杂志，2013，29（3）：181－183.

［4］ 胡斌，宫宁生. 一种改进的Otsu阈值分割算法［J］. 微电子学与计算机，2009，26（12）：153－155.

［5］ 刘述民，黄影平，张仁杰. 基于立体视觉及蛇模型的行人轮廓提取及其识别［J］. 光学学报，2014，34（5）：313－322.

［6］ 王蒙，戴亚平，王庆林. 一种新的FAST－Snake目标跟踪方法［J］. 自动化学报，2014，40（6）：1108－1115.

［7］ YUE J，LI Z，LIU L，et al. Content-based image retrieval using color and texture fused features［J］. Mathematical & computer modelling，2011，54（3）：1121－1127.

［8］ DÍAZURIARTE R，ANDRÉS S A D. Gene selection and classification of microarray data using random forest［J］. Bmc bioinformatics，2006，7（3）：3.

［9］ SVETNIK V，LIAW A，TONG C，et al. Random forest：a classification and regression tool for compound classification and QSAR modeling［J］. Journal of chemical information & computer sciences，2003，43（6）：1947－1958.

［10］ 梁毓明，裴兴环. 粒子群优化人工鱼群算法［J］. 计算机仿真，2016，33（6）：213－217.

［11］ MA M，LIANG J H，SUN L，et al. SAR image segmentation based on SWT and improved AFSA［C］//Third international symposium on intelligent information technology and security informatics，2010：146－149.

［12］ LIU W，ANGUELOV D，ERHAN D，et al. SSD：Single shot multibox detector［C］// Springer international publishing，2016：21－37.

［13］ SENGUPTA A，YE Y，WANG R，et al. Going deeper in spiking neural networks：VGG and residual architectures［J］. Frontiers in neuroscience，2019，13（95）：954－1000.

［14］ WON J，WANG H. Sequential convolutional residual network for image recognition［J］. IEICE transactions on information and systems，2018，101（4）：1213－1216.

［15］ HUANG G，LIU Z，WEINBERGER K Q. Densely connected convolutional networks［J］. 计算机工程与应用，2016，3（15）：56－60.

［16］ 王海屹. 基于特征融合的小物体目标检测研究与应用［D］. 北京：北京邮电大学，2018.

［17］ 陈伟杰. 卷积神经网络的加速及压缩［D］. 广州：华南理工大学，2017.

［18］ 靳丽蕾，杨文柱，王思乐. 一种用于卷积神经网络压缩的混合剪枝方法［J］. 小型微型

计算机系统，2018，39（12）：2596 – 2601.

［19］ LIU L，CHEN X，LU Z，et al. Mobile – edge computing framework with data compression for wireless network in energy internet［J］. Tsinghua sci technol，2019，24（3）：271 – 280.

［20］ KALISZAN A，GLABOWSKI M，STASIAK M. Optimized two dimensional convolution algorithm for modelling systems with overflow traffic［C］//IEEE：tsinghua science and technology，networks digital Sign，2014. NEW YORK：IEEE，2014：563 – 579.

［21］ 尤玉虎，刘通，刘佳文. 基于图像处理的自动对焦技术综述［J］. 激光与红外，2013，43（2）：132 – 136.

［22］ 吴昊. Otsu 图像分割算法及其在车型识别中应用研究［D］. 合肥：合肥工业大学，2011.

［23］ 徐栩娟. Snake 模型及立体视觉在行人检测中的应用研究［D］. 南昌：南昌航空大学，2016.

［24］ 王蒙，戴亚平，王庆林. 一种新的 FAST – Snake 目标跟踪方法［J］. 自动化学报，2014，40（6）：1108 – 1115.

［25］ LI K，LU Z，LIU W，et al. Cytoplasm and nucleus segmentation in cervical smear images using Radiating GVF Snake［J］. Pattern recognition，2012，45（4）：1255 – 1264.

［26］ YUE J，LI Z，LIU L，et al. Content – based image retrieval using color and texture fused features［J］. Mathematical & computer modelling，2011，54（3）：1121 – 1127.

［27］ 贾平，徐宁，张叶. 基于局部特征提取的目标自动识别［J］. 光学精密工程，2013，21（7）：1898 – 1905.

［28］ CHEN X，ZHENG Y，YU C，et al. Image retrieval based on color and texture features［M］. Springer berlin heidelberg，2012.

［29］ ADJEMOUT O，HAMMOUCHE K，DIAF M. Automatic seeds recognition by size，form and texture features［C］// International symposium on signal processing and its applications，2007，1（3）：616 – 619.

［30］ KATO Z，PONG T C. A markov random field image segmentation model using combined color and texture features［C］//International conference on computer analysis of images and patterns，2001：547 – 554.

［31］ 朱福珍，吴斌. 基于灰度共生矩阵的脂肪肝 B 超图像特征提取［J］. 中国医学影像技术，2006，22（2）：287 – 289.

［32］ 梁炉方. 基于随机森林和支持向量机的癌症基因数据分析［D］. 济南：山东大学，2017.

［33］ ZHENDONG B，ZHIBIN Y，HUILING Z，et al. A Hadoop Performance Prediction Model Based on Random Forest［J］. ZTE Communications，2013，11（2）：38 – 44.

［34］ 杨浩宇. 基于随机森林算法的高维不平衡数据分类研究及应用［D］. 郑州：郑州大学，2017.

［35］ DÍAZURIARTE R，ANDRÉS S A D. Gene selection and classification of microarray data using random forest［J］. Bmc bioinformatics，2006，7（1）：3.

［36］ SVETNIK V，LIAW A，TONG C，et al. Random forest：a classification and regression tool for compound classification and QSAR modeling［J］. Journal of chemical information & computer sciences，2003，43（6）：1947 – 1958.

［37］ 梁毓明，裴兴环. 粒子群优化人工鱼群算法［J］. 计算机仿真，2016，33（6）：213 – 217.

［38］ MA M，LIANG J H，SUN L，et al. SAR image segmentation based on swt and improved AFSA ［C］//Third international symposium on intelligent information technology and security informatics，2010.

［39］ 吴昌友. 一种改进的人工鱼群优化算法 ［J］. 智能系统学报，2015，10（3）：465 – 469.

［40］ 郭山清，高丛，姚建，等. 基于改进的随机森林算法的入侵检测模型（英文）［J］. 软件学报，2005，16（8）：1490 – 1498.

［41］ NAL KALCHBRENNER，EDWARD GREFENSTETTE，PHIL BLUNSOM. A Convolutional Neural Network for Modelling Sentences ［C］. //52nd Annual meeting of the Association for Computational Linguistics，vol. 1 part A：52nd Annual meeting of the Association for Computational Linguistics，2014，116（2）：655 – 665.

［42］ 张昭旭. CNN 深度学习模型用于表情特征提取方法探究 ［J］. 现代计算机（专业版），2016，12（3）：41 – 44.

［43］ 金连文，钟卓耀，杨钊，等. 深度学习在手写汉字识别中的应用综述 ［J］. 自动化学报，2016，42（08）：1125 – 1141.

［44］ HU B，LU Z，LI H，et al. Convolutional neural network architectures for matching natural language sentences ［C］. // International Conference on Neural Information Processing Systems，2014，172（7）：2042–2050.

［45］ 曲景影，孙显，高鑫. 基于 CNN 模型的高分辨率遥感图像目标识别 ［J］. 国外电子测量技术，2016，35（8）：45 – 50.

［46］ JUAN HUO，TINGTING SHI，JING CHANG. Comparison of Random Forest and SVM for Electrical Short – term Load Forecast with Different Data Sources ［C］//The Institute of Electrical and Electronics Engineers，IEEE Beijing Section.Proceedings of 2016 IEEE 7th International Conference on Software Engineering and Service Science，2016，12（2）：4.

［47］ 高雷阜，赵世杰，高晶. 人工鱼群算法在 SVM 参数优化选择中的应用 ［J］. 计算机工程与应用，2013，49（23）：86 – 90.

［48］ 吕游，刘吉臻，杨婷婷，等. 基于 PLS 特征提取和 LS – SVM 结合的 NO_x 排放特性建模 ［J］. 仪器仪表学报，2013，34（11）：2418 – 2424.

［49］ FOODY G M，MATHUR A. The use of small training sets containing mixed pixels for accurate hard image classification：Training on mixed spectral responses for classification by a SVM ［J］. Remote Sensing of Environment，2006，103（2）：179 – 189.

［50］ NG K L S，MISHRA S K. De novo SVM classification of precursor microRNAs from genomic pseudo hairpins using global and intrinsic folding measures. ［J］. Bioinformatics，2007，23（11）：1321 – 1330.

［51］ SHEN W，ZHOU M，YANG F，et al. Multi – crop Convolutional Neural Networks for lung nodule malignancy suspiciousness classification ［J］. PATTERN RECOGNITION，2017，61（SI）：663 – 673.

［52］ UTSU T，OGATA Y，RITSUKO S，et al. The Centenary of the Omori Formula for a Decay Law of Aftershock Activity ［J］. Earth Planets & Space，2009，43（1）：1 – 33.

［53］ SANTIAGO，TELLO – MIJARES，FRANCISCO，et al. Efficient autofocus method for sequential automatic capturing of high – magnification microscopic images ［J］. Chinese

Optics Letters，2013，11（12）：29－32.

[54] ANISH，K.，ARPITA，N.，NIKHIL，H.，SUMANT，K.，BHAGYA，S.，DESAI，S.D. Intelligence System Security Based on 3－D Image［C］//Proceedings of the 5th International Conference on Frontiers in Intelligent Computing，2017，515（16）：978－981

[55] 宋盟春.宫颈癌细胞计算机自动识别系统研究与设计［D］.广州：暨南大学，2008.

[56] GALLEGOS－FUNES F J. Rank M－Type Radial Basis Function（RMRBF）Neural Network for Pap Smear Microscopic Image Classification［J］. 2009，16（4）：542－554.

[57] 何苗，全宇，李建华，等. MLP 神经网络在子宫颈细胞图像识别中的应用［J］. 中国卫生统计，2006，124（4）：293－296.

[58] 范金坪. 宫颈细胞图像分割和识别方法研究［D］. 广州：暨南大学，2010.

[59] ZHANG J，LIU Y. Cervical Cancer Detection Using SVM Based Feature Screening ［C］// Medical Image Computing and Computer－Assisted Intervention，2004，124（26）：873－880.

[60] 鲁武警. 基于 Snake 分割和 SVM 的宫颈细胞识别研究［D］. 济南：山东大学，2015.

[61] 徐传运. 宫颈细胞学涂片自动判读方法研究［D］. 重庆：重庆大学，2014.

[62] DÍAZ-URIARTE R, ALVAREZ DE ANDRÉS S. Gene selection and classification of microarray data using random forest[J]. BMC bioinformatics, 2006, 7: 1-13.

[63] SVETNIK V, LIAW A, TONG C, et al. Random forest: a classification and regression tool for compound classification and QSAR modeling[J]. Journal of chemical information and computer sciences, 2003, 43(6): 1947-1958.

[64] HÉCTOR R B S, RICARDO R P D, NANCY M M S, et al. R‐Ras promotes tumor growth of cervical epithelial cells ［J］. Cancer，2010，97（3）：575－585.

[65] CHEUNG T H, MAN K N, YU M Y, et al. Dysregulated microRNAs in the pathogenesis and progression of cervical neoplasm ［J］. Cell Cycle，2012，11（15）：2876－2884.

[66] 赵同香，邓小虹，韩历丽. 宫颈癌筛查状况及评价指标研究进展［J］. 中华疾病控制杂志，2013，17（8）：715－717.

[67] 王楠，马蓉，吴建中，等. 宫颈癌的发病机制、诊断及治疗进展［J］. 中国肿瘤外科杂志，2013，5（2）：121－124.

[68] 贾西彪，王红静. 年轻宫颈癌的诊治进展[J]. 实用妇产科杂志,2013,29(3):181－183.

[69] 郭晓东，陈华旺，王晨晟，等. 基于红外图像边缘特性的自动对焦技术 ［J］. 光学与光电技术，2013，11（2）：79－82.

[70] 马鹏川，杨波，唐舰. 一种自动对焦算法的优化［J］. 光学仪器，2013，35（2）：26－31.

[71] 鲍彦平，乔友林. 子宫颈癌简单快速筛查方法研究进展［J］. 中国医刊，2007，16（8）：19－22.

[72] HODA R S，LOUKERIS K，ABDUL－KARIM F W. Gynecologic Cytology on Conventional and Liquid－Based Preparations：A Comprehensive Review of Similarities and Differences ［J］. Diagnostic Cytopathology，2013，41（3）：257－278.

[73] SASLOW D，SOLOMON D，LAWSON H W，et al. American Cancer Society，American Society for Colposcopy and Cervical Pathology，and American Society for Clinical Pathology Screening Guidelines for the Prevention and Early Detection of Cervical Cancer ［J］. Journal of Lower Genital Tract Disease，2012，16（3）：147－172.

［74］ WRIGHT T C，MASSAD L S，DUNTON C J，et al. 2006 Consensus Guidelines for the Management of Women with Cervical Intraepithelial Neoplasia or Adenocarcinoma in Situ ［J］. American Journal of Obstetrics and Gynecology，2007，197（4）：340－345.

［75］ 井佳雨，牟婧祎，王轶英，等. 宫颈癌及癌前病变筛查方法研究进展［J］. 中华实用诊断与治疗杂志，2017，31（2）：203－205.

［76］ LIU W, ANGUELOV D, ERHAN D, et al. Ssd: Single shot multibox detector[C]//Computer Vision–ECCV 2016: 14th European Conference, Amsterdam, The Netherlands.

［77］ MUSTAFA N，MAT I N A，MASHOR M Y. Automated Multicells Segmentation of Thin Prep Image Using Modified Seed Based Region Growing Algorithm ［J］. Biomedical Soft Computing and Human Sciences，2017，14（2）：41－47.

［78］ 刘生浩，曾立波，吴琼水，等. 一种基于椭圆可变形模板技术的宫颈细胞图像分割方法［J］. 仪器仪表学报，2004，25（2）：222－225.

［79］ 高细见，曾立波，吴琼水，等. 一种基于显微多光谱宫颈细胞图像自动分割方法［J］. 数据采集与处理，2004，19（4）：441－445.

［80］ 王殿成，曾立波，郑宏，等. 基于多光谱的宫颈细胞图像迭代分割算法［J］. 计算机工程与应用，2005，41（10）：191－193.

［81］ 张羽，徐端全. OpenCV 分水岭算法的改进及其在细胞分割中的应用［J］. 计算机应用，2012，32（S1）：134－136.

［82］ TANG J R，ISA N A M，EWE SENG. A fuzzy－c－means－clustering approach：quantifying chromatin pattern of non－neoplastic cervical squamous cells［J］. Plos one，2017，1（11）：95－103.

［83］ 李光，张海峰，王军梅，等. 宫颈鳞状细胞癌细胞核的形态定量分析［J］. 山西医科大学学报，2005，36（4）：429－431.

［84］ NAGHDY G，ROS M，TODD C，et al. Cervical cancer classification using gabor filters ［C］//2011 IEEE first international conference on healthcare informatics，Imaging and systems biology，2011：26－29.

［85］ SAJEENA T A，JEREESH A S. Automated cervical cancer detection through RGVF segmentation and SVM classification[C]//International conference on computing & network communications. IEEE，2016：16－19.

［86］ 曾明，孟庆浩，张建勋，等. 基于形态特征和 SVM 的血液细胞核自动分析［J］. 计算机工程，2008，34（2）：14－16.

［87］ XIONG X，TORRE F D L. Supervised descent method and its applications to face alignment ［C］// 2013 IEEE conference on computer vision and pattern recognition（CVPR）. IEEE computer society，2013：532－539.

［88］ KOWAL M，FILIPCZUK P. Nuclei segmentation for computer－aided diagnosis of breast cancer［J］. International journal of applied mathematics & computer science，2014，24（1）：19－31.

［89］ MALON C D，COSATTO E. Classification of mitotic figures with convolutional neural networks and seeded blob features ［J］. Journal of pathology informatics，2013，4（1）：9.

［90］ SHKOLYAR A，GEFEN A，BENAYAHU D，et al. Automatic detection of cell divisions

（mitosis）in live-imaging microscopy images using convolutional neural networks ［C］//
International conference of the IEEE engineering in medicine & biology society. IEEE
engineering in medicine & biology society 2015：743 – 746.

［91］ WEI H，YANGYU H，LI W，et al. Deep convolutional neural networks for hyper spectral
image classification ［J］. Journal of sensors，2015，3（2）：1 – 12

［92］ GIRSHICK R，DONAHUE J，DARRELLAND T，et al. Rich feature hierarchies for object
detection and semantic segmentation ［C］// 2014 IEEE conference on computer vision and
pattern recognition. IEEE，2014：580 – 587.

［93］ GIRSHICK R. Fast R – CNN ［C］// 2015 IEEE international conference on computer vision
（ICCV）. IEEE，2016：1440 – 1448.

［94］ REN S，HE K，GIRSHICK R，et al. Faster R – CNN：towards real – time object detection
with region proposal networks ［J］. IEEE transactions on pattern analysis and machine
intelligence，2017，39（6）：1137 – 1149.

［95］ REDMON J，DIVVALA S，GIRSHICK R，et al. You only look once：unified，real – time
object detection ［C］// 2016 IEEE conference on computer vision and pattern recognition
（CVPR）. IEEE computer society，2016：779 – 788.

［96］ KALKAN H，NAP M，DUIN R P，et al. Automated colorectal cancer diagnosis for
whole-slice histopathology. ［C］// International conference on medical image computing &
computer-assisted intervention. 2012：550 – 557.

［97］ KALKAN H，NAP M，DUIN R P W，et al. Automated classification of local patches in colon
histopathology ［C］// Proceedings of the 21st international conference on pattern recognition
（ICPR2012）. IEEE，2013：61 – 64.

［98］ ESTEVA A，KUPREL B，NOVOA R A，et al. Dermatologist – level classification of skin
cancer with deep neural networks ［J］. Nature，2017，542（7639）：115 – 118.

［99］ CIREŞAN D C，GIUSTI A，GAMBARDELLA L M，et al. Mitosis detection in breast cancer
histology images with deep neural networks ［J］. Medical image computing and computer
assisted intervention，2013，16（2）：411 – 418.

［100］ HOU L，SAMARAS D，KURC T M，et al. Efficient multiple instance convolutional neural
networks for gigapixel resolution image classification［J］. Computer science，2015：74 – 81.

［101］ GALLEGOS FUNES F. Rank m-type radial basis function（RMRBF）neural network for
pap smear microscopic image classification［J］. IEEE transactions on geoscience & remote
sensing，2009，43（1）：32 – 39.

［102］ XIAO J，LIU T，ZHANG Y，et al. Multi-focus image fusion based on depth extraction with
inhomogeneous diffusion equation ［J］. Signal processing，2016，125：171 – 186.

［103］ LIU W，ANGUELOV D，ERHAN D，et al. SSD：single shot multibox detector ［C］//
Springer international publishing，2016：21 – 37.

［104］ YAN Z，ZHANG H，PIRAMUTHU R，et al. HD – CNN：hierarchical deep convolutional
neural networks for large scale visual recognition［C］// 2015 IEEE international conference
on computer vision（ICCV）. IEEE computer society，2015：2740 – 2748.

［105］ KRIZHEVSKY A，SUTSKEVER I，E. HINTON G. Imagenet classification with deep convolutional neural networks ［C］// Proceedings of the 25th international conference on neural information processing systems. 2012：1097－1105.

［106］ 张丹. 基于深度学习的阴道镜 HSIL 检测 ［D］. 杭州：浙江大学，2018.

［107］ LIN T Y，ROYCHOWDHURY A，MAJI S. Bilinear CNN models for fine-grained visual recognition ［C］//Proceedings of the IEEE international conference on computer vision. 2015：1449－1457.

［108］ ABADI M，AGARWAL A，BARHAM P，et al. TensorFlow: large-scale machine learning on heterogeneous distributed systems[J]. Software available from TensorFlow. 2016：1－8.

［109］ GOODFELLOW I J, ERHAN D, CARRIER P L, et al. Challenges in representation learning: a report on three machine learning contests[J]. Neural networks: the official journal of the international neural network society, 2015.